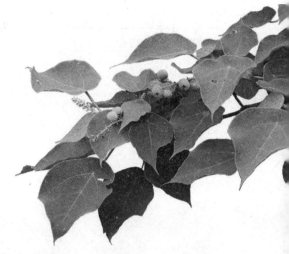

毛南医药

谭 俊 谭恩广 主编

广西科学技术出版社

图书在版编目（CIP）数据

毛南医药 / 谭俊，谭恩广主编. —南宁：广西科学技
术出版社，2015.6（2024.4 重印）
ISBN 978-7-5551-0420-9

Ⅰ.①毛… Ⅱ.①谭… ②谭… Ⅲ.①毛南族—民族
医学 Ⅳ.① R297.6

中国版本图书馆 CIP 数据核字（2015）第 125365 号

毛南医药
MAONAN YIYAO

谭　俊　谭恩广　主编

策划编辑：陈勇辉　罗煜涛
责任编辑：黄焕庭　　　　　　　　　　　　责任校对：何燕英　黄少梅
封面设计：韦娇林　　　　　　　　　　　　责任印制：韦文印

出 版 人：韦鸿学　　　　　　　　　　　　出版发行：广西科学技术出版社
社　　址：南宁市东葛路 66 号　　　　　　邮政编码：530023
网　　址：http://www.gxkjs.com

印　　刷：北京兰星球彩色印刷有限公司
开　　本：787 mm×1092 mm　1/16
字　　数：420 千字　　　　　　　　　　　印　　张：24.75
版　　次：2015 年 6 月第 1 版　　　　　　印　　次：2024 年 4 月第 2 次印刷
书　　号：ISBN 978-7-5551-0420-9
定　　价：136.00 元

《毛南医药》编撰委员会

《毛南医药》献方者名人录

毛南族始祖名医（排名不分先后）：

谭妙机　谭云锦　谭履宜　谭有恒　谭砥同　覃宝田　潘耀明

献方献资料者：

谭履宜　谭砥同　谭有恒　谭达志　谭仁昌　谭正东　谭金田

谭岳飞　谭体耀　谭怀瑜　谭峨冠　谭　敏　谭志丰　蒙泗英

黄缉义　谭先计　谭扬胜　谭光黎　谭辉壁　谭恩广　莫铭钦

谭训智　谭语良　谭瑞祥　谭淑宇　覃志南　卢亚芷　孙永德

记录人：

谭金田　谭达志　谭光黎　谭　俊

（1961 年献方献宝者提供的部分材料录用在《毛南族医药》）

主编简介

谭 俊 男，毛南族，1968年出生于广西河池市，中共党员，中医副主任医师。1992年毕业于广西中医学院（今广西中医药大学）中医专业，第五批全国老中医药专家及广西桂派中医大师黄汉儒教授的学术经验继承人。现任广西民族医药研究院办公室主任，兼任广西壮医医院门诊部主任、广西民族医药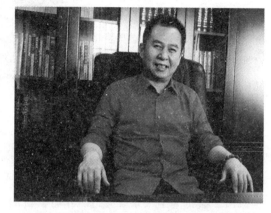协会壮医经筋疗法专业委员会常委。多年来从事中医药民族医药临床医疗及科研工作。参加《壮医诊疗标准与规范》、《中国壮医药大辞典》、《壮医外科学》等著作的编写，发表专业论文20多篇。

谭恩广　男，毛南族，主治医师。1952 年 4 月出生于环江毛南族自治县下南乡，1976 年 8 月毕业于广西卫生管理干部学院临床医学专业。毕业后，被分配在县人民医院工作。曾参加环江毛南族自治县农村卫生工作队的中草药制剂大会战，当时就开始对中草药进行研究。工作期

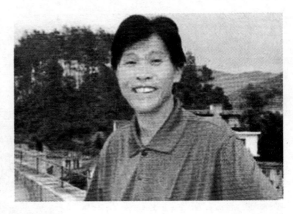

间，随老中草医做学徒，学习中草药知识。根据工作需要，1986 年调到洛阳中心卫生院任院长，1993 年调到下南乡卫生院任院长。长期在基层担任卫生院的领导职务，在基层工作了 20 多年，一直对毛南族中草药进行深入研究。先后 17 次被市、县评为卫生系统先进工作者，自治县优秀政协委员、优秀共产党员、优秀党务工作者。2004 年又被评为自治县有突出贡献的科技人员，荣获自治区党委、自治区人民政府授予的"民族团结进步先进个人"称号。2005 年 11 月，被评为"全国农村基层优秀中医"。多年来，努力钻研医药学技术，挖掘祖国医药遗产。为了继承和发扬民族医药遗产，奔波劳碌、跋山涉水，走遍了毛南山乡，努力挖掘民间秘方、验方，搜集整理并完成了 40 多万字的《毛南族医药》的主编工作。2008 年，在一次医疗事故中不幸中毒离世。

本书的编写出版得到国家科学技术部"科技基础性工作专项"项目"中医药古籍与方志的文献整理·广西三个特有少数民族仫佬、毛南、京族医药调查整理"（项目编号：2009FY120300）的支持和资助。

特此致谢！

编写说明

一、本书是在 2007 版《毛南族医药》一书的基础上修订而成。原书主编谭恩广于 2008 年已作古，故此次由原书副主编谭俊负责组织修订工作，担任修订本《毛南医药》主编。

二、本书在保留原版主要内容不做改动的基础上，增补了毛南族历史文化概况、毛南族传统医药近代发展史及现代研究内容，重点增加了毛南族医药基本知识章节，论述了毛南族医药对病因病机的认识，对风、寒、湿、热、毒的认识。

三、本书更完整地收集、论述了毛南族医药的诊病方法、治疗方法及最常用的标志性中草药。

四、为增加临床实用性，本书对毛南族各病名均以国际音标注音。

五、为便于临床使用，所录用的处方以药简、效验、价廉为原则，对原版收集的 5000 多条处方进行筛选，保留 1562 条，按内科、外科、妇科、儿科、泌尿科、五官科进行分类罗列。临床医务工作者和患者可根据自己的实践辨证地运用。

六、本书收录的古医书、典籍、民间传统药物和处方仅供临床参考，应在执业医师指导下进行临床应用。

七、为方便查找，对原版收集的 231 种药物重新按药名笔画进行排列，并增补至 237 种。增加部分毛南族民间常用中草药彩图。

八、本书所列的毛南族各病名，均根据其临床主症、兼症而注明相当于现代医学某病供临床参考。

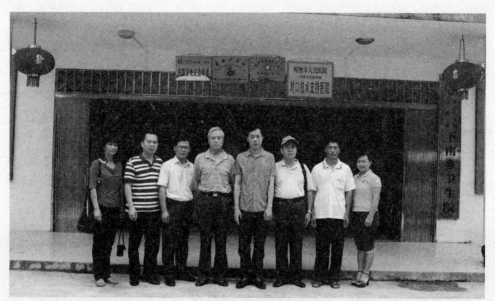

▲ 2011 年 7 月，中国民族医药学会原会长诸国本（左四），中国民族医药学会副会长、广西民族医药协会原会长黄汉儒(右三),广西民族医药研究院、广西壮医医院原院长韦浩明(右四)，《毛南医药》主编谭俊（左二）等到环江毛南族自治县下南乡调研。

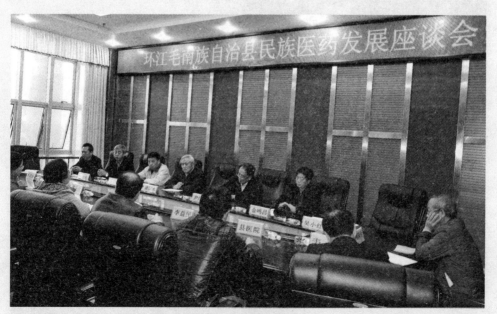

▲ 2013 年 2 月，中国民族医药学会原会长诸国本（二排左四）、尹广谦教授（二排左五）、谭俊等与环江毛南族自治县卫生系统各级领导举行座谈会。

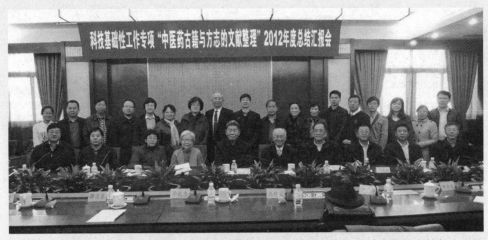

▲2013年4月，《毛南医药》主编谭俊参加科技基础性工作专项"中医药古籍与方志的文献整理"2012年度总结汇报会。

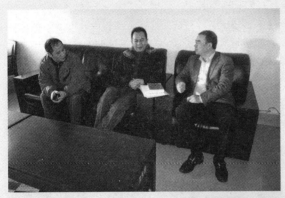

◄2013年2月，《毛南医药》主编谭俊（中）与环江毛南族自治县卫生局党委书记李益民（右一）讨论《毛南医药》编写事宜。

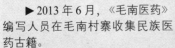

►2013年6月，《毛南医药》编写人员在毛南村寨收集民族医药古籍。

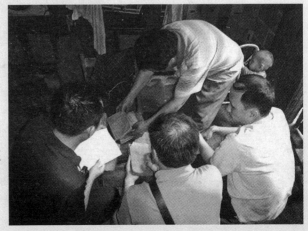

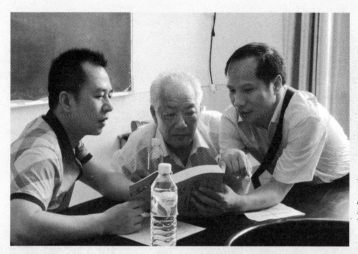

◀2013 年 6 月,《毛南医药》主编谭俊、编委成员韦健与毛南名医交流。

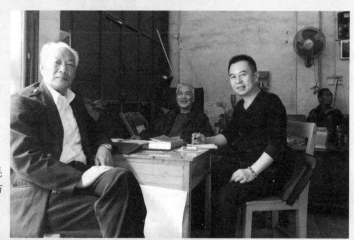

▶2014 年 5 月,《毛南医药》主编谭俊走访民间毛南名医。

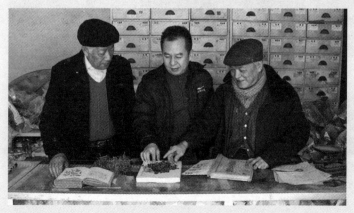

◀2014 年 12 月,《毛南医药》主编谭俊与副主编谭辉壁、谭扬胜鉴别毛南药材。

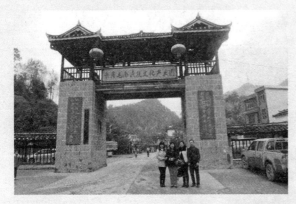

◀2014 年 11 月，《毛南医药》主编谭俊与毛南族专家学者到贵州卡蒲毛南族乡调研。

▶2014 年 2 月，《毛南医药》主编谭俊参加科技基础性工作专项"中医药古籍与方志的文献整理"2013 年度总结汇报会。

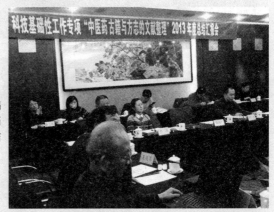

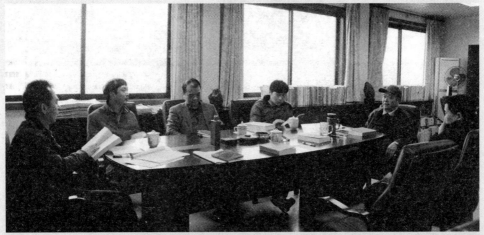

▲2014 年 3 月，中国民族医药学会副会长、广西民族医药协会原会长黄汉儒（右二），广西民族医药研究院、广西壮医医院党委书记钟鸣（左二），环江毛南族自治县卫生局党委书记李益民（左三）指导《毛南医药》编撰工作。

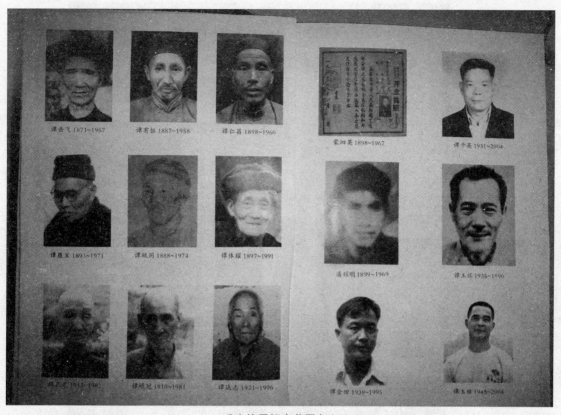

毛南族民间中草医名人

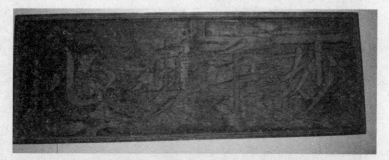

清光绪年间，庆远府总管李把总赠赐毛南名医谭清修的木制大牌匾。

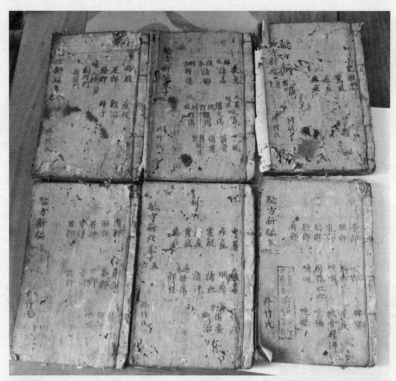

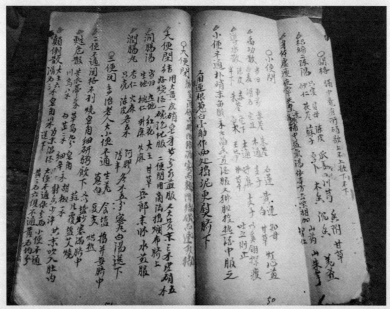

毛南医药古籍

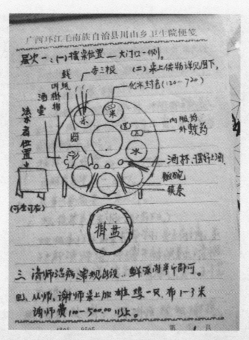

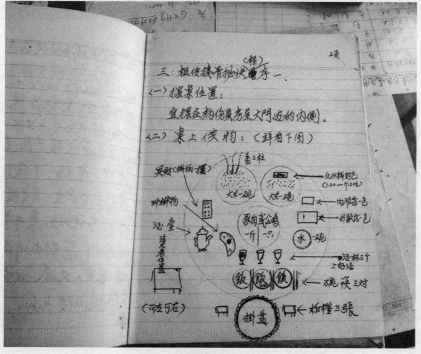

毛南医药手抄本

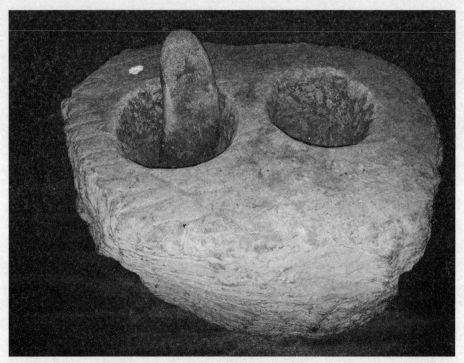

石药臼

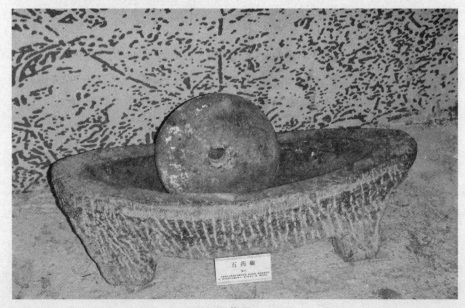

石药碾

8

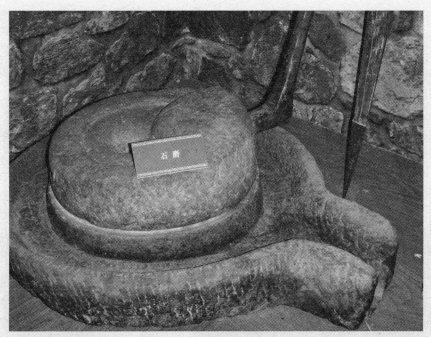

石磨

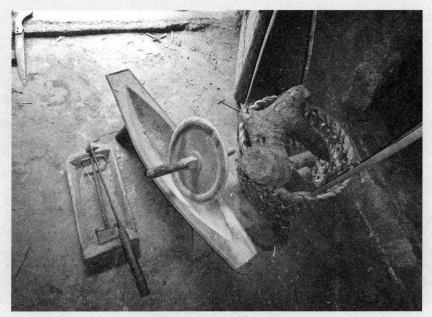

铡药刀（左）、碾药船（中）

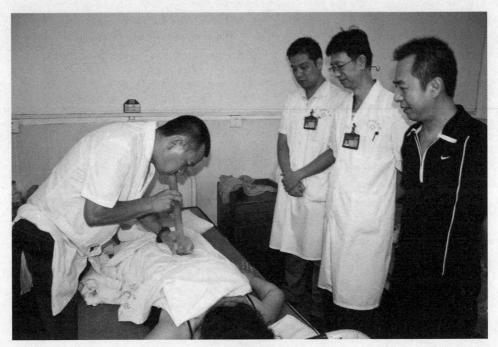

毛南族特色疗法

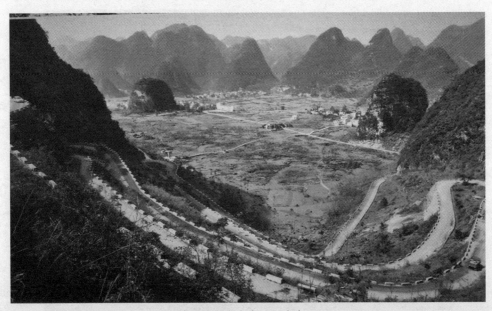

美丽的毛南山乡（下南乡）

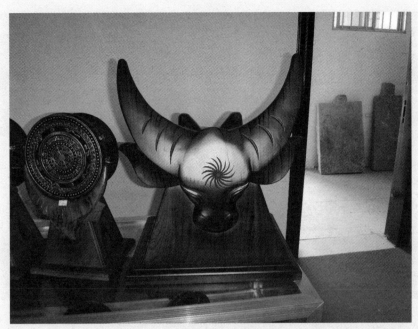

毛南族图腾——牛头

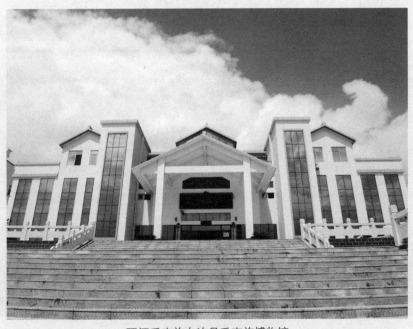

环江毛南族自治县毛南族博物馆

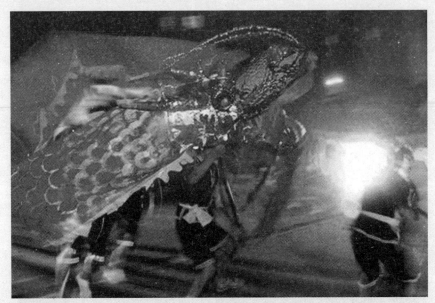

毛南族"分龙节"舞火龙

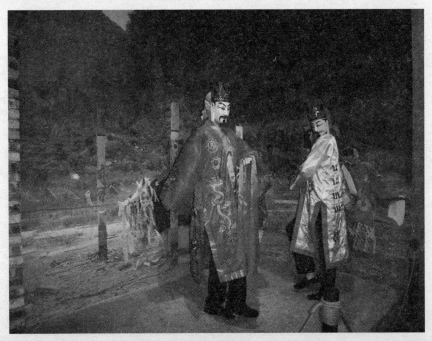

毛南族傩面舞

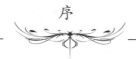

序

　　毛南族是中国一个人口较少的少数民族。在 21 世纪初，全国毛南族人口 10.72 万，广西境内约 7.25 万，贵州境内约 3.47 万，分布在广西和贵州两省区紧接云贵高原东南边缘的地方，那里东北部有九万大山，西北部有凤凰山，中部屹立着茅难山。在广西壮族自治区境内，毛南族居住在桂西北的环江、金城江、南丹、宜山、都安等县（区）。环江是全国唯一的毛南族自治县，毛南族人口约 5.87 万，占全国毛南族总人口的 55%。其中，上南、中南、下南 3 个乡（又称"三南"）是毛南族人口聚居的地方，号称"毛南山乡"。在贵州省境内，毛南族分布在贵州省南部的平塘、惠水、独山等县。平塘县卡蒲毛南族乡是一个很有民族特色的毛南族故地。

　　在历代文献中，毛南族最早见于《宋史·蛮夷列传三》，曾有"茅滩"、"茆难"等称呼。宋·周去非的《岭外代答》一书，对毛南族的分布有较详细的记载。从其族源来讲，一般认为是先秦时期"百越"族群里西瓯"骆越"的一支，与周围的壮族、侗族、水族、仫佬族等少数民族有密切的关系。毛南族有谭、覃、卢、蒙、韦、颜等姓氏，以谭姓人口最多。据《谭家世谱》记载，谭氏始祖谭三孝是清乾隆年间从湖南常德迁来的，几经艰苦迁徙，最后移居毛南土苗地方，卖货生理，娶妻生子。但据 1952 年中央民族学院王昭武教授带领少数民族调查组至常德实地考察，查阅历史资料，发现谭三孝故事纯属子虚乌有（见谭自安等编著：《中国毛南族》，宁夏人民出版社，2012 年版，第 9 页）。这个故事，后人还可以继续研究，因为此类家谱，在仫佬族等少数民族中都有记载。当然，这可能是移居毛南地区的汉族人为了显彰身世、团结族人而有意杜撰的故事，也可能是当时的原住民在汉族统治者面前为了依附汉族人、避免歧视而编造出来的故事。但不管怎么说，毛南族本来就有土著说和外来说两种族源学说。实际是本来的土著居民世世代代于此生存，后来不断有迁居去汉族或其他民族，共同开发建设了毛南地区。毛南族人口一直很少。中华人民共和国成立前，毛南族人口长期徘徊在 1.5 万左右，其中一个重要的原因是天灾频仍，疫疠横行，死亡率比较高。因此，由原住民和

1

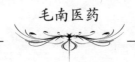

少数外族人口共同开发了毛南地区的说法，是合乎情理的。这一点从毛南族长期受汉族文化影响较深，也可以得到佐证。

　　毛南族医药的历史，与其他少数民族的传统医药略有不同。毛南族所居地区属于亚热带，森林茂密，仅环江毛南族自治县就已发现药用植物4000多种，原住民的草医草药知识相当普及。但据文物和史料记载，现在的毛南族医药是由一位名叫谭妙机的人从四川引进的。谭妙机（1771—1849年），是当地的一个庠生（乡学学生出身）。步入中年后，他孤身一人至峨眉山寻医问道，拜师于四川中医黄明捷、黄光龙父子门下，并与一起学医的同学（黄光龙之长女）结为夫妇。学成后，他带黄氏回广西毛南故里。清咸丰三年（1853年），黄氏病故，葬在下南乡波川村的松稻半腰坡上。其墓碑上刻诗一首："因甚崎岖跋涉轻，随缘书伴系前生。碑铭苔藓何人洗，千古留痕照月明。"此碑至今依旧保存完整。谭妙机回乡以后，以业医为生，将中医和民间草医结合在一起，促使毛南地区的医药事业得到较快发展，医学人才代有新人。《毛南医药》中有一份"历代毛南族中草医名人录"，自谭妙机以下，医人的谱系十分清晰。如谭云锦（1854—1921年），系谭妙机胞弟之孙，相传三代中医，监生进贡，信奉佛教，精通四书五经，擅长诗对，中年钻研医药，开设谭云锦永安堂传授弟子。如谭清修（1806—？年），系谭妙机的学生，为优秀监生，破例入贡，信奉佛教，从师医药，内外科全通。如谭省（1894—1952年），是毛南族著名中医谭若皋的次子，他继承父业，研习医药，背诵《汤头歌诀》等，精研《伤寒论》《金匮要略》和《本草纲目》。"历代毛南族中草医名人录"共记载中草医39人，从谭妙机以下，作者仅列举谭云锦、谭清修、谭省3人作为代表，从中可以得出或推测出以下结论：①谭妙机赴四川峨眉山，学的是中医，信奉佛教。学成之后，携妻回乡行医，传播医术。②谭妙机及其后辈，汉族文化功底相当好。这在当时的少数民族地区是少见的。③谭妙机及其子弟，学习的中医课程有《伤寒论》《金匮要略》和《汤头歌诀》等，为中医在毛南地区的发展奠定了基础。④环江毛南族自治县的农村中医自称为"中草医"，说明他们具备一定的草药知识。⑤前面提到《谭家世谱》反映的谭氏族源，虽无实据，但事出有因，反映了汉族文化作为国家的主流文化在当地当时的影响。这种情况，在只有语言、没有文字的弱小民族中是比较常见的。关于毛南族传统医药的这一段发展史，环江毛南族地区人民普遍认同，谭自安主编的《中国毛南族》一书也基本采纳。

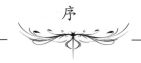

但草医草药毕竟是毛南地区根深蒂固的草根文化，又是毛南地区的资源优势。即使按照《谭家世谱》记载，谭氏祖先是在清代初年迁移到毛南地区的，而在他们来到毛南地区之前，当地的民族医药早已存在。谭妙机学了中医回来，不但不会摆脱民族医药的影响，而且肯定会把中医学和当地的传统医学结合起来，且中药无论是常用的400味或600味，都分布在全国各地。任何一个地方，纵使是“植物王国”和“动物王国”，也不可能把几百种常用中药生产齐全，这就是中药“一方吃全国”的特点。在古时候，毛南族地区经济落后，交通不便，药材流通不畅，其中医是难以按汤头开方的。如果按汤头开方，许多处方都可能配不全，因此医师必须就地取材，大量利用当地的中药和草药。其结果是，毛南族的医师既学中医，又懂草药。毛南医药是中医学和毛南草药相结合的产物，这也是本书编者把历代毛南族医师称为“中草医”的原因。从《毛南医药》的基本内容来看，中医的医学术语和毛南族土语常混合使用，中医方剂与民间草药相互掺杂。如治流感方（继木根、茅莓根、大青根、银花藤、紫苏叶、淡竹叶、老姜）、治心悸方（官桂、半夏、人参、炙甘草、当归、龙齿、桔梗、茯神、远志、枳实、黄芪）、治急性肝炎方（小田基黄、连钱草、车前草、白茅根、板蓝根）等，都直接应用中药方剂。中草药混用的方剂，也深刻反映了中医学的影响。

在毛南医药的发掘整理过程中，环江毛南族自治县下南乡卫生院主治医师谭恩广功不可没。他从1961年起即关心本地民族医药的发展，经过几十年的刻苦学习和临床实践，既有扎实的中医根基，又熟悉毛南族地区的草医草药。他在一首《采药歌》中唱道：“千山万茆遍地寻，尝尽百草味浓兴。别说野草身价贱，治愈百病千万人。”2007年，在环江毛南族自治县政府特别是县民族局和卫生局的支持帮助下，谭恩广主编出版了《毛南族医药》一书。可惜不久之后，谭恩广在一次医疗事故中中毒身亡，毛南医药的继承与弘扬也受到一定的影响。从2012年起，“毛南医药”调查整理列入国家科学技术部“科技基础性工作专项”资助项目。在项目实施的过程中，继续得到环江毛南族自治县政府、县卫生局和中国民族医药学会、广西民族医药研究院的大力支持。广西民族医药研究院副主任医师、《毛南族医药》副主编谭俊（毛南族）负责对该书进行修改和增订，新书定名为《毛南医药》。

贵州省的毛南族人，历史上称为佯黄人。据张澍的《黔中记闻》记载，那里的众多族群都祭盘瓠，“相传即盘瓠后裔”（笔者按：此处族源描述，与毛南族

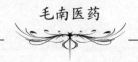

系古代骆越民族之后并无矛盾）。平塘县卡蒲毛南族乡卫生院原院长石佩松医师（毛南族）从医近30年，长期致力于毛南医药的发掘与应用，积累了大量经验。2002年，贵阳中医学院民族医药研究所开始对毛南医药进行挖掘和研究，成立了毛南医药研究课题组。2004年，该课题组承接了国家中医药管理局的"毛南族医药调查研究"课题，并于2006年由孙济平负责主编出版了《毛南族医药》一书（贵州民族出版社，2006年版）。

新版的《毛南医药》在前两本书的基础上修订再版，不仅是毛南族人民的一件喜事，而且也是对人口较少的少数民族传统医药的一个贡献，值得庆贺，是为之序。

中国民族医药学会原会长 诸国本

2015年2月5日

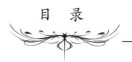

目　录

第一章 毛南族历史文化概况

第一节 族称族源及人口分布

毛南族自称"阿难"或"哀南"（单称）、"窘南"（众称），意思是"这个地方的人"，译成汉语即是"毛南人"的意思。壮族人对毛南族的称呼是"布南"、"稳毛南"等，译意也是"毛南人"。据考证，"毛南"一词系"母老"的音转和异写。在远古时期，毛南族地区原住着"母老"人，后因语音发生变化而出现差别。"毛南"之称源自地名，最初见于南宋淳熙年间（1174—1189年）周去非所著的《岭外代答》："自融（州）稍西南有宜州。宜处群蛮之腹，有南丹州、安化三州一镇，荔波、赢河、五峒、茅滩、抚水诸蛮。"这些地方包括了今广西环江毛南族自治县和相邻的南丹县，以及紧邻的贵州荔波县境。"茅滩"又写作"茆滩"，当时"三南"地区被称为"茅滩"，谓此地人"茅滩蛮"。尔后的汉文古籍、碑文亦有用同音异字"冒南"、"毛难"、"毛南"之类记载该地区及其行政单位名称的，如元明时代称"茆滩团"、"茆滩堡"等。乾隆年间（1736—1795年），毛南人立有《谭家世谱》，碑文中开始出现"毛难土苗地方"、"毛难甲"、"来毛难安处"的记载，此乃毛南族名称的正式出现。据毛南族大姓谭姓家谱载，始祖谭三孝在清乾隆年间从湖南省常德府武陵县辗转迁来毛难土苗地方，与当地人通婚，繁衍生息而形成民族共同体。

1956年7月经过民族识别，正式确定毛南族为单一民族，称为"毛难族"。1986年6月根据该民族意见，国务院批准改为"毛南族"。而贵州的毛南族自称"哎绕"、"印吞"、"哎吞"等，也是"本地人"、"自己人"之意。其他民族则称他们为"傷僙"和"佯僙"等。1990年7月27日才正式确认为"毛南族"。

对于毛南族的族源，史料记载较少，方志、碑文、族谱记载亦不详。一般认为毛南族与布依族、仫佬族、仡佬族等南方民族有渊源关系，都是由岭南百越支系发展而来的。

　　毛南族是中国人口较少的山地民族之一。虽然毛南族人口较少，但是他们却以悠久的历史和独特的文化闻名于世。毛南族总人口为10.72万（2000年），主要聚居在以茅难山为中心的广西环江毛南族自治县的上南、中南、下南山区（简称"三南"）等地，有5.87万，约占全国毛南族总人口的55%。在贵州平塘县、独山县交界的卡蒲河、六硐河河谷地带有3.2万，约占全国毛南族总人口的30%。其余散居在环江毛南族自治县内的水源、木论、川山、洛阳、思恩等乡镇，以及周围的河池、南丹、宜山、都安和贵州的惠水等县（市）。中华人民共和国成立前，毛南族人口长期徘徊在1.5万左右。中华人民共和国成立后有了较快的增长。1953年全国首次人口普查统计有1.81万，到1958年增长至2.42万，1978年增长至3.18万。1980年全国人口普查统计有3.81万，1990年全国人口普查有7.17万，2000年全国人口普查有10.72万。上述表明，自1980年以后，毛南族人口就有明显增加的趋势，其主要的原因是随着党的民族政策的深入贯彻，毛南山乡生产发展，人民安居乐业。

　　毛南族人口分布具有大集中、小分散的特点。在环江的"三南"属大集中，其他各地属小分散。无论是散居于环江境内的其他乡镇，还是散居在外县及其他各地，多以其祖辈历史原因或因逃难谋生，或因躲避征兵，先后从"三南"迁去的。散居的毛南族人长期与当地壮族、汉族等民族通婚，彼此往来密切，均已发生了民族间的自然融合。

　　毛南族聚居的"毛南山乡"，地处云贵高原东麓的余脉之间，熔岩遍布，青山连绵。东北部有九万大山，西北部有凤凰山，中部屹立着茅难山（亦称巴音山）。境内喀斯特山地、丘陵、峰林谷地交错发育，重峦叠嶂，千峰林立。毛南人居住的地方，又分成两个不同的地段，地势为西南高、东北低，海拔100~333米。东北段是半石山区，也叫半平原区，群山环抱中分布着大大小小的田峒和山地，有小溪流，可种水稻。西南段是大石山区，与东北段相比，这里山高谷深，地势险峻，人烟稀少，在崇山峻岭之间形成蜂窝状的大小峒场，毛南语称为"晓桐"，没有溪流，只能种旱地作物。而贵州的毛南族聚居区是一条呈南北走向的狭长盆地。

　　毛南族聚居区地处亚热带，气候温和，年平均气温为20 ℃左右，夏无酷暑，冬少霜雪，雨量充沛，年降水量可达1500毫米左右，草木茂盛，四季常青，物产品种繁多，适合于农耕畜牧。这里石山陡立，风景秀丽。在石山之间，夹有小平坝，称作"田峒"。境内有小溪伏流，可供灌溉，以种水稻为主。水源缺乏的大石山区，只能种植旱地作物。农作物除水稻外，还有玉米、小米、小麦、高粱、红薯等，经济作物有大豆、烟叶、棉花、桑蚕等，土特产有樟脑、土硝、棕皮、油桐、麝香和灵香草等。地下还埋藏有丰富的矿产资源，如铁、锰、水银、朱砂、方解石、煤、锑等。毛南族主要经营农业、雕刻、编织竹器、牧养菜牛。享誉广西内外的下南菜牛就盛产于毛南山乡。木工、铁工等手工业、副业也占有一定的比重。

第二节　历史沿革和社会政治及经济

殷商时期，百越人就活跃在长江以南的广大地区。毛南族是由秦汉以前的"骆越人"、隋唐时期的"僚人"发展而来的。宋元时期，部分"僚人"与侗水语支诸民族被统称为"伶人"。《广西通志·诸蛮》载，宋高宗绍兴时，"安抚使吕愿中诱降诸蛮伶、侬、僚、侗之属三十一种，得州二十七，县一百二十五，寨四十，峒一百七十九"。伶、侬、僚、侗这些山地民族归顺后相互交流融合。明清时由"伶人"之一支"苦偻伶"同其他民族在环江"三南"地区融合形成毛南族，在贵州则称"佯僙"人。从这些史料中，我们可以看出毛南族由骆越、僚人、伶人、佯僙人、苦偻伶到最后形成一个民族共同体的发展历程。

据历史记载，广西毛南族地区元代为思恩县地，属庆远府管辖。明正德元年（1506年），思恩县改属河池州，在思恩实行乡、里、甲制，全县分4乡23里39甲。清代，思恩县属庆远府。历代行政建制和隶属关系更替不迭。咸丰年间（1851—1861年），全县分前、中、左、右、后五团，团下设甲，实行军政合一的"团甲制度"，毛南族地区属后团管辖。光绪年间（1875—1908年），这里设"毛难甲"，属思恩府镇宁乡。"甲"之下有上、中、下三"额"，"额"设"团总"。"额"以下又分"牌"，"牌"有"牌头"，一般管辖10户。辛亥革命后，也一直沿用了清代的团甲制度。1933年以后，又推行乡、村、甲制，毛南地区分设上南、中南、下南三个乡，上南乡辖隆盛、宝楼、普理、高岭、玉环、中乐、柴门等村43屯，中南乡辖信甫、社漠、上八、仁义、上义、敢强、昌崖（含南昌、松岩）、信洞、木洞等村21屯，下南乡辖六圩街以及波川、孟仁、景阳、凤夏、建在、醒龙、希远、后肯、宿邦等村24屯。

明末清初时期，环江毛南族自治县毛南族地区就已经有了一种称为"隆款"

的社会组织，由公众推举德高望重的男子为"村老"（贵州毛南族称之为头人和寨老），主持内部公共事务及婚丧嫁娶等活动。直到民国时期，毛南族聚居的玉环、下城、堂八、波川等乡村都还保留有这种组织的残余。由"村老"主持制定出人人必须遵守的乡规民约，称为"隆款"（或"议榔"）和"保苗法"，以维护所管辖村屯的共同利益与安全。"隆款"规定的法规条文有刻碑或写在木板上立于有关村屯前的，也有口头传诵的。如贵州毛南族每年春耕前，以寨为单位召开寨户"保甲会"，制定"保苗法"，以管理当地社会秩序和生产秩序；还经常召开"寨老"联席会，由"寨老"群集协商各寨的共同事务，协调各寨关系，交流执行"榔规"的经验和得失。除了村老，毛南族自然村中还有前面提到的"牌头"以及学董、武相公、文相公。"牌头"由村民推选出来或由政府任命，负责催粮，不管民事纠纷，但村、峒有事，"匠讲"去调解时，也请他去旁听。"学董"是毛南族各村、峒负责办学的长者。村、峒的"武相公"则必须精习拳术武艺，掌握一套骑马、射箭的本领，曾到县或府去应试过，考中合格才赐"武相公"称号。据说，考中武相公的，上面派人送来"报条"，到家燃放鞭炮祝贺，把"报条"贴在大门边。这样他就被公认为村、峒的武相公了。武相公负责办拳术学堂，召集年轻人学武强身健体。除义务传授武艺外，如有外敌入侵，他即组织团练抵御。有时逢年过节，武相公还带队表演武术助兴。

毛南族素有尊师崇文的优良传统。早在宋庆历七年（1047年），思恩县就开始有儒学训导（衙署），明万历三十六年（1608年）创建学宫。18世纪以后，毛南山乡普遍设立了私塾。清末民国初，上南乡设有8个塾馆。辛亥革命前后，随着民主思想和文化科学知识的广泛传播，学馆、私塾改办为乡村小学，以满足更多的儿童想上学的愿望。20世纪30年代初，不少毛南族人家把自己的子弟送到思恩县城（今环江毛南族自治县）、庆远（今宜山）、柳州、桂林等地就读中学或师范学校。但是，毛南族地区的教育总体还是非常落后，直到1950年，整个下南区也只有小学24所，其中中心校2所，在校学生1229人。

毛南族人民为了反抗封建统治阶级的压迫，曾不断起来斗争。宋庆历四年（1044年），以思恩县人区希范为首的反抗斗争，就曾攻破环州等地，斗争持续一年之久。清乾隆年间（1736—1795年），贵州毛南族刘兵头、刘同老、刘阿福等联合反抗当地杨氏土司的统治与剥削。太平天国革命时期，石达开回师广西时，不少毛南族人民参加了太平天国军。第二次国内革命战争时期，红七军北上经过毛南族地区，产生了相当大的影响。抗日战争时期，毛南族人民响应中国共产党的号召，和汉、壮等族人民一起，组织了抗日人民游击队，迎头痛击日寇，一直坚持到抗日战争获得最后的胜利。1949年10月，毛南族人民在中国共产党的领导下，和汉、壮等族人民一起，组织了一支200多人的武装队伍，歼灭了企图盘踞在毛南族地区的国民党保安第七团，俘敌100多人，缴获150多杆枪，有力地配合中国人民解放军解放了毛南族地区。在长期的共同斗争中，毛南族人民与汉、壮等族人民的关系日益密切。

中华人民共和国成立前，毛南族地区基本处于一种政族合一的自治行政建制中。毛南族都以同姓同族聚居，各个家庭以同宗共祖的关系聚居在一个村屯之中，一般一个姓氏为一个村、峒。贵州平塘县的毛南族以刘、石姓为主。环江毛南族自治县的毛南族以谭姓最多，约占本民族总人口的70%以上，此外，还有韦、覃、袁、卢等姓。村落依山而建，多则几十户、少则十来户人家建立小村庄，最大的也不超过100户。毛南族的村落，分别称为"龙办"（村）和"晓桐"（峒）。"龙办"居住的户数较多，有20~60户，甚至多达100~200户。"晓桐"少则3~5户，多则有30~40户，也有的为了开垦一座山地，单家独户住在半山腰或山顶上。

毛南族人生活在重峦叠嶂间，耕地面积狭小，惜土如金，有"土能生黄金，寸土也要耕"的俗谚。在毛南族地区，有层层梯田，无比壮观。毛南族人民很早就从事农业生产，较早地使用了铁器。长期以来，毛南族地区发展缓慢。明末，他们还使用着木制的锄头和犁耙。到了清代，才比较广泛地使用各种铁制工具，土地也开始逐渐集中，阶级分化明显。中华人民共和国成立前，毛南族地区交通不便，粮食不足，人畜饮水和出行都很困难。农业生产条件还很差，当时使用的铁制工具仍较简陋，农田翻土主要使用锄头和脚踏犁，收割稻谷一般使用禾剪，效率低下，产量也不高。

中华人民共和国成立后，毛南族人民的政治地位发生了根本变化，能够和其他民族一样平等地参政、议政。在党和政府的支持和帮助下，当地经济得到了快速发展。农业生产技术和生产工具都发生了飞跃进步，普遍实施科学种田，精耕细作，亩产水稻由过去的250千克提高到500千克。"毛南菜牛"由于采用科学的饲养方法，产量大增，出栏率上升，经济效益大大提高。毛南族地区被称为"菜牛之乡"，饮誉四海。随着改革开放的扩大，毛南族山乡的发展前景更喜人。

毛南族向来重视文化教育。改革开放以来，毛南族的文化教育得到了新的发

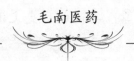

展。截至 2005 年底，环江毛南族自治县有小学 341 所，其中村完全小学 159 所、教学点 182 个，在校生 29 616 人，小学教职工 2 558 人（含代课教师 45 人）；初级中学 21 所，在校生 17 368 人，初中教职工 1 177 人（含代课教师 2 人）；普通高中 3 所，在校生 2 837 人；中等职业技术学校 1 所，在校生 220 人；教师进修学校 1 所；特殊教育学校 1 所；乡镇成人文化技术学校 15 所；行政村成人技术分校 146 所。全县 15 个乡镇全部通过自治区级普及九年义务教育评估验收，小学适龄儿童入学率达 98.5%，在校生巩固率为 99.7%。贵州卡蒲毛南族乡的适龄儿童入学率也在 98% 以上，在校生巩固率 99% 以上。

进入 21 世纪，在国家西部大开发的政策实施之后，毛南族地区的发展迎来了难得的历史机遇。国家对毛南族在农田、水利、交通、教育、卫生、农村广播电视、集镇建设等方面进行重点扶持，并着重解决这些民族的农业发展、人畜饮水、基础教育、看病就医、收看电视等突出问题，毛南族和周边各民族一起走上了共同发展、共同繁荣的康庄大道。目前，各项优惠措施和帮扶项目正在有条不紊地推进，毛南族人民正满怀信心地走在全面构建小康社会、加快社会主义新农村建设的伟大征程上。

第三节 生活习俗和文学艺术

一、民居特色

毛南族以同姓同族聚居，村落依山而建，多为 10 多户人家的小村庄，最大的村庄也不超过 100 户。毛南族人的住房一般是瓦顶泥墙结构，为干栏式样。干栏内外山墙全是以木、石为构架，面阔三开间，中间是厅房，两边是厢房。干栏一般为上、下两层，上层住人，下层圈养牲畜和堆放农具、柴草以及其他杂物，门外有晒台。这样的建筑结构既采光充足，又可以防潮且结实稳当。毛南族祖祖辈辈生活在大石山区，到处有石头，与山中的石头结下了不解之缘。因此，房基或山墙多用精制的料石砌成，用长条石制成登门的石阶，毛南话叫"突结"（意即石梯）。干栏的楼柱也是石柱，连门槛、晒台、牛栏、桌子、凳子、水缸、水盆等也都是用石料垒砌或雕凿的，不少家庭在这些石制用品上都雕刻有花鸟鱼虫的图案，既经久耐用，又美观悦目。20 世纪 80 年代以后，干栏式建筑逐步淘汰，改修硬山搁檩式建筑和砖混结构的方盒式楼房，一般也是两层，也有个别经济条件较好的家庭修建 3~5 层高的楼房。

二、饮食习惯

毛南人每日食三餐，均以大米和玉米做成的各种饭、粥为主食，以高粱、小米、红薯、南瓜为辅。毛南人除以米煮成饭、粥外，日常还喜欢用主粮或杂粮制作成各种各样的食品。如毛南饭，是用糯玉米粉加竹笋及其他蔬菜和佐料混合煮熟后制成，是毛南人夏季的主食。毛南人还擅用大米或玉米制作"米蜂仔"作为辅助主食，"米蜂仔"是消夏解暑的佳品。毛南人都喜欢食甜红薯，并将其作为入秋以后的辅食之一。

毛南人喜爱腌制酸肉、酸螺蛳、酸菜，这些腌制品都是待客的传统佳肴。酸类食品很多，尤以"毛南三酸"最有名，亦即毛南人自称的"腩醒"、"索发"、"瓮煨"。"腩醒"就是把猪肉、牛肉切成薄片，拌用生盐腌透，放置两三天等水分干后，将适量的香糯米蒸熟成饭，尔后放在簸箕里凉冷，与切好的肉片揉搓均匀，放在坛里压紧密封，在坛里腌制时间越长，味道就越鲜美。用"腩醒"待客，是毛南人热情至深的标志。"索发"是一种酸味特异的螺蛳汤。其制作方法是把洗干净的螺蛳用猪油干炒，待熟透发香后，趁热倒入坛里密封 3 个月后再揭盖食用。"瓮煨"是用装盐水的酸菜坛腌制各种蔬菜，如萝卜、豆角、黄瓜、生姜、辣椒等，这种酸菜坛可以防止瓜果蔬菜放久变坏。

毛南族地区蔬菜较多，四时不断，有豌豆、白菜、苦麻菜、南瓜、红薯叶、豆荚、芭蕉芋和萝卜，其中南瓜是秋冬常食的蔬菜，既可切片煮粥，也可单独蒸食。肉类来源主要是家禽、家畜，如猪、牛、鸡、鸭等。毛南人喜食狗肉，有些地方中元节有杀狗食肉之习。毛南人一般都喜食半生半熟的菜肴，认为一些肉特别是鸡肉，煮得过熟会走味，唯独对鸭以煮烂熟为宜，在烹饪上有"鸡生鸭熟"之说。

饮酒是毛南人的一大嗜好，凡办喜事、丧事和客人到家，都要喝酒，并有非酒不足以敬客之说。几乎家家户户都用大米、玉米、红薯、南瓜等酿白酒，酒的度数不高，一般 20 度左右，但近年来，喝的酒以市场出售的瓶装白酒居多。毛南族成年男子大都吸烟，但都抽本地产的旱烟叶，很少抽外地烟。

毛南人大都喜欢饮茶，暑天常以浓茶解暑，走远路时经常随身带"野石榴"或青辣椒，用以解渴。

明伦白切香猪是毛南族的名菜，是用当地产的香猪加作料蒸制而成。此外，还有甜红薯、螺蛳酸、蒜头酸水、鸭血酱、豆腐肴等名菜。

毛南人好客，吃饭时不论客人年纪大小，都邀其与长辈同坐，并以自家最好的饭菜招待。

三、服饰特点

毛南族是一个传统的农业民族。过去，几乎家家户户都有木纱车和织布机，并自种蓝靛草，自纺、自织、自染土布，以制作各种衣饰。毛南族姑娘从小就要学习纺线织布，织布技术的高低、织成布匹的多少，是衡量她们智慧和才干的标准。

毛南族服饰与附近的壮族、仫佬族相似，根据性别、年龄、季节、用途和社会地位的不同，形成了各种类型和样式。男女都喜欢穿着蓝色和青色的大襟衫和对襟衫，忌穿白色衣服（只有丧事时才穿）。男装称为五扣衣，不镶花边，其特点是有5颗晶亮的铜扣，所以毛南语称之为"骨娥妮"，意即5颗扣的衣服。其中，领扣1颗，右襟3颗，和领扣垂直相对，肚脐位置还有1颗，下面开襟。衣服口袋缝在右衣襟里不外露。盛装时头缠黑头巾，长约2.7米，从左至右有规律地缠在头上。头巾一端有布须，露出头顶，走起路来，布须抖动，形似小羊角，故称羊角巾，毛南话叫"挂爪"。盛装时还要腰缠约2.7米长的黑色腰带。腰带的两头用红、绿、黄、蓝、白5种颜色的绒线镶成锯齿形的布须。缠腰两头有颜色的布须外露，下面穿宽筒裤子，脚穿白底黑面的布鞋。毛南族妇女穿十分漂亮的镶有两道花边的右开襟上衣，裤子较宽并镶着花边，女装在袖口、裤脚上镶有红色、蓝色、黑色的边条饰，不着裙；头上留辫梳髻，戴手镯、银牌等各种饰物。毛南族妇女还特别喜欢戴花竹帽"顶盖花"，过去新婚妇女往往要戴着它走亲戚。

毛南人对自己穿的衣服（特别是贴身衣）很珍视，叫作"本身"，汉意是"灵魂"，因此自己穿的衣服不乱丢，怕别人拿走灵魂，带来病灾。

毛南人的手工产品"花竹帽"最具特色，该产品亦是他们服饰的一个亮点。"花竹帽"制作精良，美观实用，深受大家的喜爱。帽的直径一般为70厘米，分里、外两层。做一顶帽子需要700多根细竹篾。首先在外层面上刷漆，这样既不透光、不渗水，又结实耐用。帽的里层用黑、黄两色竹篾编成各种几何图形的花纹图案。在帽圈处用各种色彩艳丽的彩带和珠料做装饰。据说"花竹帽"能给青年男女带来爱情好运，所以它已成为男女情爱的信物。

传说在100多年前，有一个小伙子戴着他父亲制作的"花竹帽"去赶圩，"花竹帽"被一位美丽的姑娘作为定情物，于是姑娘们、小伙子们纷纷效仿，尔后"花竹帽"便成了男女爱情的信物。每逢歌圩时，小伙子们总要戴着"花竹帽"去赶圩，如果看中了哪位姑娘，就把"花竹帽"送给她，姑娘如有意，就会欣然接受。

毛南族的银器饰物除常用的银手镯、耳环、银项圈外，还有银麒麟、银环、银簪、"五子登科"帽饰、银颤花、银钗、银梳等。青年妇女戴上耳环，表示已出嫁或订婚了，小孩戴银锁以驱邪禳灾。

毛南族妇女爱穿绣花鞋。绣花鞋有"双桥"、"猫鼻"、"云头"等三种形式。"双桥"鞋是用红、绿两种颜色在鞋面上镶两条花边，因像两座石拱桥横跨河面，也像一对彩虹吸水而得名。"猫鼻"鞋用五色花带在鞋面上构成勾头形的鞋尖，尖头活像小花猫的鼻子。"云头"鞋的鞋面绣有云藕图案，精致素雅。这些精致的绣花鞋通常放在箱子里保存，赴喜宴和走亲戚时才穿，平时在家穿黑色布鞋。过去，毛南人走远路、赶圩多数穿草鞋，草鞋用竹壳、竹棉和禾米草编织而成。

随着社会的进步和发展，毛南人的服饰也在更新变化，昔日蓝靛染制的青色、蓝色土布正被红色、蓝色、黑色、紫色等多种颜色的西服、休闲服等所代替，一些富有山乡特色的民族服饰，只有在喜庆节日才能一睹其风采了。

四、民族节庆

毛南族和邻近的壮、汉族有共同的节日——春节、清明节、端午节、中元节、重阳节，还有自己独特的庙节——分龙节。即使和壮、汉族过共同的节日，毛南族也有自己独特的风俗习惯，带有鲜明的民族色彩。毛南族的庙节是在农历五月，清明节"赶祖先圩"和元宵节"放飞鸟"也是他们独有的纪念活动。毛南族的节日有两个明显的特点：一是必定祭祀祖先；二是多开展唱歌、对歌活动。

分龙节是广西毛南族民间最大的节日，在每年夏至后的农历五月间进行。20世纪初叶之前，毛南族每年过节都先聚众于庙堂内外活动，故又称为"庙节"和"五月庙节"。过节的日期因村而异，以铁坳为界，上南乡、中南乡定在自农历夏至算起的第一个亥日，下南乡村寨则定在自夏至算起的第一个辰日。毛南族人民根据自己的气象经验和宗教观念，认为在每年夏至后第一个辰日前后，降雨量有明显的不同，前时雨水均匀正常，后时则时雨时旱，容易出现旱灾，相传这是由于天上的"龙"布雨不均匀所造成的。要保证一年风调雨顺，六畜平安，就要祭神拜祖。过分龙节时，男女老少都要穿上节日盛装，家家户户都要蒸五色糯米饭和粉蒸肉，有的还要烤香猪。他们折回柳枝插在中堂，把五色糯米饭捏成小团团，密密麻麻地粘在柳枝上，以表示果实累累，祈望五谷丰登。祭祀神灵与祖先都在三界公庙举行，全村男女以及外嫁的女子和远道的亲友都赶来参加，隆重而

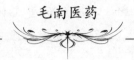

热烈，有时候还跳毛南傩舞。傩舞融歌、舞、戏、面具为一体，人们头戴木面具，在打击乐伴奏下翩翩起舞。现在还进行一系列的民间文体活动，如对歌、踢毽子、爬杆、同顶、同拼等。

毛南人过端午节，节日的内容和意义与汉族不同，民间称为"药节"。毛南人身处崇山峻岭中，草木丛生，植被茂盛，中草药丰富。他们认为端午节这天采集回来的中草药药力最强，把采回来的草药放在锅里煮，用草药水给小孩洗澡，可以预防各种皮肤病。每年到了端午节，毛南人男女分工明确，男的上山找草药，女的在家做糍粑。他们习惯采艾叶、菖蒲、黄姜、狗屁藤等草药熬水饮汤，或用这些草药剁碎作馅包糍粑，据说可以解毒去病。这种糍粑的原料是用当地的狗屁藤和米（大米与糯米混合）磨成浆，滤去过多的水分后，做成团放在锅里煮熟，吃起来有一种香味。老人说吃了这种糍粑可防病疫。有钱的大户，在端午节这天还要吃蛇餐，他们买来扁头风和过山风等毒蛇，加上草药，到屋外用鼎锅煨。老人说，这天吃了蛇肉蛇汤，就不会生疮、患风湿和其他癣病。各家各户还采来枫树枝插于大门边，以驱除各种妖风毒气。贵州毛南族还利用这个节日聚会唱歌，各寨青年男女对唱山歌。

毛南族的"南瓜节"在农历九月初九（即重阳节）。这天，各家各户把收获到的形状各异、橘黄色的大南瓜摆满楼板，逐一挑选。年轻人走门串户，到各家评选"南瓜王"。评选时不仅要看南瓜外观，而且要透过南瓜表面看到里面。待到众人意见基本一致，就由一身强力壮者用砍刀劈开"南瓜王"，主人掏出瓜瓢，把饱满的籽留作来年的种子。然后把瓜切成块，放进小米粥锅里，用文火煨炖。等南瓜煮得烂熟后，要先盛一碗供在香火堂前敬奉"南瓜王"，尔后众人才共餐同享。

中国的许多民族把重阳节视为老人节，有敬老的传统习俗。毛南族也不例外，只是风尚不同。毛南人年过六旬，如果身体虚弱多病，民间称之为"倒马"。这时，就要找算命先生选吉日"扶马"，俗称"添粮补寿"。过去，毛南人认为，人老体弱多病，吃了"百家米"就会早日恢复健康，延年长寿。"添粮补寿"有两种形式：一种是家庭经济较宽裕的，由子女筹办几桌酒菜，请亲戚朋友到家里来，给老人"送粮补寿"，并请一位师公来举行"添粮补寿"仪式。这种活动一般放在重阳节举行。另一种是家庭经济较困难的，办不起"添粮补寿"仪式，就由老人自己赶圩"讨粮补寿"。到了赶圩日，老人先准备好一些零钱，上街到米粮行沿摊讨米。老人来到米摊前，先向卖主讨话说："我向你讨要一点米，可以吗？"卖主见老人家来讨米，知道是作为"添粮补寿"用的，也乐意献粮。老人会自己抓上一把米，然后向米箩里丢下几分零钱，表示酬谢。讨了几十摊，约得三四斤米就可以了。讨来的这些米，回家后专门给老人吃用，直至吃完为止。讨米只赶一圩，吃完了如果身体还没有恢复健康，仍要办酒席举行"添粮补寿"仪式，请亲戚朋友来"送粮补寿"。这种习俗体现了毛南族尊老爱幼的优良传统，直到现在还流行。

在春节期间，贵州毛南族的主要活动有除夕之夜的"火把节"，广西毛南族有"放鸟飞"的习俗。在毛南族众多的节俗中，正月十五"放鸟飞"最具特色和奇趣。传说过去毛南山乡有位老法师，他有个心灵手巧、俊美出众的独生女儿，擅长用竹篾和菖蒲叶编"百鸟"，人称"小鸟姑娘"。她与一小伙子相恋，准备大年初一完婚。老法师想考验一下未来女婿的本领，在除夕那天让他在天黑前把山上的土地都撒上种子，本该撒谷种（小米），但小伙子一着急，错撒成了糯稻种。老法师令其把种子全部捡回来，省得糟踏了。这下可难住了小伙子，小鸟姑娘看到此情形，让未婚夫回家把他们俩人过去编的百鸟都用箩筐装来。姑娘对着编的百鸟吹了口气，又对小伙子说了几句悄悄话。小伙子把百鸟带到山上，这些鸟很快便飞出去捡回了所有的糯稻种。小伙子在天黑前重新撒上了谷种。老法师一看，心里可高兴了，说："让我们父女俩好好团圆过年，正月十五再送小鸟姑娘去你家成亲。"从此，便有了"放鸟飞"的节俗。

春节即将来临时，毛南族家家户户预先采好菖蒲叶。除夕那天，他们用菖蒲叶编"百鸟"，编成的燕子、山鸡、鸬鹚、画眉等都是栩栩如生的精美艺术品。"百鸟"的空腹中装入泡好的香糯、饭豆及芝麻馅等，然后上锅蒸或煮熟。掌灯时分，主妇们把串着百鸟的甘蔗横挂在堂屋正中的香火堂前，让百鸟面向大门尾朝壁，祈祝百鸟啄食害虫，保护农作物丰收。初生小孩的年轻母亲在这天专程回娘家为小孩领鸟，期望孩子们像百鸟一样伶俐可爱。香火堂前，还摆上供品，有红米饭及果品，意在祈愿百鸟不吃庄稼，保证福来粮丰、瓜果累累。这种点缀生活的独特民间美展，从除夕一直持续到元宵节。元宵节这一天，人们砍断甜甘蔗，再煮"百鸟群"，晚餐用"百鸟"当饭，以果汁解腻，这就是韵味无穷的"放鸟飞"。"放鸟飞"时，毛南人总忘不了重温那"放鸟飞"的传说。

在节日里，毛南族人喜欢用开水涮牛肉待客，即按当地的习惯，在火塘上摆置一口铁锅，进餐时大家围拢在铁锅的周围，将生肉、生菜倒入沸水中涮熟，然

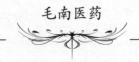

后蘸配料下酒，这是毛南族民间最常见的宴请形式。

毛南族的节日禁忌如下：正月初一不能骂人和说粗口话；家有病人时用两根棍子叉在门口，外人不得进入；不能用脚踏灶，烧柴时必须把粗的那头先送进灶内。

五、婚嫁习俗

毛南族青年男女向来有对歌恋爱的习俗。但在对歌之前，人们常常可以看到被毛南人称为"抢帽"的有趣现象。"抢帽"可谓是青年男女们恋爱的前奏了。在赶圩、吃喜酒和民间集会活动时，当小伙子看中了哪一位姑娘，便会千方百计寻找机会抢走姑娘的花竹帽（也有的抢走对方的手帕）。姑娘的花竹帽被抢走后，她会回头瞄小伙子一眼，如果觉得不中意，便会向对方表露出一种不满的情绪，立即把帽子抢回来。倘若这次抢不回来，以后也要寻找机会抢回来，或托人把原物索取回来。反之，要是姑娘对小伙子中意，便会默默地应许，乐意让小伙子把花竹帽拿走，往后一些日子，自己也向对方索取一件礼物作为纪念。有些求偶心切的姑娘，在赶圩（赶集）或去做伴娘时，常常故意将荷包里的手帕露出来，或夹在显眼的腋窝下，方便有心的小伙子抢走。"抢帽"中意了，两人就算是交上朋友了，以后便可以自由约会、互相来往了。

毛南族的家庭一般是一夫一妻制。毛南族青年男女有唱歌恋爱的自由，但婚姻大事主要还是由父母做主，从相亲、定亲到举行婚礼都在父母的指导下进行。毛南人的婚礼既繁琐又别致，别有一番风趣。毛南族的婚礼分为"女婚礼"和"男婚礼"两种。"女婚礼"规模较小，送的彩礼不多，程序也比较简单，是平常农家办的婚礼。"男婚礼"规模较大，送的礼品名目繁多，迎亲队伍也比较庞大，除包含"女婚礼"的全部程序外，还有许多讲排场、讲阔气的场面，只有富裕的大户人家才办得起。此外，还有"不落夫家"的婚俗，即婚礼办完后，新婚媳妇要回娘家小住几天，再由夫家接回，待生孩子以后才长久安居夫家。过去的婚姻大都由父母包办，有"转房"等遗俗，寡妇再嫁也受到种种限制，现在已基本改变这种旧习俗。

毛南族传统的人生礼仪也很有特点。妇女在怀孕期间，家里人就会请师公来祭祀鬼神以解脱灾难，叫"祭解"，好让孕妇能够安全度过孕期，让胎儿顺利出生。"祭解"有血盘解、血罗解、落井解、半路解、七井关、平头杀解、七令关刀等7种方式。孩子出生后，还要举办一系列的仪式，如办"三早会"、"卖猫月"、"肥固几"等。"卖猫月"在毛南话叫"别年猫"，就是母亲产后的第一次串门，是在孩子出生后的第33天举行。要串哪一家，先向对方预告，让对方有所准备，以便回赠一些礼品。老人说，回赠礼品，以后孩子才不咬衣角和手指。"肥固几"是仅次于婚宴的一次较大规模喜宴。多在孩子满五六个月时举办，也有的在孩子满一周岁时举办，但很少超过两周岁才举办的。届时，主家的亲戚朋友都送礼包祝贺，外婆家的亲戚、房族都赠送背带、被单等物。

六、丧葬习俗

毛南人死后实行土葬，要请师公"念经送葬"，尤其是老人的葬礼一般都十分隆重庄严，要举行一系列的仪式才让下葬。毛南人认为，正常死亡的，其阴魂就成为家仙，名字可列在祖宗灵位上，死者越是高寿，丧礼就越隆重。正常死亡的人的丧礼过程如下：

（1）买沐浴水。毛南人一断气就放地炮三响，接着孝男、孝女、儿媳嚎啕大哭。

（2）报丧。分两次进行，第一次叫"报素丧"，第二次叫"报荤丧"。

（3）开路。开路是请神把死者的灵魂带到阴府，请天仙把死者的灵魂带上天堂。

（4）打斋。开路完后接着启建道场打斋。

（5）肥谱。打斋到深夜，道士们休息用夜餐。这时，由一个道士主持"肥谱"，其内容一是请祖宗灵位上的三祖回来赴筵，同时护送死者的亡灵到阴府；二是诉说死者生前抚养子女的辛劳，表达子女对死者的怀念。

（6）祭丧。在屋里举行的称为"灵案前祭"，在屋外举行的称为"灵棺前祭"。

（7）出殡入葬。

（8）回家。即死者的灵魂返回老家。

（9）分田。给死者"分田"，是表示让死者在阴府也有田地耕种。

（10）服孝期。

七、传统体育

毛南族人民在农闲节庆之间依天时地利举行一些体育项目，主要有同填、地牯牛、同顶、同拼、同背、打陀螺、打棉球、抛沙袋、走三棋等。

同填：就是两人对抗的意思，是毛南族民间喜闻乐见的民族传统体育活动。"填"在毛南语是"撞"和"碰"的意思。比赛时，人数不限，但每次上场竞技为甲、乙两方各1人，其撞、碰只允许用肩膀，还要把两手交叉置于胸前，抱紧身腰略下蹲，能以自己肩膀将对方撞出圈外者为胜，也允许使用闪展腾挪的方式诱使对

13

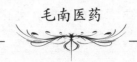
方自身撞离出圈外。进行这种比赛时，在地上画出一个直径 3 米左右的圆圈。圆圈大小，可根据场地大小随意而定。圆圈中间画一条笔直的中线。比赛时，运动员前臂屈在胸前，双手握左右上臂下端肘关节，双脚叉开 50 厘米左右，身体下蹲，运动员用全身力量冲拱对方，被拱出圈外者为输。

地牯牛：是贵州平塘县卡蒲乡毛南族喜爱的一项体育活动，与"同填"相似却又有所不同。比赛在平地上举行，先画出中线和边线，而后两人在中线用头顶着头，或用肩抵着肩，形成"斗牛"。《广西通志》中称"以首触撞若羊"说的就是这项活动。比赛一宣布开始，两人就用力顶抵，谁被抵到边线外，谁就输了。

同顶："同顶"是同时运气发力相顶的意思。比赛时只需用一根长 2 米、直径为 2 厘米粗的木棒或竹杠，并在中间画上中线，在中线处吊一重物垂直于地面，在垂直点的地面画上中线，以地面中线向两旁画相等距离、相互平行的两条边线（即比赛线），即可以开展比赛。比赛时两人相对而立，以棒相抵撑于各自的肚脐眼处，棒中心垂线吊的重物对准地面中线，双方各自运气凝聚于腹部，扎实半马步。待裁判发令开始时，即以气发力摧力相顶，相顶时允许两手紧握棒的端处助力，比赛开始后谁能把棒子中心点推至对方的比赛线，即谁获胜。同顶是毛南族传统体育项目之一，这项运动流传了很久。除圩日外，春节、中秋节、分龙节也有举行该项活动，在杂居地区的各民族也往往开展此项活动，它对丰富农村文化生活，增进民族团结，促进身心健康起到了良好的作用。

同拼：用一刨得光滑、直径约 3 厘米、长 2 米多的棍子作为器械，两人一组，每人用一只手握棍子的一头，其中的一人用力把棍子扭动，如果棍子被扭动了，扭棍子的这一方就赢了，否则就输了。

同背：两人为一组背对着背，两臂互相扣紧，一人背起另一人。待发令员发令后，各自就往前跑，谁先到终点谁就获胜。

八、文化艺术

毛南族人民聪明、勤劳，在长期的生产、生活实践中，创造了光辉灿烂的文化艺术。毛南族人民口头流传的神话传说、民间故事、民间歌谣、谜语、笑话等相当丰富，真实地反映了毛南族人民的道德观、价值观和艺术修养。到目前为止，已搜集到的民歌曲调有 30 多种，散文类作品 200 多篇，韵文歌词 3 万多行。如《盘古的传说》、《三九的传说》、《水牛的上牙是笑落的》、《太师六官》、《顶卡花》、《七女峰》、《盘古歌》、《十二月歌》、《要吃嫩笋等四月》、《恩爱石》等都为毛南族人民世代传颂。

毛南族是一个善歌的民族。唱歌是毛南人最喜爱的文娱活动，民歌形式随编随唱，他们有昼夜连唱不停的才能。毛南族民歌别具一格，内容丰富，体例独特，常用的有"比"、"欢"、"排见"、"耍"4种。情歌叫"比"，祝贺歌谓"欢"，歌手分别称为"近比"、"近欢"。青年男女在室外唱的情歌为七字一句、八句一首，叫做"比"，因两句之后有一尾音"啰嗨"，故又叫"啰嗨"歌。在节日对唱的五字一句、四句或八句一首的祝贺歌，谓之"欢"。由一人独唱叙述历史故事和祖先来源的叙事歌，则以七字为一句、四句为一首，由若干首合成一组，再由若干组合成篇，一篇少则十多句，多则几百句不等，叫做"排见"。"耍"则是一种轻快活泼的小调式童谣儿歌，五字为一句、四句为一首，属儿歌类。"毛南戏"源于民间，形成于道教跳神节目，多是一些反映古代劳动人民的斗争生活和悲欢离合的爱情故事以及民间传说等传统剧目。"毛南戏"集歌舞、话剧、民歌、民谣及"师公"的舞姿于一身，表演时，对白和歌舞并用，有二胡、笛子、唢呐、铜鼓等伴奏。贵州毛南族舞蹈更是形式多样，如猴鼓舞、火把舞、拦门舞等。

毛南族的木面舞原是一种傩舞，它是在民间祭祀乐舞的基础上发展起来的，以祭祀、娱神、娱人为目的，充分体现了傩舞的神韵。其内容有两大部分：一是向神祈求风调雨顺、粮食丰收和消灾除难，保佑人畜安康，如婆王、三界、三元、社王等神的程式性舞和穿针舞；二是表现渔猎生产、农耕生产和人们在生产劳动中男女相爱的欢乐情绪，如瑶王系列舞和三娘与社帝的自由舞，都是一种模拟性很强的形象舞和情绪舞。木面舞最明显的艺术特点是配合唱师和打击乐表演，以诗、乐、舞三者融合的形式出现。尽管它带有浓厚的宗教色彩，但却以颂扬真、善、美的观念为主题。从整体上来看，木面舞是以"情"为母体，借助神秘色彩浓厚的宗教礼仪的外壳来表现毛南族人民的内心情感。木面舞排除那些虚无缥缈的东西，舞蹈者虽说戴着代表各种神的木面具，但舞蹈的内容都以现实生活为主，具有石山区民族的生活特点，是人们喜、怒、哀、乐的情绪表达，是狩猎、战斗、耕作动作的模拟。手、脚、肩、胯的有力摆动，将人们在长期劳动、生活中形成的动律和姿态构成的这种体态审美情绪，都充分地体现在木面舞的舞蹈语言之中。

毛南族的壁画、石雕、木雕、剪纸、织锦、刺绣、蜡染和建筑造型等民间工艺具有独特的民族风格。其中以雕刻和编织最有名，它们具有独特的民族风格。所雕刻的木质假面具，形象生动逼真。在异彩纷呈的石雕艺术中，石墓的雕饰最

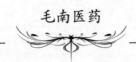

有特色。如今存留在下南乡堂八村东南凤腾山上的古墓群就是毛南石雕的典型代表。所刻制的石柱、石碑等，均有栩栩如生的龙、凤、麒麟、仙鹤、寿松和几何图案花纹，深得附近各族人民赞赏。古墓群就像一座楼阁更迭的古城，是毛南山乡的艺术宝库之一。

毛南山乡盛产竹子，毛南人普遍擅长用竹子编织各种竹帽、凉席。他们编织的竹器，工艺精湛，经久耐用。最著名的就是用当地产的金竹和墨竹编制的花竹帽，俗称"毛南帽"，又称"顶盖花"，意思是"帽子下面的花"。这种帽子精致美观又非常实用，是毛南族独特的手工艺品。制作方法：将竹材劈削成只有半根火柴梗那么细的竹篾，编成带有精细美丽的花纹图案。编制的竹席也很有名。毛南凉席以当地盛产的"泡竹"为主要原材料，先用刀削成薄篾，再用手工编制而成，韧性特强，光滑凉爽。

在环江毛南族自治县中南乡的南木村，世传银器绝技，所打制的银手镯、银项圈、银麒麟、"五子登科"帽饰，花纹朴实优美，做工精细，颇受姑娘们喜爱。

九、宗教信仰

毛南族信仰多神多教。明末之前，以信奉原始宗教为主。清初，正一派道教传入毛南族聚居区，开始几种宗教同时流行。以后，道教在同毛南族文化，尤其是原始宗教、文化及其他民间信仰的合流中，占据了主要地位，形成以敬神、跳神（还愿）为主的所谓"武教"，以打斋送终为主的所谓"文教"，以及由两班人马合作的水陆道场。第一种是掌管敬神法事者，毛南人称为"博套"，即师公；第二种是掌管送终法事者，叫"先生"，即道士；第三种是专司驱鬼招神的巫师，称为"匠暮"；其余是降神法童、风水先生、鬼谷先生（兼占卜等）。前三种，他们各有一套经书，如师公有唱本诵词（巫语），道士有《开路歌》、《挽歌》及佛经，巫师有巫语集。师公的诵词多为长短句，歌词有三字句、四字句、五字句、六字句、七字句及极少数不等的长短句。道士的唱词有五言句和七言句，经书的句式则长短不一。这些唱词、经书和巫语有相当一部分属韵文，讲究格律，同毛南族的民歌民谣有着千丝万缕的关系，它们的形式、唱曲为群众所喜闻乐听。其书写文字，大部分用汉字直书，一部分用假借字。诵唱时，师公与巫师多用广西宜州市德胜乡汉语方言，兼用毛南语和壮语；道士用广西柳州话，唱词用毛南话。近百万字的唱词、经文及巫语，不仅含有大量的宗教资料、传统的韵文与散文作品，而且保存了许多民俗、历史及语言文字方面的材料，文化内涵十分丰富。

许愿和还愿是毛南人最主要、最普遍的集体宗教活动。毛南族凡有事都要事先许愿，一般小愿自己在神明前声明就行了。如果能如愿以偿，就要按所许的愿来还愿。毛南话称"还愿"为"肥套"，是向万岁娘娘求子和向其他神祈求出入平安、人丁兴旺、一年四季风调雨顺的还愿活动。还愿活动分"黄筵"和"红筵"两种，"黄筵"是单家独户向神祈求的小范围祭祀活动；而"红筵"则规模比较大、仪式繁多，除请师公来跳神舞外，还要杀鸡、鸭、牛、猪等18头牲畜作祭品，如果这一代没做，下一代要偿还，所用祭品要翻倍，法事时间更长。

十、语言文字

毛南族有自己的语言，但没有本民族的文字。毛南语（或称毛难语）一般被认为属汉藏语系侗台语族侗水语支（一说为澳斯特罗尼西亚语系或台—卡岱语系）的一种语言，目前这种语言大约有3万人使用。主要分布在广西环江毛南族自治县的上南乡、中南乡和下南乡，邻近的几个县也有少量分布。

现代政治、经济词汇多为西南官话借词，老借词多为平话借词。语音方面，一般认为有8个能区别意义的声调（实际上只有6个能区别意义的调值）。毛南语的声母和韵母相当丰富，有65个声母、86个韵母；主要的元音15个；声调8个，其中舒声调6个，促声调2个，每个音节都有声调，并且具有辨别意义的作用。毛南语与壮语、侗语、水语、仫佬语有许多共同点，关系非常密切。特别是与仫佬语相比，在960个基本词汇中，就有158个词汇声韵完全相同，有216个词汇部分语音相同，故两个民族的语言基本上是相通的。而毛南族由于长期与壮、汉族人民交往密切，许多人都能讲壮话和汉语，并通用汉语、汉文。毛南族没有文字书写系统，为了弥补本民族无文字的缺陷，在历史上，毛南族人民还模仿了汉文字形声字的结构方式，假借汉字的音、义来拼写毛南语，构成"土俗字"，用来记载本民族的史诗、民歌和宗教经书等，这种"土俗字"只有师公和少数学者认识。

毛南地区的小学、中学采用汉语课本，用汉语讲授。毛南族聚居密度最大的下南乡政府的人们日常语言一般是毛南语。环江毛南族自治县政府官方语言是汉语西南官话。毛南族的另外一个分支（约占毛南族人口的1/3）聚居于贵州南部的平塘、独山等县，通用"佯僙话"，所以也叫"佯僙人"。

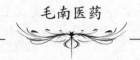

第二章　毛南族医学发展简史

第一节　毛南族医药的起源

在中华人民共和国成立前，毛南族人民生活困苦，饥寒交迫，流离失所。由于人畜杂居，环境卫生恶劣，各种传染病时有流行，人民生命健康经常受到威胁。在统治阶级的控制下，人们与外界交流极少，封建思想甚为深厚，患病时多以求神拜鬼来祈祷消灾。毛南族人民饱受霍乱、天花、疟疾等恶性传染病所带来的灾难。如清光绪二十九年（1903 年），霍乱流行于下南、波川等村，在很短的时间内，病故者占全村人口的 36%~40%，造成极为严重的灾难。民国十五年至民国十六年（1926~1927 年），下南又遭到天花之害，尤其是波川村、木别屯、宿邦屯死了几十人。民国二十七年（1938 年），天花流行时，玉环村下开屯一天内就死了 12 人。民国三十年（1941 年），霍乱再度肆虐，下塘村的 100 多户几乎全部死光。民国三十三年（1944 年），仍因霍乱，堂八村在一天内又死了 10 多人，真是惨绝人寰。各种传染病分别在毛南山乡的下南、波川、堂八、玉环和下塘等地夺去了数千人的生命，还波及到川山的塘万、下久、大干和下丰等一带，这是历史上的沉痛悲剧。

毛南山乡有着丰富的中草药资源，很早以前，就有发掘和利用。在长期与疾病的斗争中，毛南族出现了勇降病魔的民族肇医。如生于清乾隆三十六年（1771 年）的谭妙机先生就对中草药颇有研究。清嘉庆十一年（1806 年），他一个人挑着一对绷笼，步行到四川峨眉山，旨于寻医问药。一路上经过贵州的深山老林，跋山涉水，品尝百草，一边采药一边行医以维持生活。在峨眉山上，幸与书伴黄氏邂逅，后结为伉俪（黄氏是黄明捷之孙女，即黄光龙之长女）。谭妙机医术拿手后，便携带黄氏荣归故里。清咸丰三年（1853 年），黄氏卒后，葬在波川的松稻半腰坡上，墓碑上刻有一首诗："因甚崎岖跋涉轻，随缘书伴系前生。碑铭苔藓何人洗，千古留痕照月明。"此碑现依旧完整。这说明在很早以前，毛南族医祖谭妙机就对民间医药有了一定的研究。清道光年间（1821—1850年），谭妙机的第一代门生弟子谭清修，曾到庆远府治愈某知县疾患，当时知县赏一块书"妙手婆心"的木制大牌匾，此匾现珍藏在环江毛南族自治县博物馆内。清朝末年，谭妙机后裔谭云锦（即谭妙机胞弟之孙）在胤承祖业的医坛生涯中刻苦钻研，总结祖先的经验，亲手编写了《医方摘要》、《保安堂证治硅诀》和《接骨秘诀》等手抄本，这些手抄本都成了毛南族医药库中的珍藏品。他还手把手地带了3个徒弟（谭履宜、谭有恒、谭砥同）。当时还有与其同辈的谭翠品、覃梦熊、谭忠英等名医问世。到了民国年间，毛南族医药曾有过官办医疗机构。1937年，思恩县府曾在下南办了第一所医务所，开始只有所长谭省和医师谭履宜，后来增加到3个人。由于当时政府财力不支，医生无法生活，医务所于1943年停办了。随着毛南山乡先后出现了谭履宜、谭省、谭有恒、谭砥同、蒙泗英等人开的诊所，涌现出了更多的民间名医，如谭履宜、谭有恒、谭砥同、谭省、谭保初、谭仁昌、谭国林、谭忠林、谭岳飞等24人，他们都为毛南山乡的救死扶伤做出过重要的贡献。

中华人民共和国成立后，在中国共产党的英明领导和政府的关怀下，1953年5月成立了第四区卫生所。政府拨给了一大批药品和器材，在毛南地区进行全民免费治疗。1954年成立了下南中医联合诊所。1956年又成立了下南草医组，有不少的民间中草药医生（如谭履宜、谭有恒、谭正东、谭金田、谭仁昌、谭达志、谭岳飞、谭体耀、谭怀瑜、谭峨冠、谭玉田等）参加了这一集体医疗组织。以上的中草药医生们都先后去世了，唯有谭云锦的弟子莫铭钦（82岁）和谭光黎（63岁）2人仍健在。当时，以上名医和西医工作人员一道，努力搞好防病治病工作，积极开展爱国卫生运动和推广新法接生，认真发掘祖国医药卫生遗产等。老、中、青三代结合，交流和总结经验，为毛南族医药献方献宝，搜集历代民间的大量验方和秘方，为毛南族医药卫生事业做出了不可磨灭的贡献。

1958~1963年，成立了下南和平公社卫生院，当时中西医聚居在3间民房里办医，条件简陋。1964年，国家民族事务委员会拨给3万元资金建成1674平方米的下南公社民族卫生院，设置有门诊部、住院部等科室，正常开展农村医疗卫生工作。在毛主席关于搞好农村医疗卫生工作的一系列政策的指导下，在天津支边的医务人员的大力支持下，毛南山区农村大搞中草药制剂，卫生院成立了制药厂，制成针、片、膏、丹、丸等5类制剂100多种，充实了卫生院和合作医疗卫

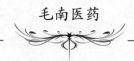

生所的药品，缓解了药品不足的现象，提高了农村运用中草药的信心，农村医药卫生事业得到蓬勃发展。1987 年 11 月，环江毛南族自治县成立后，下南公社卫生院改名为下南乡卫生院，毛南族医药卫生事业得到更大的发展。卫生院的各种设备从无到有、从小到大，1995 年建成了具有毛南特色的毛南保健综合楼，还修建了下南老年康乐活动中心及现代化的门诊楼、住院楼和职工宿舍大楼等，卫生院建成了集医疗、防疫、妇幼保健和健康咨询为一体的医院。下南乡卫生院于 2000 年被评为一级甲等医院，2002 年被评为爱婴医院，2004 年又获得了"全区示范标准卫生院"光荣称号。如今，卫生院的全体同仁以"发扬民族优良传统，为毛南族人民健康事业服务"为己任，以现代化的医院管理和医疗设备展示在人们面前，向着规范化的中西医结合的综合性医院迈进。

第二节　历代毛南族中草医名人录

环江地区的历代毛南族中草医名人见下表。

历代毛南族中草医名人录表

姓名	性别	村别	类别	专长或职称	备注
谭妙机	男	波川	中医	内科	生于清乾隆三十六年（1771 年）
谭清修	男	波川	中医	内科	生于清嘉庆十一年（1806 年）
谭云锦	男	波川	中医	内科	生于清咸丰四年（1854 年）
谭翠品	男	波川	中医	内科	生于民国二十三年（1934 年）
谭忠英	男	波川	中医	内科	生于清咸丰七年（1857 年）
谭玉厚	男	波川	中医	内科	生于清道光十八年（1838 年）
谭砥同	男	波川	中医	内科	
覃梦熊	男	下南	中医	内科	生于清同治八年（1869 年）
谭履宜	男	波川	中医	内科、外科	
谭有恒	男	波川	中医	内科	
谭保初	男	波川	中医	内科	
谭体耀	男	波川	中医	内科、外科	
谭正东	男	波川	中医	内科、妇科	
谭峨冠	男	波川	中医	喉科	

续表

姓名	性别	村别	类别	专长或职称	备注
谭 省	男	中南	中医	妇科	
谭庆元	男	中南	中医	内科、外科	
谭国林	男	中南	中医	内科、外科	
谭仁昌	男	下南	中医	内科、外科	
谭岳飞	男	下南	中医	内科、外科	
谭正光	男	波川	中医	外科	
谭公国	男	下南	中医	内科	
谭怀瑜	男	波川	中医	骨伤科	
谭以成	男	下南	中医	内科、外科	
谭志丰	男	中南	中医	外科	
谭忠林	男	波川	中医	内科	
谭宝秋	男	堂八	中医	内科、外科	
谭达志	男	波川	中医	内科、外科	
谭玉怀	男	波川	中医	医师	
谭金田	男	下南	中医	医师	原下南卫生院
谭炳托	男	堂八	中医	主治医师	原川山卫生院
谭玉田	男	下南	草医	骨伤科	原县医院
谭干英	男	上南	中医	医师	县医院原副院长
谭扬胜	男	仪凤	草医		
谭茂红	男	仪凤	草医		
谭玉龙	男	玉环	草医		
谭志贵	男	上南下圩	中草医		
覃宝田	男	上南美解	中草医		
潘耀明	男	上南北干	中草医		
谭荣定	男	波川	草医	内科、外科	

第三节　毛南族医药传人

（谭云锦弟子谭光黎撰序，2005 年 12 月）

毛南族肇医先祖谭妙机

谭妙机，乳名谭宗连，号克宽、卓智、卓瑞，字妙机、邑庠生，下南乡波川村高川屯人，生于清乾隆三十六年（1771 年），卒于清道光二十九年（1849 年），享年 78 岁。

谭妙机之父谭德成，是毛南族始祖谭三孝之特授河池正堂，赵至严考第十七代孙也。生于乾隆十三年（1748 年）正月二十九日，卒于嘉庆二十二年（1817 年）三月二十二日。谭德成自幼从师敬业维殷，芸窗苦读，磨砺以须，柳郡考棚，梅氏取进，身游文伴，名列前茅。生有三子，一子妙机，二子真机，三子伸机。二子、三子先后中流折楫，故对妙机爱胜明珠在掌，弱冠灌输经典，设堂传教，严加启蒙，督责不肖，培育成才。谭妙机苦读磨砺，胤承父业，钻研医术。中年旨为从师深造，单身一人步行去峨眉山，勿畏艰难困苦，进入深山绿林，穿过崎岖隘路，步行羊肠小道，跋山涉水，一边采药，一边悬壶济世，经历了 6 个多月的风风雨雨，终于到达了峨眉山。在峨眉山期间，开馆行医结识名师黄明捷之孙女（即黄光龙之长女）黄氏为书伴，邂逅相遇后，天长日久，情投意合，即结发伉俪。谭、黄两人荣归故里后，谭妙机有了佐贤内助，共同研究医术，开堂设教，传授中草医知识，培养了第一代门生弟子如谭云锦、谭清修、谭翠品、谭忠英等，接宗接祖，世代相传。黄氏生于四川重庆府，泣州东里第二甲火炉铺芭蕉索府之学庠生，黄氏卒后，其墓葬于波川村松稻半腰坡上，现保存完好。

附注：皇清故化庶母黄氏三娘之墓志（妙机三妾）

此乃妙机公之妾也，生于四川重庆府，泣州东里第二甲火炉铺芭蕉索府学庠生，黄明捷孙女，黄光龙长女。自幼随父读书，能通宇星，适我儒门掌记文号，易佐读内助，不幸早亡，恐久生烟序。

丁山癸向，癸丑乙卯癸未戊午课葬。

诗曰：因甚崎岖跋涉轻，随缘书伴系前生。碑铭苔藓何人洗，千古留痕照月明。

奉祀男：谭维春

女：谭维桃

西渌表弟：萧玉成撰书

咸丰三年三月十日立碑

谭云锦

谭云锦，字汉昭，道号清虚，奶名胜菌，下南乡波川村高川屯人，即讳妙机之后裔也。生于咸丰四年（1854年），卒于民国十年（1921年），享年67岁。

谭云锦少小聪颖，然年甫十二，先父仙游，仗依恩母与伯父妙机卵翼而长之。三代相传中医，远游南丹、河池，悬壶济世，在毛南山乡德高望重，方圆百里，遐迩闻名。他博学多才，监生进贡，信奉佛教，精通医药，深有研究，擅长诗对，善于读典念经，精通四书五经。中年专研医药，开设谭云锦永安堂传授弟子，培养了一大批中草名医学徒，如谭履宜、谭有恒、谭砥同、谭省、谭宝初、谭仁昌、谭玉厚、谭岳飞、覃孟熊等。善于总结历代医药临床经验，搜集不少民族医药陈传，整理编写成册，作为毛南族学医弟子的学习指南。如编著有《医方摘要》、《证治歌诀》、《经脉观病断诀》、《药性》、《汤头歌诀》、《接骨秘诀》，孕产科、儿科、外科、五官科等单方、验方和秘方手抄本，有计划、有步骤、有系统地给学子们授课传教，提高了学子们的医药基础知识，并手把手地教他们学习炼制膏、丹、丸、散剂等技术，以便能够将药物储备长期使用。谭云锦医师年近花甲，操慢无子，绝嗣香火萧条之际，但仍勤炼丹丸以怡神，并拟一首迴文诗为常吟消虚。文诗如下：

高超自在不饥寒，照月明星道甚闲。

消虚俗情无我累，益神精气炼丹丸。

滔滔每叹长流水，淡淡遥看晚景山。

涛碧渡难愁艇小，迢迢路隔阻关三。

（此诗顺读和倒读，原意平仄、音韵不变）

晚年招本宗谭文定公为螟蛉，恐日后义子无能，故身健时先筑生坟待期卜用。现将其自序生坟墓志如下：

少善疾病，长命不犹，年甫十二，先大父已仙游，赵岁祖母及先怖，慈母相继跟跰，同帽客馆，弱冠先大人且见弃，兄妹三人，愿影为依，仗依恩母韦氏与伯父妙机卵翼群孤长之，因而辍学，诚心以医药营生，远游丹池行医糊口，归世旧匣，三代薪传医书编，均固在也。藉读父书，以求生业，幸遇名师，序以金丹

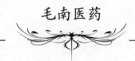

大道，澄心炼性，夫妇双修，今值花甲初迥，精神尚健，亲自督工，作连坟寿藏，预百年计，后代之人，偶步荒墩，阅石上数言，当谅余素无善状，并不敢称美亚云：继为之歌曰（不是律诗）：

日月逝兮春夏秋，江山改兮清又汉。

劳形草草桑者闲，禅未浓而世未淡。

歧黄济世甚胆寒，香火萧条倍难堪。

算来万事总成空，片石长存青冢上。

云锦墓联：

生原东道精神爽；

坟自钟灵草木奇。

云锦老伴墓联：

山向庚兼甲；

关怀已欠丁。

注：由于两老绝嗣无子，其甚关怀，墓葬实际是庚山甲向，但自己最关怀的是欠丁，即无子。（此墓原葬在下谈屯耕作区的谭贤地里，"文化大革命"期间被搬迁，现已找不到）

谭云锦真能克绍箕裘，胤承祖业，青出于蓝，所以在毛南山乡关于他的故事繁多，流传甚广。凡医药界，道佛宗教及爱好文学者，都知道谭云锦的博学高才，他的诗对及其文学作品不胜枚举。因此他的信誉颇高，威望很大。关于他的慈善故事也非常多，如抚恤益民百姓，收费廉价，医德高尚，效验如神，甚至免费治病。他的高尚事迹在毛南山乡影响很大，所以梓里民众都崇拜他、信赖他，并称其为地方圣医，通称其为"仙翁"。

在民国三十年（1941年），他的优监谭履宜、谭省两人同时考取"贡士"，名列前茅，轰动了整个思恩。遂后师生同荣，在下南开设了谭履宜、谭有恒、谭省、谭砥同、谭仁昌等中医诊所，增强了群众使用中草药治疗疾病的意识。

谭清修

谭清修，下南乡波川村高川屯人，生于嘉庆十一年（1806年）。垂髫习书，苦读磨砺，是谭妙机先生之优秀监生，破例入贡，从师医药。谭清修以医营生，刻苦钻研医术，内外科俱通，善于攻克疑难杂症，恤贫救困，以医为重，不计酬劳，乡村邻亲求医取药，均廉价，或赊药甚至免费为民众治病。他信奉佛教，治病不摆排场，急患者之急，痛患者之痛，深受地方民众欢迎和信赖。在几十年的临床实践中，吸取中草医之精髓，搜集历代医案陈传，结合实际，深入临床，提高医术，名扬千里。他走遍南丹、河池、庆远，悬壶济世，弘扬医德。在光绪年间，受到庆远府协右总管三司李把总的特邀，前赴庆远府医治李把总之痼疾，月余后李把总痼疾痊愈，谭清修不计酬费，李把总感激万分，后来李把总自愿赏赐其八千两银圆和赠赐一块书"妙手婆心"的木制大牌匾（此牌匾现收藏在环江毛南族自治县博物馆内），并令县差用两匹马护送清修到家。从此以后，谭清修芳名流传万里，轰动了毛南山乡，提高了毛南族医药的知名度，提高了民族医药的地位。

谭忠英

谭忠英，道号绍山，下南乡波川村七政屯人，生于清咸丰七年（1857 年）。谭忠英早年随父练武习拳，中年随谭妙机先生学医，专学骨折、跌打、内外创伤知识，刻苦钻研，深入临床，上山采药，遍尝百草，是集自采、自制、自用于一体的良医。他识别了 100 多种原生中草药，在临床上应用小夹板固定，对位准确，疗程时间短，没有后遗症，专用中草药外敷或外洗，重症加内服药。他在治疗创伤、骨折和枪弹伤方面技术相当娴熟，在几十年的临床实践中，治愈患者无数，从不计较酬劳，任由患者酌情酬谢。不但如此，他还无偿培养很多徒弟，如谭翠品、谭正光、谭怀瑜、谭元好、谭瑞陆、谭保初等。他在毛南山乡是堂堂有名的骨伤科大师，相继传承至今。后继传人有谭玉田、谭建宁，两人亦是当代有名的接骨医生。前传后教，胤承祖业，为世代民众解痛和造福。

谭岳飞

谭岳飞，原名谭以诚，原系下南乡下塘村眉洞屯人，晚年移居下南村彩宿屯。生于同治十年（1871 年），卒于 1967 年，享年 96 岁。

谭岳飞历代居住在大石山里，家境贫寒，不能入塾习艺。早年随父母下地耕锄，以打柴、烧炭和捕猎上市出卖来维持家用。年方十五，父母相继辞世，孑然一身独自生活。他看到谭云锦摆卖中草药，也产生了利用中草药谋生的动机，主动地向谭云锦求教。开始时，他无偿地帮谭云锦从山上采集大量的原生中草药，得到谭云锦的同情和怜惜，并真心实意地指导他。不知病名，谭云锦就用毛南语给他解释；不懂药性，谭云锦叫他品尝百草，识别甘、淡、酸、辛、涩、咸、苦、寒的性味以及如何应用，并教会他如何采集、加工中草药的方法及弄清中草药根、茎、皮、花、果、仁的药用。天长日久，他慢慢了解了中草药的性能和临床应用，从此，他也上山采药上市，时有病人找他医治，他不懂之处又向谭云锦求教。因为他不识字，谭云锦嘱咐他，最好先学习一些当地常见外科病症为佳，内科疾病太复杂，难以辨证论治。因此，谭岳飞专学医治疮痈类疾病为主，如背花疮、对口疮、梅花疮、乳腺炎、蜂窝组织炎等，并取得了满意的效果。由于他心慈和善，助人为乐，医术高明，收费廉价，在乡里一传十、十传百而成名。1892年，河池拔贡的一位团总身患背花疮，经当地医生医治很久不愈，感染甚严重。团总日夜呻吟，苦不堪言，幸有团总亲属介绍，托人登门特邀谭岳飞前去医治。谭岳飞背着平时简陋的棕皮药袋立即赶去，团总见其衣衫简陋，药袋医器简单，不像名医的架势，拒绝医治。当时谭以诚十分尴尬，只好不辞而走。几天后，团总背花疮病情恶化，生命垂危之际，又派家人骑马到谭岳飞家去，恳求他上马一定要去治团总的病。谭岳飞义不容辞地又再次到团总家去。此时，团总的心腹人介绍谭岳飞的身份：来人穷苦农民出身，穿着简朴，但医术高明，医德高尚，是毛南山乡百里挑一的有名背花疮医治能手。团总信服后，谭岳飞将团总背花疮的全部坏死组织清除干净，敷上中草药。经过十余日的精心治疗，团总的病终于痊愈。团总感激不尽，伸出大拇指道："真是不愧为地方名医啊！"遂赏赐谭岳飞三百两银圆，并赠送一张书"高明不虚传，愈我背花疮"的药布牌匾，并将"谭以诚"这个名字改为谭岳飞，从此以后谭岳飞名扬千里。谭岳飞成名后，从事行医治病救人，几十年如一日，跋山涉水，穿遍毛南山乡的深山绿林。他品尝百草，医治了无数的危重病例；他从不计酬劳，深受人民的赞扬。中华人民共和国成立后，他积极地加入下南草医联合诊所，还培养了谭体耀、谭泽丰两位草医名医。20世纪60年代，他带头献方献宝，献出了不少的民间珍贵的单方、验方和秘方，为弘扬民族医药传统做出了积极的努力和一定的贡献。

谭省

谭省，字仪仲，乳名衍庚，中南乡南木屯人，生于1894年，卒于1952年，是毛南族著名中医谭若皋先生的次子。他幼时聪敏，苦读磨砺，为梓里优秀禀生，早年考入国民省立第十一中学（六县中学之前身，校址在庆远），毕业后克绍箕裘，继承父业，随父研习医药。他背诵《药性》，温习《汤头歌诀》，精研《伤寒论》《金匮要略》，勤钻《本草纲目》，深入临床，忠于实践，以医为重。他行医不论贫富，救人方圆百里，美名卓著。民国三十年（1941年），全县中医师会试，谭省名列前茅，随后被派任下南乡医务所所长。由于当时国民政府财政欠缺，多年拖欠医生工资，医生没法生活，医务所被迫解散。中华人民共和国成立后，私设谭省中医诊所，悬壶济世，为改变毛南族人民缺医少药的状况做出了较大的贡献。

附：谭省医师墓序（与其老伴令序）

继世伯父谭省，字仪仲，乃毛南著名老中医谭若皋公之次子也。昆仲四人，皆聪明好学，唯世伯父矢志继承祖传医业，平生精研伤寒金匮，勤钻本草纲目，所治难症，药到病除者屡见不鲜，方圆百里名声卓著。早年应全县中医师会试，名列前茅。遂被任下南医务所所长之职。竟其毕生，悬壶济世，为民造福。世伯父持家立业之贤内助，不幸积劳成疾，因风湿性心脏病医治无效，一九六三年元月于梧州市工人医院逝世，享年六十有二。世伯母膝下四男二女，均令入学及长大担任公职之以自立，今其子女念双亲终生劬劳，拟重修旧坟，并立新碑，以聊报养育深恩，嘱序于余，群不敏而不揣，谫陋其平生，崖略俾勒诸石以垂不朽云：

公元一九八九年孟春立碑　阳上世侄：谭合群撰文

阳上任男：谭启吾　谭蕴吾

谭履宜

谭履宜，字长虹，谭凤鸣公之长子，即讳云锦公之第一代门生弟子。文庠生，生于光绪十九年（1893年）农历八月十七日，卒于1971年6月，享年78岁。

曙幼聪颖，早年失怙折岂，家难频击，全仗祖父抚育长之。垂髫入塾，勤读好学，成绩优秀。15岁跟随堂祖父云锦公习医，读熟《金匮要略》《伤寒论》，寸步不离名师，勤劳勤练，动手炮炙丹丸，游方悬壶济世，走遍南丹、河池等地，芳名频传。民国三十年（1941年），思恩国民政府执行全县中医师会试，其名列前茅，随后被派任下南乡医务所医生。任职期间，与谭省共同为毛南地区父老乡亲们防病治病，接种牛痘，预防天花流行。为普及接种上山下乡，不畏艰难，走遍山山弄弄，无一遗漏，做了大量的防疫工作。中华人民共和国成立后，谭履宜响应政府号召，积极筹建下南中医联合诊所，为第一任所长。他与医生们一道，开展防病治病工作，积极组织医生们学习；白天看病，晚上给医生们和中医学徒授训讲课，提高医生们的中医知识，培养出不少中医学子，如谭达志、谭正东、谭金田、谭光黎、谭德枢、谭远略、谭继周等。尔后，他主动到大干卫生院中医科工作，培养出著名中医师莫铭钦（现尚健在，82岁），与其他医务人员一道，为消灭"四病"（浮肿、虚弱、营养不良和子宫脱垂）做了大量的工作。直到1968年10月，他才离开奋斗了一辈子的心爱岗位。

谭有恒

谭有恒，乳名天涯，下南乡波川村塘龙屯人，乃讳清塘公之子，即讳云锦公之第一代门生弟子。生于1887年，卒于1958年，享年71岁。

早年入塾，苦读磨砺，成绩优秀，为梓里监生。善于学医，15岁进入谭云锦永安堂习书，跟随谭云锦临床实践8年，独自走游庆远、河池、南丹、独山、都匀悬壶济世，名传千里。他忧民恤困，急病人所急，痛穷人所痛，是毛南山乡群医中的高尚典范。他响应政府号召，与谭履宜共同筹建下南中医联合诊所，并将自己诊所中的所有药品无偿奉献给联合诊所让其正常经营，是下南中医联合诊所的第二任所长。任职期间，关心诊所的壮大发展，和大家团结协作，认真培养好徒弟，与谭履宜医师轮换给学员们授课，并带领他们深入临床，对学子们严格要求，定期考试考核，加强基础知识的学习。他还用自己的钱买来大量的中医书籍，无偿赠送给学子们参考，提高他们的自学能力。他积极组织老中医们献方献宝，挖掘民间大量的效方、秘方，为发挥民族医药事业做了大量的工作。谭有恒在所里工作数年，任劳任怨，直到1958年春，因痼疾沉疴才离所回家。

谭砥同

谭砥同，原名谭志同，字周臣，乳名长兴，晚年更名砥同，下南乡波川村高川屯人，乃讳雅怀公之孙、文德公之长子，即讳云锦公之第一代六生弟子也。生于清光绪十四年（1888年）十月十三日，卒于1974年7月11日，享年86岁。

幼时失怙，仗其继祖母抚育成人，早年监护入塾，弱冠从师学医，在谭云锦永安堂习书，专学医书，兼奉佛念经，修斋食素，慈善心良，磨砺苦读，梓里优监，能通四书五经，擅长诗对，精通医学，早年在乡里开设中医诊所，医术高明，医德高尚，不愧为堂堂的"仙翁"弟子。旨为营生，游方悬壶济世，走遍贵阳、都匀、独山、河池、拔贡、白香等地。他开设诊所兼任塾师十余年，博学多才，深受当地文人敬仰。

谭仁昌

谭仁昌，原是下南乡下南村建在屯人，乃讳谭海梅（字修学）公之子，后迁居下南街上，生于清光绪二十四年（1898年），卒于1960年，享年62岁。

早年入塾，于谭云锦永安堂习书，勤学苦读，善于制剂，精通药性，钻研制药，自炼成无数的膏、丹、丸、散剂。按中药典的制剂要求，临床疗效甚佳，是中草药炮炙的技术能手，为毛南族赫赫有名的药剂大师。旧时，毛南族缺医少药，没有中医大药房，全靠药师谭仁昌加工炮炙供给各个中医诊所用药，否则就要跑到 100 千米外的庆远府大药堂取药。如此富者有救，穷者失治，所以谭仁昌为了填补这个空白，自己动手，经过反复试验，千熬百炼将药煎成膏。如用川连煎成膏，加适量的梅片自制眼药膏，患者用时贴附在太阳穴位上，立竿见影，效验如神。如此的单方、验方不胜枚举。谭仁昌治好了很多病人，方圆百里，众所周知，扬名频传至今。

中华人民共和国成立后，谭仁昌响应政府号召，积极加入下南中医联合诊所，无偿奉献自己的制药器材给集体使用，大力支持诊所工作， 使诊所得以壮大和发展，为毛南族人民防病治病做了大量的工作，直至年迈方离开诊所。

蒙泗英

蒙泗英，原系广西宾阳县新宾镇人，乃讳蒙秀凤公之子，1942 年秋，逃难到下南乡定居。生于清光绪二十四年（1898 年），卒于 1967 年，享年 69 岁。

早年入塾，弱冠从师学医，幼入宾阳六圩中医诊所跟徒，勤学苦练，钻研医术。医业正旺之时，不幸日本帝国主义侵略中国。国难当头，苦难频击，加上国民政府到处抓壮丁拉夫，民不聊生，万般无奈，他被迫携男带女离乡背井，悬壶济世营生。1943 年春，游医至毛南山村，开始居住在下南宿邦村。由于离街太远，不方便群众就医，又迁往下南街上租房开业。后认同姓为亲，又到上纳村定居。中华人民共和国成立后，推行执行耕者有其田政策，一切与毛南族人民同等的享受。他随后在下南街上开设蒙泗英诊所，当时的县长亲自提笔所写的开业证书，至今仍保存完好。他关心病人疾苦，急病人之急，痛病人之痛，深受群众敬仰。1953 年，他积极加入下南中医联合诊所，曾担任所长多年，与诸位老中医一道关心和支持诊所工作。1961 年，他积极献方献宝和为消灭"四病"（浮肿、虚弱、营养不良、子宫脱垂）做出一定的贡献。"文化大革命"期间，下南中医联合诊所被撤销，蒙泗英改为个体行医。蒙公在毛南山乡几十年如一日，为毛南医药发展做出了不可磨灭的贡献。

谭体耀

谭体耀，下南乡波川村高川屯人，生于清光绪二十三年（1897 年），卒于1991 年，享年 94 岁，不识字，专医无名肿毒。

谭体耀家境贫寒，历代居住在山峒营生，无法入塾，专以上山耕种过日子。从小善于识别中草药，中年结识谭岳飞医师，交往密切，终于得以跟师采药从医，

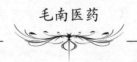

肇始专以免费为人治病，不计酬劳。中华人民共和国成立后，到下南草医联合诊所任中医师，积极献传验方、秘方。"文化大革命"期间，下南草医联合诊所被撤销后，谭体耀回村当赤脚医生多年，自采自制，为巩固和发展农村合作医疗做出了一定的贡献。

晚年的谭体耀仍在家乡做力所能及的疾病诊疗工作。他几十年如一日，勤勤恳恳，治病救人，芳名千古。

谭达志

谭达志，乳名会弁，下南乡波川村高川屯人，乃讳谭文德公之孙、谭砥同公之长子。生于1921年，卒于1996年，享年75岁。

幼时入塾，勤学苦读，早年考入国民省立第十一中学（今庆远中学），名列前茅，毕业后历任中南小学、下南小学教师。从1952年开始，潜心随父学医，精通医术，深受上级重用。1953年被保送到广西中医学院学习，结业后被安排在下南中医联合诊所任中医师。任职期间，配合国家医务人员搞好地方防病治病工作，并积极带头开展所内自修学习，提高学员中草医基础理论知识。在献方献宝和中草药大会战中做了大量的工作。"文化大革命"期间，他蒙冤被株连，惨受迫害，被开除后只能做赤脚医生。1978年获平反，恢复公职，调任上朝卫生院任中医师，后调回下南卫生院任中医师。在职期间，认真做好本职工作，发挥中医中药的作用，使下南中医科得以壮大和发展。

谭正东

谭正东，乳名谭庭干，下南乡波川村板诣屯人，谭庆堂公之螟蛉，原系松仁屯谭俊修公之次子。生于清宣统三年（1911年），卒于1982年，享年72岁。

早年入私塾，习识经典，能通宇星。中年为谋生路，跟随其堂兄谭魁（当时谭魁任国民党中央军政部第二十九军培训处秘书）到广东，经谭魁介绍到广东新光某名医诊所跟徒，民国三十三年（1944年）又重返故里。又得到谭履宜、谭有恒等名医的栽培，精通中医切脉诊断，方圆百里，人尽皆知，登门求诊者络绎不绝，他开设家庭诊室，有医无药，主管诊病开方。他到谭履宜诊所、谭有恒诊所、谭省诊所、谭砥同诊所帮助患者取药，收费廉价，甚至免费诊断开方，使很多患疑难杂症者都得到确诊和治愈，深受群众尊敬和信赖，在毛南山乡信誉颇高。中华人民共和国成立后，他听从政府召唤，到下南中医联合诊所任中医师。"文化大革命"期间，下南中医联合诊所被撤销，他回村合作医疗队当赤脚医生多年。

在党的十一届三中全会落实中医政策后，他返回下南卫生院工作。于 1980 年回家安度晚年。

谭峨冠

谭峨冠，下南乡波川村板诣屯人，乃谭显明公之孙、谭泽丰公之季子。生于 1910 年，卒于 1981 年，享年 71 岁。

早年失怙，家境贫寒，无法入塾求学。其秉性聪明，胸怀豁达，忠厚诚实，乐于助人。中年继祖父之秘传，专医喉症，尤其是单双蛾（急性扁桃腺炎）最为高明，医药简便，效验如神。一般用药粉吹喷，药到病除，不用服药，而且收费很低，疗程很短，方圆千里内治愈数万例喉科病症。他不分昼夜，亦不管平原山区，不畏艰难险阻，有求必应，亲自到病人家去，吹药救治，毛南山乡皆称其为治喉症大王。1953 年，他积极投身到下南草医组，任组长多年。"文化大革命"期间，草医联合诊所被撤销，谭峨冠回村当赤脚医生。1981 年 5 月，当发现他患肝癌时，大家动员他休息，可他依然坚持上班，直到病情恶化才勉强离开卫生所，回家一个星期后就逝世了。

谭怀瑜

谭怀瑜，下南乡波川村松仁屯人，乃讳谭翠品公之孙，即讳谭金长公之子，生于 1905 年，卒于 1967 年，享年 62 岁。

早年在谭忠英武术堂练武学医，勤学苦练，学得高手武术和接骨秘诀，医术高明，中年以行医为业，方圆百里，老幼皆知。在几十年的行医生涯中，他风里来、雨里去，救死扶伤，治愈患者逾万人。他接骨对位良好，患者伤口愈合快，加上医治疗程短，收费合理，无后遗症，深受群众敬仰和爱戴。中华人民共和国成立后，他积极投身到下南草医联合诊所，收谭玉田等为徒弟，还积极地献传验方、秘方，自采、自制中草药，使毛南族中药事业得到巩固和发展。

谭玉怀

谭玉怀，下南乡波川村板诣屯人，乃讳谭仕廉公之子。生于 1935 年，卒于 1996 年，享年 61 岁。大学毕业，共产党员，主治医师。生前曾任大干公社卫生院院长，川山乡卫生院院长、党支部书记。

幼年入塾，继读高小，1954 年 7 月毕业于环江中学，1954 考入广西中医学院高级中医师班，1961 年 7 月毕业后，分配在川山公社卫生院任中医师，1962年调任大干公社卫生院院长，1964 年转调回川山乡卫生院任院长。在工作期间，

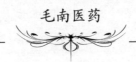

他恪尽职守，为消灭"四病"（浮肿、虚弱、营养不良、子宫脱垂）和搞好医院建设和治病防病工作付出艰辛的努力。1983年晋升为主管医师，1986年任川山乡卫生院党支部书记。他一贯忠于党的事业，重公忘私，不顾自己身体，不幸于1996年初顿染沉疴，之后离开工作岗位，病情恶化。谭玉怀在几十年的医治生涯中，尽心尽责地为人民防病治病，为振兴中医药和培养乡村医生等事业做出了不可磨灭的贡献。

谭金田

谭金田，下南乡六圩街人，乃谭炳宸公之孙、谭中壁公之长子。生于1938年，卒于1995年，享年57岁。高小文化，国家医务人员，中医师，共产党员。生前曾先后任环江民族医院党支部书记，河池中医学会理事，广西民间文学研究会会员、山歌协会会员，其事迹被编入《中国当代文学艺术新闻人才传集》。

幼时入塾，念完《幼学琼林》，继读高小，成绩优秀，因当时"唯成分论"而辍学。天性聪颖，好学勤读，弱冠结发，随岳父谭履宜医师学医，寒窗苦读磨砺，攻读经典，精通古今中医典籍。秉性平易近人，广交戚友，助人为乐，乐善好施，多才多艺，凡逢梓里之红白喜事和娱乐活动常与其事。热爱"欢欢比比毛南语"（毛南山歌中的一种腔调），民族管弦乐器亦是其能。从小善于吟诗作对，博文强识，搜集了大量的毛南族历史、民族优秀文选和毛南族医学单方、验方、效方和秘方。垂髫爱好书法，擅长楷书，专研柳公书体，字迹结构遒劲，法度谨严，显出柳盘柳骨，笔飞墨舞，梓里扬名。

早年随岳父悬壶济世，按地方圩日轮流赶街，跑水源、上南、洛阳、川山、木论和南丹七圩等，足迹遍及整个环江。中华人民共和国成立后，响应政府的号召，积极参加下南中医联合诊所诊疗活动，组织民间名老中草医师献方献宝，搜集大量民间单方、效方、秘方，并整理编撰成册，供医生们临床应用。"文化大革命"期间，蒙冤被株连，惨遭迫害，屈做赤脚医生8年。在此期间，急病人之急，痛病人之痛，忧民恤困，努力搞好农村合作医疗工作。同时大搞中草药制剂，自采、自制膏、丹、丸、散、片、针剂100多种，充实合作医疗基金，使农村合作医疗得到巩固和发展。1978年，获得平反后调回县人民医院工作，同年还参加《环江毛南族自治县县志》、《环江毛南族自治县卫生志》、《毛南族民间故事集》、《毛南族山歌》等编撰工作。

1992年因病办理退休。退休还乡后，在人民群众的强烈渴望下，他在家里开设简易的中医诊疗室，为群众义务诊病治疗，鞠躬尽瘁，临终前都还在为人治病，因突发心肌梗死而去世。谭金田的逝世，在当时几乎惊动毛南山乡所有人，给毛南族人民带来极大的悲痛，自发前来送葬的群众达千人，大家无不为毛南山乡失去了一位良医而深深地感到惋惜。

谭干英

谭干英，环江上南乡上南村下圩屯人，乃讳谭寿珠公之孙，即讳谭志贵公之长子。生于1931年，卒于2004年，享年73岁。初中毕业，国家干部，共产党员，自治区政协委员。

谭干英中学毕业后，参加中国人民志愿军，1956年复员后安排在大安公社农业推广站工作。1957年调任下南公社党委秘书。1960年先后调到马口洞公路、下桥电站工程指挥部工作。1961年调任龙岩公社特派员，长达10年之久。1970年调任县公安局公安员、股长等职。1975年，调任环江毛南族自治县人民医院党支部书记、副院长等职。由于家传三代中医，自身又善于学医，1983年参加自治区中医师自学考试，取得中医师职称，并从事中医工作。在此期间，他虚心向有名老中医学习，结合祖传秘方，治愈不少疑难杂症患者。同时刻苦钻研中医典籍，在临床上取得一定的效果，为环江防病治病工作做出不小的贡献。

谭玉田

谭玉田，下南乡下南村六圩街人，乃讳谭炳宸公之孙，即讳谭中壁公之次子。生于1945年，卒于2004年，享年59岁。高小文化。

少小读书，早年跟舅父谭怀瑜学医，上山采药，识别祖传药味，自采自用，自制加工，深入临床，虚心学习如何对骨折固定对位、敷药等。寸步不离舅父，孜孜不倦地跟随他，5年后完全掌握了治疗骨折的基础知识。1963年参加下南草医联合诊所诊疗活动，在几十年的临床实践中，救死扶伤，技术不断提高。他接骨复位技术好，治愈快，无后遗症，治愈数千例患者，深受地方民众信任。他还培养出优秀的弟子，克绍箕裘，胤承祖业，一代一代地相传下去。现其次子谭建宁是毛南山乡唯一健在的接骨草医医师。他医术颇有先父特色，故深受地方民众欢迎。

谭志贵

谭志贵，上南乡上南村下圩屯人，谭寿珠公之子。生于清光绪二十二年（1896年），卒于1965年，享年69岁。

谭志贵从小跟随祖父和父亲学习中医，幼年入塾，后专读《本草纲目》，攻读李时珍、华佗等的医书，继承祖业，以医为业，是毛南族的元老中医之一。擅长内科伤寒诊治、外科接骨、创伤及男女不育等的治疗。医术高超，医德高尚，在毛南山乡颇有名望。名扬周边邻县，曾到思恩、河池、怀远、德胜等地开设中医诊所多年。中华人民共和国成立后，响应上级号召，先后参加三美、上南中草医联合诊所活动多年，在职期间，专以中草药为人民群众防病治病，做出了一定的贡献。他还传、帮、带其长子谭干英（原县医院中医师）学习中草药，世代胤承民族医药，努力促进民族医药的发展。

潘耀明

潘耀明，上南乡民权村红山屯人，后迁入上南村北干屯居住。生于清光绪二十五年（1899年），卒于1969年，享年70岁。

早年随父亲潘有作学医营生，勤奋攻读医书，自修攻读了《本草纲目》、《金匮要略》、《陈修圆》、《寿世保元》等医书，中华人民共和国成立前，为缺医少药的毛南山乡群众做了大量的工作。他还亲自编写了《思恩共和堂医方摘要》一书，传承后代，为毛南族医药事业发挥了积极的作用。中华人民共和国成立后，潘耀明响应上级号召，与谭志贵、覃宝田先后在三美、上南建立中草医联合诊所，开展内科、外科、妇科门诊治疗，深受人民群众的欢迎。他认真培养徒弟覃玉南。覃玉南在十多年的临床实践中，通过使用中草药防病治病也收到良好的效果。

谭玉龙

谭玉龙，原下南乡玉环村上顿屯人，后迁到上南乡上圩屯居住。生卒年不详。

谭玉龙早年失学，家境贫寒，旧时以打工度日，长期跟随先辈民族医生谭省、叶宝成悬壶济世。谭玉龙本性勤劳好学，一面当挑夫，一面从师兼学，经过十余年的努力，学会了很多口传效方和验方，并且在日常救治活动中屡验屡效。中华人民共和国成立后，弃农行医，在上南、下南、川山等地开设草医诊所，专治风湿骨痛、跌打损伤、无名肿毒等病症，采用民族特色技术，如打火针、拔火罐和理疗等治疗疾病，收到良好的效果，深受群众信赖，是毛南族民间的优秀名医。

覃宝田

覃宝田，上南乡上南村美解屯人，覃繁乾公之独子。生于1914年，卒于1993年，享年79岁。

覃宝田从小聪明勤学，善于学医，早年到广东省虎门区黄氏中医药店当学徒。

数年后学成荣归故里，即在上南开设中草医诊疗所，为群众治病。中华人民共和国成立后，先后在三美、上南中草药联合诊所工作，任劳任怨，为群众防病治病做了大量的工作。

附：目前从事中草医药的部分毛南族人名单

目前从事中草医药的部分毛南族人名单

姓名	性别	村别	专长或职称	单位	备注
谭少忠	男	中南	副主任医师	环江毛南族自治县人民医院	已退休
谭慧青	男	波川	主治医师	河池市民族医院	
谭宝链	男	波川	主治医师	河池市民族医院	
谭 俊	男	下南	副主任医师	广西民族医药研究院	
谭辉壁	男	波川	医师	下南乡卫生院	已退休
谭扬胜	男	堂八	草医	环江毛南族自治县人民医院	已退休
谭语良	男	下南	草医	个体医生	
谭建宁	男	下南	草医	个体医生	
谭玉杰	男	中南	中草医	个体医生	
莫铭钦	男	下干	中草医	个体医生	
谭俊豪	男	高川	医师	广西中医药大学附属瑞康医院	
谭福周	男	中南	草医		
谭瑞祥	男	波川	草医		
谭建山	男	波川	草医		
谭台志	男	波川	草医		
谭天诚	男	波川	草医		
谭维灼	男	波川	草医		
谭接强	男	波川	草医		
谭忠山	男	波川	草医		
覃长敏	男	下南	草医		
覃长廊	男	下南	草医		

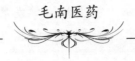

续表

姓名	性别	村别	专长或职称	单位	备注
谭训智	男	中南	毛南气功		
谭福贵	男	中南	草医		
谭海震	男	希远	草医		
覃玉南	男	上南北干	草医		
谭木根	男	上南角旦	草医		
谭运陆	男	上南角旦	草医		
卢亚正	男	上南峒龙	接骨草医		
韦文良	男	玉环盆洞	草医		
谭珍宏	男	仪凤大屯	草医		

第四节　毛南族传统执医道德与风格

　　毛南族人民是勤劳、勇敢、忠厚的人民，其坚韧不拔的性格和顽强的毅力塑造了乐观向上的风格。毛南始祖谭三孝繁衍了毛南族的子孙，祖祖代代相传。毛南子弟以谭妙机、谭清修、谭云锦为代表的毛南族名医，跋涉千山万水，四处奔波，到湖南常德、峨眉山寻医问药，成为毛南族的医祖。特别是先辈们在治病救人中所树立起来的光辉的典范，成为毛南民间医药永远的精神财富。

　　医者的医德，究尽病源，留意用方，人命至重，贵如千金。医者要留神医药，精研医术，上以疗君亲之病，中以救贫民之危，下以保长全养生。行医修养，进不能受其人之物，出不能贪财归己。执医者要熟十二经脉、三部九候、五脏六腑、表里孔穴，妙解阴阳，知家相法，灼龟五爪，精熟如此，乃成大器。若无此念，如无目夜游，神昏颠殒，因而熟读，寻机妙里，留意钻研，熟其医道，通读群书。若不读五书，不知仁义之道；不读三史，不知有古今之事；不读诸子，做事而不能默而识之；不读内经，则不知有慈悲喜怒之德；不读壮志，则不能识别和体会测吉凶拘忌而糊涂一生。

　　医者风格，犹如细尝漫品，经验不断积累，辨证论治。病症有内同外异、五脏六腑之盈虚、血脉营卫之通塞，因而需用耳目之明察，先诊后审；脉有沉、浮、洪、弦，俞血流注，有高下深浅之差；肌肤筋骨，有厚薄刚柔之异。学医者须博读医源，精读不倦。不得定志，无欲无求。要立志誓言，扑救舍邻之火。若有疾危求救，不要问其贵贱贫富，长幼妍丽，体表美丑，怨亲善友，华夷愚智，普同一等，皆如至亲之想，不得瞻前顾后，自虑凶吉。不畏昼夜寒暑，饥渴疲劳，一心扑救，别念形迹，为此可为苍生大医，反此则是含灵巨贼。自古名言治病，能舍命治病扶危，天赐大恩。审病诊疾，用意深切，详察形候，丝毫无失。为医之法，不能多言调笑，谈论喧哗，议论人物，道说是非；勿炫耀声名，忘乎医德，不宜拾趣。

第五节　毛南族医药近代发展史

中华人民共和国成立前，毛南族地区在历史上曾被称为"瘴疠之乡"，医疗条件极差，广大人民缺医少药，受疟疾、伤寒、天花、麻疹等瘟疫的危害十分严重，生病后只能靠本民族的一些草药和刮痧、拔火罐等民间医方处理，身体健康没有任何保障，天灾人祸时有发生。据史料记载，清光绪二十九年（1903年），广西下南、波川等村流行霍乱，病死人数占全村总人数的 30%~40%。

中华人民共和国成立后，党和政府非常关怀各民族人民的身体健康，重视发展民族地区的医疗卫生事业，大力扶持各少数民族医药的发展，卫生部门加强了对民族医药的挖掘、整理和研究工作。20 世纪 50 年代，随着国家对民族医药的重视，各地卫生部门广泛开展了对民族医药的挖掘整理工作。在广西的毛南族山乡，搜集了毛南族医师常用草药 140 多种、秘方及验方 80 多条，其中有不少秘方及验方被选入《广西民族药选编》一书中。环江毛南族聚居地的乡卫生院和一些村卫生所，也充分利用当地中草药资源来防病治病，自采、自产各种药材，通过研究，自制成丸、散、液、粉、片等多种剂型，经临床应用疗效很好。贵州省平塘县等地的毛南族聚居地区则配合国家在一定范围对毛南族医生所掌握的药物、验方，以及当地盛产的天麻、黄草、杜仲等名贵药材和穿山甲、麝香、熊胆等动物药进行了调查研究。平塘县河中乡有石正安祖孙三代，其祖传医术除能治疗一般常见病外，还能治疗刀伤、枪伤，在附近毛南族聚居的 5 个乡有较高的声誉，对其治病验方也进行了收集、整理。20 世纪 70~80 年代，有关部门进行了广泛的中草药调查，仅在毛南族聚居的环江地区发现的植物就有 190 多科 1230

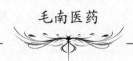

属 4000 多种，有经济价值的野生植物（包括中草药）主要有木耳、香菇、灵香草、皂角树、龟鳖甲、罗锅底、红花倒水莲、黄花倒水莲、续断、岩莲、黄连、高山枫、香茅草、钻地风、大钻、小钻、千金子、首乌等。

1986 年，环江毛南族自治县成立。1990 年，通过对语言、民族习俗、民族渊源、民族意愿等多方面的考证后，国家正式认定居住于贵州省平塘、惠水、独山三县历史上被称为"佯僙人"的族群为毛南族。广西、贵州两省区从事毛南族民间医药的毛南族医师们欢欣鼓舞，加快了对毛南族医药文化调查整理的步伐。环江毛南自治县下南乡的谭恩广（乡卫生院前院长）、谭光黎等医师对广西环江的毛南族医药进行了挖掘、整理，重点是整理下南乡享有极高声誉的已故医师谭云锦的医药论著。谭云锦行医为祖传，其先辈从清朝光绪年间开始行医，曾从环江步行至四川峨眉山行医修道，回来后在当地悬壶济世，为广大群众解除疾患，深受当地群众的欢迎。通过口传心授，一代一代流传下来的医药知识经谭云锦整理成数册手本，其中一本《中医验方摘要》收录了其祖传有效验方近百个，现在传世的仅是抄本。贵州省平塘县卡蒲乡卫生院前院长石佩松就是毛南族人，从医近 30 年，对毛南族医药充满了感情，长期致力于毛南族医药的调查工作，不计名利，走村串寨，用自己祖传的单验方为病人治愈疾患，为传扬毛南族医药竭尽所能。

20 世纪 80 年代，随着人类越来越渴望回归自然，国际社会对以自然资源为核心来开发药物的传统医药更加重视，国家也加强了对民族医药研究工作的扶持力度。由于历史的原因，许多民族医药文献只能在民间流传，有的已经散落或失传，这些宝贵的财富已经到了必须抢救的地步。自 1985 年以来，广西卫生厅古籍整理研究办公室开展了对广西少数民族医药的挖掘整理研究工作。广西民族医药研究所（今广西民族医药研究院）、广西民族医药协会和中国民族医药协会也多次组织专家到广西环江毛南族自治县和贵州省毛南族聚居地进行毛南族医药调查。2003 年，贵阳中医学院民族医药研究所在进行民族医药调查研究工作时，就开始了对毛南族医药的挖掘、调研，成立了相应的毛南族医药研究课题组，对贵州省内的毛南族医药进行调查；2004 年，正式向国家中医药管理局立项并获得批准，承担了"毛南族医药调查研究"课题，对毛南族主要聚居的贵州省平塘县、广西环江毛南族自治县以及有毛南族人口分布的贵州惠水、独山等县展开民族医药调查工作，先后召开了 4 次座谈会，有 50 多名毛南族医师参加座谈，并上门专访有名望的毛南族老医师，对部分毛南族医师使用的药物进行实地调研，获得了丰富而翔实的第一手资料。

　　广西环江毛南族自治县是全国唯一的毛南族聚居县,是第四次全国中药资源普查试点县之一。中华人民共和国成立以来,党和政府不断拨给环江资金建立卫生院、卫生所,购买先进医疗设备,改善医疗条件。1964年,下南乡建立了民族医院,医疗设备和医务人员不断得到充实。到2004年,该院已经有20多名医务人员,配置有X光机、B超机及一些简单医疗机械。该院注重培养毛南族医生,为毛南族群众就医取药提供了方便。

　　1989年8月,环江毛南族自治县人民政府为发展民族医药事业,在原县城区思恩镇卫生院的基础上成立了自治县民族医医院。1999年10月,因县城区卫生资源整合,自治县民族医医院被撤销并入自治县人民医院。2013年以来,根据实施生态强县、旅游兴县的发展战略,结合环江中草药材、民间药材蕴藏丰富、极具开发潜力的情况,环江毛南族自治县人民政府把大力发展民间药材种植及民族民间医药的传承工作提升到一个全县主要产业发展的高度来谋划部署。为此,县政府领导亲自率队到自治区中医药管理局、广西药用植物园、广西中医药研究院等部门和单位商谈发展方向和思路,积极争取有关部门的支持;并带队到金秀、永福、大新、隆安等县参观考察,学习发展民族医药事业、发展药用植物种植的先进经验;同时聘请自治区科学技术厅专家就全县道地药材的产业开发与发展进行高起点规划及可行性研究,为下一步全县的民间药材种植产业发展打下坚实的基础。

　　环江毛南族自治县人民政府高度重视中医药民族医药事业的发展,成立了全县振兴中医药民族医药领导小组,把振兴中医药民族医药列入全县"十二五"发展规划,在9个乡镇卫生院成立了中医民族医科,配备了一些中医民族医科的设备及器械,并进行了中医药民族医药适宜技术知识的培训。

　　毛南族医药文化底蕴深厚,源远流长。环江毛南族自治县得天独厚的自然条件蕴育着丰富的药物资源。为弘扬毛南族文化,从2006年起,环江毛南族自治县就注重挖掘民族医药文化,根据毛南族民间医药丰富的特点,拨出专款并组织人员编写了《毛南族医药》一书。该书是广西较少民族中率先公开出版发行的民间医药专著。2006年12月,县政府与广西民族医药协会共同主办了毛南族医药文化保护与开发研讨会,向区内外宣传、推介了毛南族传统医药文化,并邀请区内外专家共同探讨毛南族医药的保护与开发,对毛南族医药文化进行了系统的挖

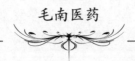

掘、整理和研究，拉开了毛南族民族医药发展的序幕。此后，中国民族医药协会领导多次率队到环江毛南族自治县开展民族医药发展调研、指导工作，有效地推动了该县民族医药事业的发展。

为了使民族医药事业跃上一个新的台阶，环江毛南族自治县人民政府明确在"十二五"期间新建自治县民族医医院，并于2013年把建设自治县民族医医院列为自治县成立三十周年的十大工程之一来部署落实，下拨了专门的建设前期工作经费。目前，筹建工作正在有条不紊地进行，县政府已决定划拨1.4公顷土地作为民族医医院建设用地，医院的可行性研究报告已编定完成。自治县民族医医院将成为环江毛南族自治县民族医药发展的一个里程碑，它将极大地促进民族医药的发展。为了使民族医药事业持续有序地发展，环江毛南族自治县还加大了民族医药人才的培养力度，支持、鼓励在职卫生技术人员及有专长的乡村医生报考医生执业资格和技术职称。

毛南族医药的挖掘和整理，既填补了毛南族历史文化中无医药记载的空白，又增强了毛南族人民的自豪感，同时也使毛南族医药得到发扬光大、发展创新，为人民的健康事业做出贡献，这不仅具有历史意义，而且更具有现实意义。随着对其研究的深入，我们相信毛南族医学必将会迎来一个辉煌灿烂的明天，造福人类，造福社会。

第三章　毛南族医药基本知识

第一节　毛南医对疾病的认识

一、毛南医关于人与自然的认识

毛南族聚居的"毛南山乡"地处云贵高原东麓的余脉之间，东北部有九万大山，西北部有凤凰山，中部屹立着茅难山（亦称巴音山），南部及东西部均与石山、河流相连。地势为西南高、东北低，海拔100~333米，境内石山绵延，重峦叠嶂，奇峰耸立，熔岩遍布，以喀斯特地貌为主。毛南山区地处亚热带，年平均气温约为20℃，夏无酷暑，冬少霜雪，雨水较多，草木茂盛，四季常青，物产品种繁多。

从远古开始，毛南族先民即居住生活于这大山之间，由于过去社会生产力低下，缺乏自然科学知识，对自然现象、疾病和卫生健康知识了解甚少，另外，由于他们的前辈先人去世后都土葬在村寨周围的山中，因此毛南族先民们对环绕四周的大山都很敬畏，认为"山"有神灵，蓄含有神秘的能量，当他们遇到灾难、病痛时便惶恐无助，认为是人类冒犯了神秘的"山"而遭到惩罚，只有祈求神灵宽恕，遵循"山"的旨意，才能避灾厄，无病痛。在毛南族山区，人们对"山"的神灵的崇敬，至今仍有遗存，如"保护山林，不准乱砍乱伐，不准放火烧山"的古训，如流传至今的毛南傩面舞、分龙节等都是祭拜、感恩"山"和祖先神灵的民俗活动。

毛南族民间医生在漫长的生产生活及与疾病、生物和环境伤害作斗争的实践中，通过自然物的效应作用和崇拜信仰，逐步对自然界有了认识了解，逐步认识了人与自然的关系。他们认识到"山"很大，有神灵的能量，但"山"上边的"天"更大，有更大的神灵的能量，山区里的草木枯荣、寒热晴雨变化都受"天"上的太阳、月亮、风、雨、雷电的影响，天与地之间有能量气息的交流；认识到每个人在群山中都是极小的一分子，类似山中的一棵花草、一只小虫子。只有适应山

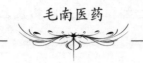

中的阴晴雨雾、春暖夏热、秋燥冬寒四季变化，适时调整人类的日常生活活动进行应对，随时与大山的环境气候变换和谐一致，与"山"交流神灵气息，才能得到"山"的神灵的佑护，才能避免各种灾难和病痛伤害。

毛南医认为，天地为万物之灵，其灵为一巨大能量，世间万物也有个体的能量，天地间之能量与万物之能量处于"和谐交流"状态则兴盛生发，若"悖逆对抗"则偏安衰废。人体之能量与天地之能量息息相关，人体的能量在自然界这个大环境中是极弱小的，应顺应自然界，与自然界相通调和。人们生活劳作、生存繁衍必须与天地能量气息密切调和，相通相应，保持同步协调平衡。悖逆对抗则引起身体气机失调而引发病痛。

二、毛南医关于病因病机的认识

毛南族是勤劳聪明好学的民族，毛南族医生在祖祖辈辈与疾病作斗争的医学实践中，形成了本民族独特的医药基本构架，以谭云锦为代表的毛南名医具有兼收并蓄的治学态度，他们在继承祖辈医学实践经验，结合自身医学体会的基础上，又主动学习中医药理论，使毛南族医药在发展过程中受到中医药理论的深刻影响。他们借鉴中医学的辨证论治，中药学的四气五味、升降沉浮等理论，将其深刻地融合到本民族医药知识宝库中，逐渐形成了今日富有特色的毛南族医药构架。

毛南族医药虽然没有完整的理论体系，但是其对病因的认识是较科学的，在临床医疗中有实际价值。

1. 四时因素

毛南族人民多聚居山区，山中四时寒热雨晴更替，风云变化无常，暑多寒少，晴则闷热，雨则寒湿，一日之中气候倏变，人若不能顺应天气变化，不能及时消热和保温则易受毒瘴邪气侵袭而生病。各季节均有其常见病、多发病，故称为时病。如春季阴雨连绵，少见阳光照耀，常预示要发生春瘟；夏季酷热、干旱，多会出现暑疫；秋季燥热延时，易发咳嗽、腹泻等；冬季寒冷多雨，易发痹痛、喘咳等症。又如，青草瘴发生于2月、3月，黄梅瘴发生于4月、5月，新禾瘴发生于6月、7月，黄茅瘴发生于8月、9月……这些都是时瘴时病。毛南族医者还总结出在气候出现重大异常情况的年份，时病的发生率会明显提高。

这些四时致病的经验是毛南医学中病因学说的最主要观点。在此病因观点的基础上，毛南族人民形成了久雨高移、久旱低就的防病保健意识。

2. 环境因素

毛南族主要分布在云贵高原东麓余脉之间，习惯依山聚居。古时住草棚，传统房屋为上、下两层的干栏结构木屋，上层住人，下层养牲畜或堆放杂物。过去，由于人畜共居，垃圾随意丢弃，经雨水冲刷入溪水河流而污染生活用水，加上下层滋生蚊蝇蚤虫，侵扰人类，故毛南人民患消化道疾病的较多。另外，毛南山区地处亚热带，气候多潮湿，干栏结构木屋里间为卧室，背山而不向阳，导致居者深受寒湿、热湿外邪侵淫，故毛南族人民患寒湿痹症较为普遍。

毛南族医者在长期的医疗实践中，逐渐认识到"居湿涉水，雨露沾衣，其湿从外而受，束于躯壳—为湿邪伤于表"，认识到了环境卫生与人群疾病有密切关联，认识到环境因素对健康有重大影响。现在，大多数的毛南族人民已搬迁居住在现代楼房，毛南族医生则沿袭房前屋后栽种药用植物的习俗，他们深信屋周围种植某些花草可达到吸秽吐氧、芳香避瘴、净化空气、防病保健的作用。如今只要进入毛南族村寨，循着飘荡的草药花香很容易就能找到毛南族医生的居所。

3. 饮食因素

过去，毛南族山区经济文化长期处于落后状态，人民经常食不饱腹，营养不良，出现较多的水肿、甲亢、佝偻病、瘿病。由于居所环境蚊蝇蚤虫多，饮食卫生差，亦出现大量的呕吐、腹泻、痢疾等消化道疾病。另外，由于毛南山区潮湿、阴冷，人民在田间涉水劳动较多，患有关节不利、筋骨痹痛等寒湿病症较普遍，因此毛南族人民普遍长年嗜饮自酿低度的粮食酒。粮食酒虽有祛湿通络的作用，但是长年大量饮食，可造成肝、肾、胃、肠等脏器功能损害。目前，毛南山区中肝病、肾病、胃病及酒精中毒发病率较高，都与嗜饮酒有密切的关系。

不断总结经验，毛南族医生发现了饮食无节无度会引发疾病，影响健康，认识到不节饮食和不洁饮食是致病的一个病因，并指引形成了"百味用酸"这个极具民族特色的饮食习惯，在食物中大量用米醋、生姜、大蒜、香茅等佐料，以达到杀菌除秽、消食导滞的保健作用。

4. 意外伤害因素

毛南山区以喀斯特地貌为主，境内重峦叠嶂，山高林密，物种繁多，蛇虫野兽横行。毛南族人民在此"山青而险，林茂而危"的环境中生活，难免会受到虫叮蛇咬、野兽攻击等侵害，或跌打损伤、烧伤烫伤、皮损肉破、出血、骨折等，甚至伤及内脏、头部而祸及生命。进入21世纪，毛南族居住环境及交通条件已

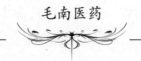

明显改善，意外伤害所致的损伤也明显减少。

总之，毛南族医生根据山区环境、气候、季节变换时生病者增多的现实，在学习吸收中医理论后，形成了自己民族医药的病因观点，其观点与中医病因理论较为接近。

毛南医药也没有完整的病机理论，但有极具民族特色的病机观点。环江毛南族自治县的谭扬胜、谭辉壁等名老医生阐述了毛南族独特的病机思想。毛南医提出人体与大自然皆蓄含神灵的能量，能量在人体表现为"人脉"，在自然界表现为"地脉"。"人脉"与"地脉"相似相通。人体与山体相似，皆有形、水、径路联络，有生命活力。人体的头面部对应山体的顶部，人体的骨骼对应山体的石头，人体的肌肤对应山体的泥土层，人体的毛发对应山体的草木植被，人体的血液对应山体的流水，人体的血脉对应山体的溪流，人体的筋络对应山体的路径，人体的内脏器官功能对应山体内部蓄含的神灵能量。人体头面部与山体顶部都连接"天"，与"天"进行直接的气息交流、能量交流，是生命活动的控制中枢。山体顶部与"天"进行气息交流，接受雨水，所以山顶通常都蓄有水源，山顶之水循山体溪沟向山下流动，沿途湿润山石、泥土，使动物、植物得到滋养而生，山体就充满了生命活力；人体的头面部也要有充足的血液，血液循血脉向下流动，遍布全身骨骼、肌肤，滋养全身，身体就有了生命活力。血脉管道要保持通畅，血液才能循环流动，故毛南医在治疗上强调"通脉"，对多数疾病的治疗都先用"毛南族第一药王"——"大通龙脉"进行"通脉"治疗。另外，毛南医在治疗中较重视调理内脏器官功能，增补人体内部能量。

受中医理论影响，毛南医亦论阴阳，毛南医总结，南方山区石多土薄，土薄故阳气不藏，阴气常盛。阳气外泄故四季草木常青，冬季少冰雪。一年之中，多暑热气候，人生活其中，易阳气上扬，皮肤多汗，腠理开张，易受外邪侵袭。这是因为阳气不归元固体。山区阴气盛故晨昏多雾，春夏多雨，一年之中，潮湿气候长久，人居其中，易受湿邪侵淫，肢体重倦，骨骼痹痛。

毛南医组方配药除借鉴中医传统的君、臣、佐、使原则外，还依据自然界事物相生相克、一物降一物的规律，采用联想的思维方法，选用一些特殊物品作为治疗疾病的药物或药引子。例如，根据公鸡是蜈蚣的天敌，故用公鸡血和鲜牛膝茎捣烂外敷伤口治疗蜈蚣咬伤；根据家犬擅啃咬骨头的特性，用新鲜的犬脑做药引，混合中草药材粉外敷治疗骨结核、骨癌等病症，借犬脑引领药力穿透入骨内部，发挥疗效。毛南族的联想组方配药方式在治疗某些疑难顽症时，有部分案例确实取得了较好的疗效。

三、毛南医关于风、寒、湿、热、毒的认识

毛南族人民易受山风、地湿、雾露、瘴气、毒气侵淫而引发疾病，因此毛南医对风证、寒证、湿证、热证、毒证有了一定的认识。

风证：以起病急、变化快为特点，有风热证、风寒证、风湿证、风毒证及内风动证等表现。风热证——风热邪犯表，见发热、咳嗽、咽痛、口干、舌红、舌苔薄黄、脉数，治以疏风清热、辛凉透表。风寒证——风寒外侵，可见恶寒、发热、无汗、怕风寒、头痛、流鼻涕、身痛、舌淡、舌苔白、脉紧急，治以祛风散寒、辛温解表。风湿证——风湿邪致病，见周身关节、肌肉疼痛，身困无力，舌苔白腻，治以祛风利湿。风毒证——风热毒气侵犯肌肤，见发热，肌表、皮肤见疔疮肿毒疼痛，治宜祛风消肿、清热解毒。内风动证——脏腑亏虚，气血走乱，筋肉失养，虚损风动，出现头晕、脚轻、抽风、昏颠等症，治以补虚平熄内风。

寒证：以寒邪侵犯、气血不畅、致病以痛为特点，有寒湿证、寒湿痛证等夹杂表现。寒湿证——因寒湿犯病，出现吐泻肚（胃）痛、肚（胃）胀浮肿，寒湿犯及胞宫，经行受阻致经血不调，痛经、闭经，治以温热祛寒、芳香化湿。寒湿痛证——寒湿侵袭肌肤、肢节，发生头痛、肌肤疼痛、腰腿酸痛、关节肿痛，治以温散寒气、祛湿止痛。

湿证：以湿邪犯病、身困倦无力为特点，有湿热证、湿痛证、湿毒证、湿痰证等。湿热证——湿热合病，症见发热、头痛、身重无力、胸腹胀闷、尿黄少、舌苔黄腻，湿热合病重者出现全身发黄、湿热泻痢、湿热带下，治以清热利湿。湿痛证——湿气结阻，气血不和则痛，症见一身困重、肌肤麻木、肢体关节肿痛，治以祛湿消痛。湿毒证——湿气久积成毒致病，症见湿毒侵淫肌肤，皮肤瘙痒难忍，或皮肤疱疹红肿，或糜烂流水，病程迁延日久，治以祛湿解毒。湿痰证——湿痰互结，气道不和成病，症见咳嗽多痰、头重目眩、胸闷呕吐，或湿痰停留腰身致关节困痛、肌肤发肿，治以祛湿痰、利气道。

热证：为热邪所伤，以发热气粗、热毒肿痛为特点，有热病证、热咳证、热泻证、热结证、热痛证。热病证——感受热邪引起急性发热、头痛、烦躁口渴、舌红、舌苔黄、脉数有力的热性病，治以清热解毒。热咳证——热气伤肺，引起咳嗽、痰黄、咽喉干痛、发热烦渴，治以清热止咳。热泻证——肚（胃）肠热积

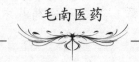

不清致肚（胃）痛肠鸣、痛泻阵作、泻下黏稠，或有身热肚（胃）痛、下痢红白、泻后不爽、肛门热痛，治以清热利湿止泻。热结证——热毒结聚，致肚（胃）痛肚（胃）胀，大便燥结难解，或身热烦渴、舌红苔黄、脉数有力，治以清散热结。热痛证——热气侵积肌肤关节成病，症见关节肌肤红肿热痛、口渴发热、舌红苔黄、脉数，治以清热消肿止痛。

毒证：以起病急、病情急重为特点，有毒瘟证、毒肿证。毒瘟证——感受疫病毒气、恶气所致的急重症，具有强烈传染性的致病邪气，症见发热、头痛、呕吐、颈项僵直、神志模糊或有抽搐、皮肤瘀点、昏迷不醒，治以清热解毒、熄风醒神。毒肿证——为湿毒、热毒和毒物所致，病见肌肤红肿热痛或瘙痒糜烂、脓水不止，治以清热攻毒消肿。

第二节　毛南医诊病方法

一、观色法

青属肝木，主风、寒、痛。面青唇紫，舌卷囊缩，急温之；青而黑，青而红，相生者吉；青而白，枯燥者死。

赤属心火，主热，太阳面赤，当汗；阳明面赤，恶热不恶寒，便秘，谵语，可下；表里俱热燥渴，脉洪未可下。少阳面赤，脉弦。赤而黄，相生者则吉；赤而黑，相克者则凶。

黄属脾土，主湿黄而明者，是热；黄而暗者、黄黑红者，相生者则吉；黄而青者，相克者则凶；黄黑明润者，病将愈；枯夭者凶。

白属肺金，主气血虚。白而黑，白而黄，相生者则吉；白而赤，相克者则凶。

黑属肾水，主寒、痛。黑而白，黑而青，相生者则吉；黑而黄，相克者则凶；黑气白鱼尾，入太阴者死。

二、观目法

目明者吉，昏者凶。开目欲见人，阳症；闭目不欲见人，阴症。目中不了了，睛不和，热甚；目赤痛者，阳明热。瞑目者，将衄血；白睛黄，将发黄。目睛微定，暂时稍动者，是痰。目皆黄，病将愈；反之目上视、瞪目直视、目睛正圆、戴眼反折、眼胞反陷下等，皆属死症。

三、观鼻法

鼻青、腹痛，冷者死。微黑者属水气，黄者小便难，白者气虚，赤者肺热，鲜明者，有留饮。鼻孔干燥，阴明热将衄；鼻孔燥黑如烟煤，阳毒；冷滑而黑，阴毒。鼻鼾者，风湿；鼻塞者，风热；鼻煽者，肺风难治。

四、观口唇法

唇焦黑为脾热，肿赤而热甚，青而为冷极。口苦为胆热，口甜为脾热，口燥咽干为肾热。口噤为惊风。上唇有疮，腹虫食藏；下唇有疮而虫食肛。唇青舌卷，唇吻反青，环口墨黑，口唇乌黑，鱼口气促；唇口颤摇，气出不返，属于死症。

五、观舌法

在表则无苔，在半表半里则白苔而滑；在里则黄苔，热甚者则苔黑，芒刺。不热，不渴，黑苔者，有津为寒。舌乃心苗，红为本色吉青，黑为水色凶。凡舌硬、舌肿、舌卷、舌短、舌强者，十救一二；舌缩神昏，脉脱者死。夏月黑苔可治，冬日黑苔难治。黑苔刮不去，易生刺，刺裂者死。凡见舌苔死，以井水浸青布，擦尽舌苔可治。擦尽舌苔，用薄荷细末，蜜调敷之，吐舌者，渗冰片末即收。

六、观耳法

耳轮红润者吉，黄、白、黑、青及枯燥者皆凶。耳聋肿痛，属少阳可治；耳聋舌卷唇青，属厥阴难治。

七、观甲法

甲色过红或过淡皆为有病，甲色鲜明为新病、轻病，甲色晦暗为宿疾、重病。甲色鲜红或深红，为热毒为患；呈绛红，则热毒更重；呈青紫或黑色，为热毒内重或寒毒深伏，或血脉瘀阻。甲黄如栀子黄为黄疸；甲苍白无华主虚主寒，多为气血精华不足之象。甲体呈细小纹路竖条状，为气血阴精不足；甲床有絮状白点白斑为消化功能低下；指甲增厚、凹凸不平为湿热痰饮诸毒内阻；甲指中间凸起，两边凹下如弓状，表示有痰浊阴邪内聚，甚或有结节肿块。若月痕暴露太多，为阴精不足而火毒盛；月痕暴露太少或月痕全无，为阳气不足而寒毒盛，主内寒阴证。

八、观脐法

肚脐向上延长，呈一个顶端向上三角形，主虚火内蕴；肚脐向下延长，主中气不足，气血亏虚；肚脐凸出，主水湿内停或瘀积内结；肚脐线小，主阳气不足兼阴精亏损。

九、观身法

身轻能转则吉，身重能转则凶。凡属阴症，手足冷，倦卧恶寒，好向壁卧，闭目恶明，最懒见人，阴毒身入如被帐，重难转侧。凡属阳症，身轻手足暖，开目喜见人；皮肤润泽者轻，枯燥者死；头重视深，天柱骨倒者死。循衣摸床两手撮空，神去而魂乱，脉浮而洪，身汗如油，喘而不休，仁体不仁，乍静乍乱，此为命绝。

十、观呕吐物法

咳吐清稀痰，主虚寒病；咳吐黄稠痰，主外受风热或肺虚热；痰中夹血丝，主阴虚内热肺痨病。呕吐胃内容物，腥臭不可闻，主胃实热证；呕吐糜谷，主胃气虚；纳谷不化、呕吐清水，主胃虚寒；呕吐暗褐色血兼水谷痰涎，主胃损出血；咳吐鲜红血，主肺损出血。

十一、观二便法

小便清长，主虚寒证；小便黄臭，主湿热症；小便色红有血，主小肚（膀胱）有热；小便有血夹有砂石，主石淋病；小儿小便如米汤，主食滞病。大便清稀，主寒证；大便干结、硬结，主实热证、阴虚证；大便溏泥、黏稠，主湿热证。

大便下血，先血后便，色鲜红或染红，主肠道出血；先便后血，色褐如柏油，主胃出血；大便后见鲜血滴出，主痔疮病；大便夹有血色脓涕黏液，主痢疾等便血病。

十二、观脉三候法

浮脉候：举指为皮肤之上，轻手得之属浮脉，在表之症。浮紧有力，无汗恶寒，为寒伤营；浮缓无力，有汗恶风，为风伤卫脉。

中脉候：寻指于肌肉之间，不重不轻而得属中脉，主半表半里之症。洪而长者或阳明胃脉洪而数者，属于少阳胆脉。

沉脉候：按之于筋骨之下，重手得之属沉脉，主在里之症。沉数有力，为热邪传里；沉迟无力，为直中阴经脉。

所谓三候，浮为表属阳，沉为里属阴；迟则为寒，数则为热；数大无力为阳中伏阴，浮数有力为纯阳；浮紧有力为寒在表，沉实有力为阴中伏阳；沉细无力为纯阴，沉数有力为热邪传里；浮而迟缓，浮而软散，皆虚浮而紧数；浮而洪滑属实，沉而细弱，沉而迟伏属虚；沉而滑数，沉而坚大属实；时大时小，时数时速，此为死脉，也称祟脉。

详细观察浮、中、沉三候，而分别及有力或无力，则阴阳表里虚实自无遁情，但能如此精求，临症即可万无一失。阳症之脉，以大则病进，小则病退；阴症之脉，以沉伏病进，迟缓病退；汗后脉当安静，燥乱者死，温后脉当渐出，歇止者死；表症而脉伏者有邪汗，昏沉而脉静者欲颤汗，阴症见阳脉者生；真阳来伏之象任受补，阳症见阴脉者死；正气衰微之象，不任受攻。

足脉二条：①阳明胃脉，在足面大趾间，在五寸骨间动脉。病势危急当诊扶阳，以查胃气之有无，尽土为万物之母，后天之根本，跌阳绝死不治。②少阴肾脉，在足内踝、后跟骨上陷中动脉。病势危急当诊，以查肾气有无，尽水为天之元，先天之根本，大欲绝死不治。

附：谭云锦著《永安堂经脉观病生死断歌》

《生死断歌诀》摘要

肝郁急症目皆黄，眼目忽陷定知亡，

耳目口鼻黑色起，忌口十死七难当。

面黄目青手乱频，邪风伤胃丧其身，

面黑目白命门败，困极届日死来侵。

面色突然望见青，肝肾亏绝难成人，

面赤皮红肺喘气，不过十日定亡身。

黄黑白面入膏肓，鼻翼颤动更遭殃，

目无神光齿变黑，面白目黑早遭亡。

脾绝鱼口不能含，气出不反甚坎坷，

眉息目瞪唇焦炭，面肿苍白死不活。

妄语寻衣乱摸床，口臭心衰命不强，

人中盛满唇青危，三日限里命必亡。

两颊额赤久病夫，口张喘气肺虚促，

鱼际消凹亡命致，十日限内定呜呼。

颈项垂伸命不长，掌内无纹也难当，

唇紫体冷尿失禁，三日内死见阎王。

手足紫黑命难当，许过十日不为长，

身卧贴床寿终至，三至五日见阎王。

目瞪口呆险甚多，糊思狂语奈不何，

发湿如油半日死，寻衣乱语见阎罗。

死症不治歌诀

两感伤寒不预治，阴阳毒过七朝期；

黑斑下厥与上竭，阳症见阴脉者危；

舌卷耳聋囊更缩，阴阳交及摸寻衣；

重渴除中皆不治，唇吻青兮面墨墨；

呃逆不已并藏结，屎尿遗失便难医；

汗出虽多不至足，口张目陷更何为；

喘不体与阴阳易，离经脉见死当时；

结胸症具烦躁甚，直视摇头是死时；

少阴症与阳明合，脉弦长大救时迟；

汗后反加脉燥疾，须知藏厥死无疑。

第三节　毛南医治疗方法

一、内服药物疗法

毛南医学经历了漫长的发展阶段，从巫医之后，开始了有针对性的利用草药治疗一些简单伤病，随着毛南医学接触吸收了中医药的理论精髓后，在其传统的草医草药治疗中融合了循症辨证的中医治法，正如谭云锦在《中医验方摘要》中介绍的那样，治病治本，标本兼治，分清急缓，寒热虚实，虚补实泻，随症而治，治贵权变，正治反治，急而治标，缓而治本，阴阳平衡，辨证论治。毛南医学形成了有自己特色的内服药物治疗方法，其中隐约可见中医理论的影子，常用的治疗方法有解表发汗法、引吐消积法、攻下导滞法、清热降火法、药食补养法、内伤疏浚法、祛寒温阳法等。

二、外敷药物疗法

外敷药物疗法在毛南医治疗伤病中占较大的比重，在皮肉外伤、骨折、痛症及内脏调理时常选用，通常采摘生鲜的草药捣烂后直接外敷包裹在身体局部，或将干燥药材研粉混合酒、醋、水和油液调成糊状外敷包裹身体局部进行治疗，例如，治骨折，用透骨消、穿地枫、散血飞、大通龙脉等量研粉，用温热酒糟调成糊状，外敷骨折局部，再用火烤罗裙带叶包裹包扎；治蛇咬伤，用鲜半枝莲、鲜一束箭捣烂外敷伤口；治烫伤，用黄柏内层皮晒干研末，与鲜芦荟叶共捣烂，配麻油适量调为糊，外敷伤处。毛南医者用外敷药物法治疗外科病时，并不过于注重内在调理，认为"表伤不治理，外复里自愈"。

三、太极针疗法

操作与方法：用酒精棉球擦拭穴位皮肤和银针，或将银针在火苗上烧3~5

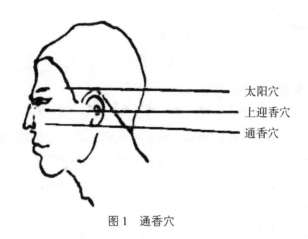

图1　通香穴

秒钟消毒后，将银针快速刺入穴位（进针较中医针灸更深）快速运针，不留针，出针后即旋转揉捏按摩针眼局部，加强散血通络，疗效好，显效快，穴位不多，取穴简便。

穴名：通香穴（图1）

部位：鼻翼外缘中点与鼻唇沟间的稍陷处。往上约1.5厘米为上迎香穴。

主治：头痛、偏头痛。针法：直针三分，快速。

穴名：颈三穴（图2）

部位：颈部第三颈椎旁开约3厘米，外观测量是以两大筋腱外侧边缘为目测依据。

主治：凡有病者均可用此穴位，感冒和内脏、六腑疾病均可以此穴为主穴，加配其他穴位。如头痛，以本穴为主配眉间穴；如肝、胆病，加配肝穴、胆穴；妇科病，加配妇1、妇2穴位。

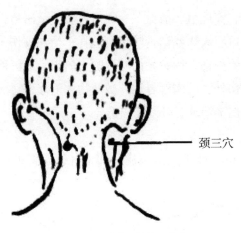

图 2　颈三穴

穴名：背1穴至背10穴（图3）

部位：背1穴在第一胸椎下1厘米处。背2穴、背3穴在肩顶部，在背1穴向外旁开6厘米稍向上1厘米处，两侧。背4穴、背5穴在第五胸椎棘突旁开4厘米处。背6穴、背7穴在第五胸椎棘突旁开6厘米处，即肩胛骨中心点。背8穴在第七胸椎下缘之中。背9穴、背10穴在第七胸椎下缘旁开3厘米处，相当于肩胛骨下缘的内侧。

主治：全身疾病，外感、内脏疾病均可用此10穴（除外伤和皮肤病外）。

配穴：配合治疗某种疾病的穴位，如肝病加配肝穴，胃病加配胃穴。

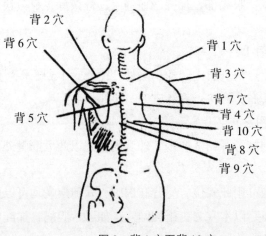

图 3　背1穴至背10穴

穴名：背 11 穴（图 4）

部位：平裤子口袋处，相当于第三腰椎下缘及第四腰椎上缘的两椎之间。

主治：腰背疼痛、肾炎、尿路感染等疾病。

穴名：背 12 穴、背 13 穴（图 4）

部位：第二腰椎下缘旁开 1.5 厘米处。

主治：腰背疼痛、肾炎、尿路感染等疾病。

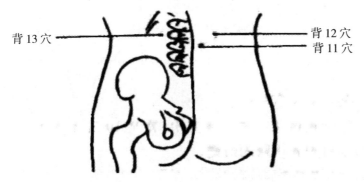

图 4　背 11 穴、背 12 穴、背 13 穴

穴名：妇 1 穴（图 5）

部位：腹中线脐下 3.5 厘米处。

主治：妇科疾病。

穴名：妇 2 穴（图 5）

部位：腹中线与腹横纹线交点旁开 2 厘米处，两侧。

主治：妇科疾病、肾炎及引发的水肿。

手法：用左手食指、中指压在妇 1 穴或妇 2 穴两旁，稍抻开皮肤，右手消毒穴位，持银针对穴位向内斜刺 2 厘米深度，快速提针出针，后两手指抬起，穴位出血即可。

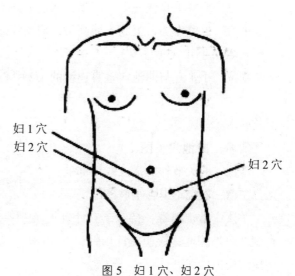

图 5　妇 1 穴、妇 2 穴

穴名：腹1穴至腹6穴（图6）

部位：两侧腹股沟腹斜线上、中、下处。

主治：下肢瘫痪、风湿骨痛、下肢不能抬高起步。

手法：用左手食指、中指压在穴位两旁，稍抻开皮肤，右手消毒穴位，持银针对穴位向内斜刺1厘米深度，快速提针出针，后两手指抬起，穴位出血即可。

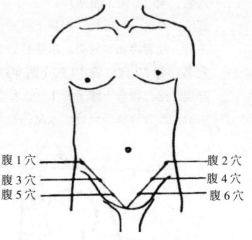

图6 腹1穴至腹6穴

穴名：手1穴（图7）

部位：肩峰垂直线往下1厘米处。

主治：上臂疼痛，上肢不能高举及发烧、发冷。

穴名：手2穴（图7）

部位：肩峰垂直线往下3厘米，向后旁开2厘米处。

主治：上臂疼痛，上肢不能高举，肩周疼痛及发烧、发冷。

穴名：手3穴（图7）

部位：肩峰垂直线往下3厘米，向前旁开2厘米处。

主治：上臂疼痛，上肢不能高举，肩周疼痛及发烧、发冷。

穴名：手4穴（图7）

部位：手1穴与曲池穴垂直连线的1/2中心处。

主治：上臂疼痛，上肢不能高举，上肢麻木。

穴名：曲池穴（图7）

部位：肘关节外侧横纹线尾部处。

主治：发烧不退，上肢冰冷。

手法：常规消毒，持针（三寸针）直刺2厘米深度，快速提针出针，双手挤捏穴位出血即可。

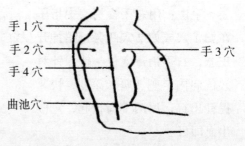

图7 手1穴至手4穴、曲池穴

穴名：**手5穴**（图8）

部位：拇指侧腕横纹向上三横指处。

主治：全身瘙痒症。多用艾条熏灸穴位治疗。

穴名：**天平1穴、天平2穴**（图9）

部位：乳头向上与琐骨垂直连线的1/2中心处。

主治：内伤、乳疮、气喘、两手不能抬举。

手法：持银针常规消毒，直刺，不宜超过2厘米深度，快速提针出针，挤捏穴位出血即可。

穴名：**将台穴**（图9）

部位：两侧天平穴之间的连线中心点处。

主治：内伤、乳疮、气喘、两手不能抬举。

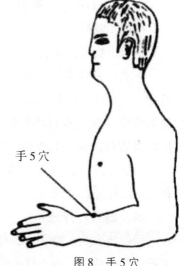

图8　手5穴

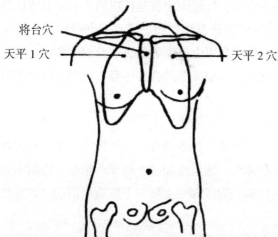

图9　天平1穴、天平2穴、将台穴

穴名：**肘尖穴**（图10）

部位：在肘后部，当屈肘时，于尺骨鹰嘴的尖端处。

主治：瘰疬，肠痈，霍乱，上肢麻木、两手不能抬举。

手法：常规消毒，持银针直刺2厘米深度，快速提针出针，挤捏穴位出血即可。

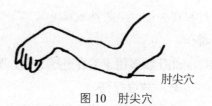

图10　肘尖穴

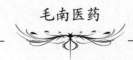

穴名：眉间穴（图 11）

部位：两眉头中间处。

主治：头痛、鼻炎。

手法：常规消毒，用左手捏起局部，右手持针向上快速斜刺 1.5 厘米深度，快速提针出针，挤捏穴位出血即可。头痛常配颈三穴、背 1 穴、背 2 穴、背 3 穴、太阳穴，鼻炎常配通香穴和颈三穴。

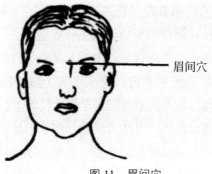

图 11　眉间穴

四、麝香针疗法

操作与方法：麝香、石菖蒲粉、艾线各适量，用棉布包扎如鸽蛋大小，将缝衣钢针穿透药包，露出针头约 1 厘米，针尾固定在笔杆粗的木棍上制成针具。将针尖在桐油灯火苗上烧 5~8 秒钟后快速连续扎刺患者疼痛部位皮肤，针头冷却后烧热再刺，至局部刺遍为止。常配合用生姜烤热后搓擦针刺局部至发热。

此疗法多用于治疗风湿、类风湿四肢关节及腰椎疼痛，也用于治疗陈旧性跌打外伤等。

五、刮痧疗法

操作与方法：用桐油浸泡白纱纸条（含纱树皮、山樟树二层皮、石灰水）制成刮痧油，将刮痧油涂擦在需刮部位，然后用瓷碗（瓷碟、银毫、银镯）边缘进行刮治，循颈部两侧神经根—背部—胸腹部—上肢—下肢顺序刮治，以皮肤潮红或出现暗红瘀斑为度。

此疗法多用于治疗痧证，也可用于外感，中暑，颈、肩、四肢、腰椎痛证。

六、夹痧疗法

操作与方法：将白纱纸点燃放入一碗井水中，医者以食指、中指蘸该碗井水，以食指、中指弯曲似钳，夹捏患者皮肤，夹捏时伴有响声，夹捏至局部皮肤呈紫红瘀斑为度。一般选取风池穴、印堂穴、喉结处、腹部、背部、四肢等处和压痛部位。

此疗法多用于治疗外感头痛、呕吐、痧证等。

七、放血疗法

操作与方法：将尖锐瓷片煮沸消毒后，固定在一根筷子头端，用一双筷子夹持患者舌头向上翻卷，露出舌下静脉，以瓷片刺破静脉放血约 4 毫升。用干净纱布压迫两分钟止血，放下舌头，血自止。

此疗法多用于治疗痧证、高热、神昏、中风等。

八、挑割疗法

操作与方法：将缝衣钢针在火苗上烧 3~5 秒钟消毒，用酒精棉球消毒挑割部位皮肤，左手将患者局部皮肤捏隆起，右手持针刺入皮肤浅层，挑出少许黄色黏液，若呈毛絮状物则挑断，然后在针口处涂山茶油。

此疗法多用于治疗羊毛痧、红帽痧、蚂蟥痧等痧证，主要挑割颈、背、腰及腹两侧出现的小疙瘩或黑、黄、白、红痧斑麻点处，还用于治疗小儿疳积、痔疮、麦粒肿等疾病。

九、热地熏汗疗法

操作与方法：将干稻草堆放在干硬泥地板上，点燃稻草将地板烧热，留灰烬，然后用鲜黄荆枝叶敷盖，患者再平躺在黄荆枝叶上，盖被保温至发热发汗。

此疗法多用于治疗外感风寒病症、风湿骨痛病症等。

十、火线疗法

操作与方法：用菜花油浸泡灯芯草制成火线，医者手持火线露出线端约 2 厘米，在火焰上点燃成小火苗，待火苗熄灭呈火星时快速点灸患者特定部位（穴位）的皮肤。注意，要避免明火烧伤。

此疗法多用于治疗蛇斑腰症（带状疱疹），治疗时需先点灸蛇头部位，继而快速点灸蛇尾部位，使蛇不能逃窜，最后点灸蛇身中段，彻底杀灭。此疗法还用于治疗哮喘、阳气虚、昏厥、外感、皮肤病等。

十一、坐浴疗法

操作与方法：用两面针、云香草、椿树皮、苦楝树皮、黄柏、川芎、白矾等药物煎煮成药液倒入大盆内，待温度适宜时患者入内盆坐浸泡药液，药液冷却时可再次加入热药液，保持盆内药液温热。每次坐浴治疗约 30 分钟。

此疗法多用于治疗妇科病症。

附录一：谭云锦的《证治歌诀》摘要

小儿吐泻

小儿吐泻有何难，滑石硫黄合香煎，

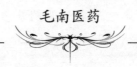

煎水一碗甜酒送，方知妙药胜神仙。

小儿急惊风

小儿急惊不自然，朱砂南星各一钱，
灯芯姜汤服小半，药到病除胜仙丹。

小儿慢惊风

小儿慢惊更难医，泡姜黄纸各一钱，
白芍甘草姜一片，再加慈火用水煎。

小儿痘麻

小儿痘麻初起见，夜夜高烧母难眠，
芫荽升麻姜一片，椿树皮子同水煎。

小儿咳嗽

小儿剧咳气欲断，郎买石膏用火煅，
研末蜜汤调服下，儿病消除减一半。

小儿脱肛

小儿脱肛苦心愁，竹笋烧灰配茶油，
先用陈艾煎水洗，冰片调搽立刻收。

小儿虫积治

小儿虫积吐连天，玄明小茴丁香安，
乳香陈皮姜一片，合香砂仁与雷丸。

小儿蛔虫

小儿蛔虫真可怜，腹里疼痛喊连天，
头发烧灰油炒饮，服下对时自然安。

小儿阴下肿

小儿阴肿不用焦，米壳烧炭香油调，
外用蝉蜕加水煎，涂上对时阴肿消。

小儿痘毒

小儿水痘烂成疮，牛屎烧灰此药良，
蛋黄炒油涂自愈，其效胜过任何方。

中耳炎

小儿贯耳痛连天，单方施治效药强，

煅米螺蛳焙成性，调油滴耳加枯矾。

菌子毒

菌中原来有毒藏，地下黄泥调成汤，

若人受毒喝一碗，其效如神异妙方。

漆疮

漆水原来是木浆，人见发痛便成疮，

螃蟹韭菜熬酒吃，好比神仙一扫光。

蛇头指

天蛇其毒最稀罕，鸡蛋一个打成眼，

绿铜胆矾雄黄粉，放入蛋内脓指搬。

误服铜钱

小儿若误吞铜钱，全家焦急心不安，

即用砂仁煎水吃，铜钱化水有何难。

无名肿毒

诸症肿毒初起见，石灰燕窝烧成烟，

用此两味涂患处，不等对时顿消迁。

脓疱疮

疳疮脓疱痛难当，吴萸花椒加硫黄，

研细香油同搽上，对时疮疤一扫光。

连疮

连疮生在脚腿间，令人行动甚难堪，

牛马蹄甲用火煅，香油调搽自然安。

水火烫伤

烫伤本来很难当，地下蚯蚓加黄糖，

二味调匀即涂上，难逢天下第一方。

水火烫伤犯血光，石灰调油搽痛伤，

五加根烧成灰炭，麻油调上搽安康。

水火烫伤真难当，水泡热冲见血光，

猫骨焙煅烧存性，调油涂搽不怕伤。

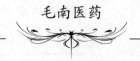

手生义指
手生义指实难堪，用碎甘草加雄黄，
石灰猪胆调包上，其指脱落喜洋洋。

风痒
人生风疮时时痒，芙蓉花开是妙方。
花梗共来研成粉，油调涂放自安康。

五淋白浊（尿路感染）
小便疼痛是浊淋，竹笋烧灰加蚯蚓，
辰砂甘草萹蓄配，车前煎水妙如神。

阴囊糜烂
下阴糜烂痛不休，有苦难言自含愁，
黄连水配浓乳汁，涂放阴部烂全丢。

妇女阴疮
妇人身下生阴痒，蛇床五倍伴白矾，
花椒黄柏同水煎，早夕洗浴自平安。

女人白带异常
白带君药用胆草，苦参黄柏效力高，
白茅根草同味煎，妇人服下真为妙。

对口疮（颈后哑门生疮）
疮生颈后后脑间，古人方剂不用钱，
抱蛋母鸡热屎粪，捡来搽涂妙如神。

膀胱疝（疝气）
膀胱疝气刺如针，痛时惊动全家人，
吴萸小茴加苦胆，煎水冲服病消平。

鱼口疮
鱼口便毒疮起见，银花茯苓同水煎，
外用半夏冲热饭，包在疮头自可愈。

妇女血崩
红崩不离益母草，鸡冠花必用花包，
加上木香炒香附，热药喝下配阿胶。

毒蛇咬伤

凡人忽被蛇咬伤，大蒜用来效力强，

捣烂贴敷于患处，艾烧七次即安康。

产后瘀血腹痛

妇人生产血气痛，方用香附侧耳根，

加上玄胡索同水煎，立即止痛妙如神。

催生方

催生要用灶心土，门头灰加白草霜，

指甲花米同水煎，冷后冲服自安康。

催乳方（无乳）

产后无乳小儿难，买要山甲莫惜钱，

放下炉中红火煅，细末冲酒乳如泉。

内外吹乳（乳汁不通而红肿）

妇人吹乳不能通，葛根烧灰第一宗，

研末为细冲水服，不到对时见奇功。

月经不调

妇人月经不达调，香附四两童便炒，

研末冲服甜酒配，对月自来不迟早。

乳疮

坐月生乳是一般，实积不散乳生疮，

香附一两同水煎，时常煎服自为安。

胎衣不下

胎衣不下妇人难，蓖麻冲烂状成浆，

男左女右包脚板，胎衣自下即安康。

头风痛

头风疼痛太阳边，白芷川芎各一钱，

石膏一两共为末，三味煎服痛即迁。

火眼痛（结膜炎）

火眼红肿真难当，不知何处觅奇方，

白矾皂角猪苦胆，煎服一剂效极良。

水肿

肝肾浮肿真难疗，水杨柳根盐水炒，
山萝卜加调酒用，连服几剂自然消。

风感

风感喷嚏是一般，牙皂细辛荆芥散，
白芷朱砂加苍术，为末吹鼻身即安。

眼中生雾

肝虚眼目视不明，白菊花水皂角根，
密蒙花配青葙子，服下一时见光明。

死胎不下

死胎不下真难当，定用三分好麝香，
官桂二钱姜汤饮，加酒吞下母安康。

眼睑糜烂

眼皮糜烂真难看，铜钱花椒千里光，
决明芙蓉加白菊，加水煎服自然安。

女人无子

女人无子不受胎，益母红花月月开，
砂锅炒干研成末，开水冲服引成胎。

翻脚筋

脚肚翻筋喊连天，此方临用几百年，
升麻加上伸筋草，二味药来炖猪鞭。

跌打损伤

跌打损伤有妙方，红花桃仁加归川，
升麻血藤五加皮，泡酒服下自然愈。

小儿麻疹

小儿麻疹有医疗，红浮萍加夏枯草，
葱花升麻加水煎，饮服一碗立刻消。

耳虫黄泉疮

本方主要用雄黄，石膏槟榔加白矾，
蓖麻艾子打成粉，麻油调搽全扫光。

阴痒疥疮

人生怪病有良方，黄柏花椒及雄黄，

硫黄研末麻油泡，搽上当时自安康。

痔疮

须用槐花及雄黄，马驰汗炭是妙方，

蛋黄焦油同混配，麻油调匀均安康。

单双蛾（扁桃体炎）

急生蛾子在咽喉，全家老少十分愁，

将偷油婆焙成粉，冰麝调吹立刻收。

癞子头

老君须加韭菜根，硫黄捶烂布包成，

早晚烘火涂三次，癞疮脱落头干净。

肩担疮

若人患上肩担疮，黄柏石膏加雄黄，

枯矾蛇床加葱子，涂上几次全脱光。

疳积入眼生痘

小儿疳痘落目中，不治瞎害人一生，

白牛身上虱子血，点上翳痘见光明。

目中生翳

眼目生翳实难当，朝夕疼痛不安康，

明镜草来塞鼻孔，连塞几次亮堂堂。

创伤止血

止血须用菌麻尖，黄药皮叶柏树煎，

伤口即用串鱼草，嘴嚼敷上不流连。

疟蚊叮疮

若患蚊咬实难堪，花椒艾叶龙胆方，

雄黄胆矾各一钱，麻油调涂即消疮。

受冷肚痛

受冷腹痛用胡椒，吴芋黄糖配生姜，

马屎烧灰焙成性，甜酒冲服得安康。

心气痛

心气胃脘痛无边，芝麻一杯铜锅煎，
细火炒其自不见，水煎服下痛不粘。

疯狗咬伤

疯狗咬伤人要死，白黄瓜浆车前子，
火葱连根用七株，苦乔冲酒敷即消。

红白痢

红白痢疾痛难当，吴梅红枣与合香，
羊肠根配花椒壳，甘草水煎加红糖。

腰腿痛

杜仲白芷加山甲，大刀豆用米七双，
猪腰辰砂炖米吃，血藤泡酒自安康。

手足酸软痛

此方须用接骨丹，散血白莲与葱姜，
净通酒糟伸筋草，包上次日自然安。

风邪瘟气（惊风抽搐）

牙皂细辛及苍术，白芷花椒用力冲，
硃砂各味用一钱，研细成末吹鼻中。

瘟疫

白丹归来茴香根，花椒冲散及血藤，
青蒿柴胡紫苏煎，立刻泊散效如神。

丹毒疯

猪肚切来配南星，半夏白术加黄芩，
钩藤柴胡加姜煎，疯症治愈得长生。

老人中风

忽然晕倒病沉疴，姜汤开水白矾合，
喝进一碗危为安，天下第一灵仙丹。

夜间盗汗

夜出冷汗甚奇巧，麻根白芷和红枣，
乌龟爪甲同水煎，盗汗次日立刻少。

落水假死

溺水心热用此方，纸火烧热入菜坛，

肚脐按在坛身上，口中吐水身安康。

自缢方

吊死心热救得活，割断索子见阎罗，

腾起胸膛把索解，鹅子接气死转活。

误吃蚂蟥

有人误吃水蚂蟥，古传一件好良方，

白蜜蜂糖喝四两，吞下蚂蟥化水浆。

鱼骨卡喉

古时传下秘奇方，鹅子喉管化骨搪，

烘干研末冲酒服，吞入口内骨变汤。

脱肛

虚弱患儿易脱肛，白矾陈皮组成方，

槟榔艾叶研成粉，蓖麻油调涂收藏。

男人遗精

芡实贝母用一两，茯苓枣仁加炮姜，

魂魄失散长夜梦，莲米去壳煎水汤。

疔疮

疔症正用夏枯草，水汗果加土皮丰，

犁头草叶口内嚼，疔疮上敷自然沉。

耳聋

不知何物进耳心，天长日久病深沉，

急用菖蒲将耳塞，微微提起自听明。

筋骨酸麻

牛七独活走马胎，血藤松节配方来，

九节茶配高山枫，泡酒搽服永和谐。

虚弱

久病虚弱吃不进，桂圆肉枸杞加红参，

淮山大枣炖猪脚，连服三次病除根。

风火牙痛

龋齿诸虫在其中，日夜呻吟叫牙痛，
食盐花椒浸烧酒，含服一口不见虫。

痧气

误吃生冷发痧风，切记心头莫苦衷，
乳香没药黄荆药，白矾擂细开水冲。

风寒咳嗽

风冷咳嗽肺经寒，防风禾梗配成方，
陈皮花椒桑白皮，姜糖热饮破顽痰。

久咳不愈

长年久咳不留停，埋怨医家药刁灵，
贝母冬花同研末，蜜糖送下不咳声。

单双蛾

咽喉疼痛甚苦衷，白矾肉皮吹喉中，
为末吹进喉管内，立刻痛消好轻松。

打摆子

恶疾摆子不隔天，柴胡紫苏配豨莶，
防风羌活生姜配，豆腐一块调药煎。

吐血

呕血倾盆惊人心，血余松柏炭黄芩，
阿胶一两调药服，药到病除血速停。

四季伤寒

四季伤寒有妙方，苍术半夏羌活汤，
升麻川芎加白芷，良姜大葱加红糖。

附录二：潘耀明著《思恩共和堂医方摘要》

病症施治摘要

1. 黄疸（急性黄疸型肝炎）

处方：满天星叶、根共 100 克，瘦猪肉 150 克。

用法：满天星叶、根洗净捣烂，和瘦猪肉共搅匀，隔水蒸熟，日服 3 次，连

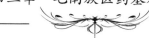

服一周可痊愈。

2. 瘟疫（群体瘟疫同用）

处方：苍术 12 克，良姜 2 克，枯矾土 12 克。

用法：以上三味共研成末，每次用 12 克。与大葱白一条共捣烂，捻于手心中。先将纱布块掩住肚脐，将上药膏置于纱布上半小时。同时饮服红饭豆汤一碗（用红饭豆 250 克煮汤趁热喝尽），至病人汗出即愈。

3. 安胎饮

处方：莲子肉（去心不去皮）、青苎麻根（布包）、糯米各 9 克。

用法：清水煎，去苎麻根后，每日早服一次，连服 3 日，可预防小产。

4. 神造汤（能下死胎儿）

处方：蟹爪 20 对，生甘草 25 克，阿胶 150 克。

用法：用水先煎前两味取汤，再将阿胶溶入，一次顿服，死胎即下。

5. 安胎保产催生方（胎动不安或催生用）

处方：川芎、当归（酒炒）各 9 克，白芍（酒炒）、荆芥穗、生黄芪各 24 克，羌活、甘草各 3 克，菟丝子、川贝母各 3 克，厚朴、艾叶（醋炒）各 2 克，炒枳壳 2 克，生姜 3 片。

用法：用 1000 毫升水煎至 500 毫升，临产时一次顿服。

6. 跌打骨折痛极方

处方：凤仙花根 5 克（约 4 厘米长）。

用法：用凤仙花根（肥大更佳）配酒磨取汁，一次顿服，可达止痛功效。

7. 眩晕（主治老人眩晕）

处方：生白果（去壳）2 个。

用法：捣烂开水冲服，空腹一次服完，连服 3~5 剂。

8. 妇人血虚头晕目眩

处方：生苍耳草嫩心酌量。

用法：阴干研为细末备用，发作时每次 3 克，开水冲服。

9. 热盛癫狂（精神病狂躁型用）

处方：郁金 200 克，白矾 150 克，薄荷 200 克。

用法：先将前两味共研细末，再将薄荷水煎浓缩为糊状，共为丸，每丸 5 克。日服 3 次，每次 2 丸。注意：阴虚者不可用。

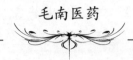

10. 老人中风（牙关紧闭，角弓反张）

处方：制天南星6克，制川乌（去皮）、制附子（去皮）、木香各3克，党参30克。

用法：水煎服，每日1剂，日服2次。

11. 眼疾奇方（主治眼生翳瘴）

处方：山萸肉、楮实子、远志、茯苓、石菖蒲、熟地、淮山、肉苁蓉、小茴香、川杜仲、枸杞子、牛膝、五味子、巴戟天各3克，红枣5枚，龙眼肉50克。

用法：水煎服，每日1剂，日服3次，每次1杯。

12. 鼻衄（鼻出血）不止

处方：谷精草酌量，晒干研末备用。

用法：用热面汤加上药粉6克，冲服。

13. 咯血、吐血、流鼻血

处方：鲜泽兰250克。

用法：水煎服，日服3次，每次1杯。

14. 尿急、尿频、尿短、尿促、尿痛

处方：鲜土茯苓100克，鲜萹蓄50克，鲜车前草40克。

用法：水煎服，日服3次，每次1杯。

15. 血淋胀痛

处方：藕节汁1杯，血余炭15克。

用法：混调，一次服尽即愈。

16. 陈旧骨刺痛

处方：用老鼠仔5只（未开眼睛的更佳）。

用法：将老鼠仔烧成灰后加酒调成糊状，敷患处，数小时后痛止，骨刺自行出。

17. 虫牙痛奇方

处方：用白鸡粪烘烧成灰备用。

用法：用时将粪灰少许包在药棉里，研末放在龋洞上，立即止痛。

18. 夜盲症

处方：麻雀鸟鲜血。

用法：滴入双目，每日3次，连滴3天即愈。

19. 目盲障翳

处方：夜明砂、石决明各 15 克，猪肝（鸡肝更佳）100 克。

用法：前两味研为细末，与鸡肝共炖服，两剂即痊愈。

药用植物方

木瓜：50 克，水煎服。治霍乱抽筋。

莱菔子：100 克，水煎服。治吐血、咯血。

钩藤：100 克，水煎服。治羊痫疯。

五味子：100 克，水煎服。治目赤睑烂。

炉甘石：100 克，水煎服，冷却后洗眼。治目赤障翳。

樟树皮：100 克，水煎服。治上吐下泻、腹痛。

何首乌：100 克，水煎服。治血崩和久痢拉血。

佛手（干）：50 克，水煎服。治脾胃不适和心痛。

佩兰：50 克，水煎服。治腹胀、头痛、牙龈肿痛。

桃树叶：50 克，水煎服。治霍乱腹痛。

木贼：50 克，水煎服。治目赤肿痛、流泪。

海桐皮：50 克，水煎冷洗。治手足顽癣。

山花椒叶：100 克，水煎温洗。治脚气病。

桑寄生：100 克，水煎服。治血崩，安胎儿。

松寄生：100 克，水煎服。利尿，导痰。

木鳖子：鲜品 100 克，捣烂外敷。治瘰疬疮疽。

巴豆根：鲜品 50 克，捣烂外敷。治背疮。

九牛力：100 克，水煎服。治跌打损伤、瘀血。

接骨木：鲜品 200 克，加酒捣烂外敷。治骨折扭伤。

白颠茄根：50 克，加酒煎服。治麻风病。

黄瓜子：50 克，炒后捣烂水煎服。治肺、胃出血。

风木皮：100 克，水煎服。治霍乱吐泻。

苦楝树根皮：50 克，水煎冷洗。治手足疥癣。

五倍子（五倍花也可）：50 克，水煎服。治癣疥、漏痔血下、虱入目肿、睑毛倒睫。

大蓟、小蓟：25克，水煎服。治吐血、咯血、衄血及妇人赤白浊。

枇杷花：100克，水煎服。治感冒鼻塞、流涕、浓痰。

柏子仁：100克，水煎服。治心脾，滋肝肾，宁神，养血止汗。

补骨脂：100克，研末，炖猪腰服。治遗精、遗尿。

豆腐沫：50克，焙干为末贴患处。治烫伤、恶疮肿毒。

豆腐锅巴：铲取焙干研末备用。治积食反胃、淋浊、痢疾。

铁锈：火煅研末备用。治恶疮、脐癣及蜈蚣咬伤。

铁斧：烧红后浸烧酒，取酒药用。治难产、横产、逆产，一次吞服50克。

百茄：鲜品50克，捣烂浸酒服。治瘫痪。

百茄叶：鲜品50克，水煎服。治肠炎、大便出血。

百茄蒂：50克，与何首乌加酒煎服。治毒疮。

千里光：鲜品100克，捣烂外敷。治毒蛇咬伤。

臭梧桐：鲜品100克，捣烂水煎外洗。治痔疮、疝气。

臭牡丹：鲜品100克，水煎外洗。治脱肛、疮疔。

走马胎：干品50克，研细末，加少许冰片，外敷。治毒疮。

王不留行：50克，加穿山甲（炮）15克水煎服。治妇人无乳。

七叶一枝花：鲜品50克，捣烂外用。治痈疽、毒蛇咬伤。

生烟叶：鲜品100克，捣烂加酒外洗。治风湿性关节炎。

断肠草：鲜品50克，捣烂外用。治背花疮、对口疮（大毒不能入口）。

麦子：将其米当作主食。补脾益气。

黑豆叶：鲜品100克，捣烂外敷。治毒蛇咬伤。

黑豆花：50克，水煎服，外洗。治目盲翳膜。

南瓜：取其作为菜食用。补中益气，治脾胃弱、不食，但不能与羊肉同食。

金果榄：鲜品、干品俱用。治疔疮、蛇咬伤。

南瓜蒂：取其加水煎服。治胎动不安。

药用动物方

水牛喉管：焙干研末备用。治反胃、呕吐、大便不通。

野猪皮：烧灰研末备用。治鼠瘘、恶疮。

野猪肉：以肉食。能补肌肤、益五脏，治消化不良。

鸡脑：取一具烧灰，以酒冲服。治小儿惊风。

白雄鸡：取一只炖食。治难产。

水牛肾：200克，炖服。补肾、益气、生精，治风湿。

牛胃：补中益气，解毒，养脾胃。

猴肉：焙干研末备用。治小儿惊风。

虎骨：焙干为末，以酒冲服。治抽搐、惊风、犬咬、骨哽喉。浸酒可用于治疗风湿。

虎肚：以肉食用。治反胃、呕吐。

猫眼珠：焙干研末。治瘰疬。

山螺：焙干研末油调涂患处。治瘰疬、性病。

老鼠肝：焙干研末调油用。治耳道流脓。

鼠胆：取汁。治青光眼、耳聋。

蟑螂：焙干研末备用，开水冲服。治大小便不通、赤痢、鼻息肉。

鹅蛋壳：烧灰醋调备用。治疗痈疽、疥疮。

鹅屎：晒干开水泡服。治鹅口疮及子弹入肉。

牛骨：烧灰与猪油调用。外用治口鼻疳疮，内服治痢疾。

牛肝：晒干煨热内服。治癫痫。

牛皮：烧存性开水冲服。治小便不通。

水牛唾液：用纱纸过滤后以开水冲服。治反胃、小儿流涎及喉闭口噤。

牛鞭：取其用水与龙眼肉炖服。治妇人白带异常、黄带、赤带。

牛胆汁：取汁，以开水冲服。清肝明目。

猪骨：烧灰研末，以开水冲服。治红痢、白痢。

猪胆皮：烧灰研末，调水点眼。治目翳。

猪乳汁：取汁，以开水冲服。治小儿惊痫。

猪牙：烧灰研末，加酒冲服。解牛肉毒。

田螺：焙干烧灰，以开水冲服。治肠出血及小儿惊痫。

羊肝：炖食。清肝明目。

羊胆：取汁调人乳滴眼。治流泪、赤白障翳。

羊肺：食用。治咳嗽、小便不畅。

羊睾：加水，以酒冲服。大补元气，益脾胃，健肾。

兔骨：烧灰研末，以开水冲服。治头晕目眩和癫痫。

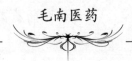

第四节 毛南族中草药的来源及特征标志

毛南族聚居于广西与贵州两省（区）交界的山区，山青林茂，中草药物种资源丰富，20世纪70年代进行的广西全区中草药资源普查显示，在环江毛南族自治县已发现植物190多科1230多属4000多种，丰富的物种资源为毛南族医生治病用药提供了极大的便利。据毛南族中草药专家谭扬胜老先生介绍，毛南族医师采用的中草药，主要以植物根、梢、皮、藤和草类为主，所用的品种繁多，有400多种，主要分布在环江毛南族自治县上南乡、下南乡，分别在下塘、才门、玉环、希远、景阳、仪凤及贵州平塘卡蒲等乡村。毛南族中草药的语言音调通称以及用途有其鲜明的民族特色。

毛南族使用中草药的特点是就地取材，随采随用，很少贮存。在行医过程中，对稀少、难采或者用量较大的品种采取加工备用或在房前屋后种植，方便随时采用，同时也起到美化环境、预防保健的作用。毛南医使用的部分药物是中医和其他民族民间医生常用的，但使用方法和功效不尽相同；有的药物则是中医和其他民族医少用或不用的，而在毛南医中常用，具有毛南族自己的医药特色。

"四大药王"、两大"奇药"、"蛇姜丹"、"竹沥姜汁"是毛南族中草药的特征标志。

"四大药王"指大通龙脉、白龙藤、高山枫、穿地枫4种毛南医最常使用的当地药材。①大通龙脉，属木质藤本植物，性温，无毒，具有补血活血、健脾益胃的作用。毛南医治疗强调"通脉"，故在治疗多种疾病的第一阶段都以该药为方中主药（君药）使用。②白龙藤，属木质藤本植物，味酸，无毒，具有利尿、排毒解毒、驱风、止痛的作用，常用于排血毒、肝毒及治疗风湿病症。③高山枫，属草藤植物，性温，有小毒，具有活血强心、引药入心、调节心率的作用，常用于治疗心脏疾病，用量在5克以下。④穿地枫，属树木类，性温，无毒，具有通筋活络、通脉利尿的作用，常用于治疗肾结石、脉管瘀阻、风湿病、胃病等，也用于接骨续断治疗。

两大"奇药"是指地苦参与火古朗这两种毛南族家庭中常备的急救药物。①地苦参，草本类，味大苦，无毒，有消炎解毒、止泻的作用。咀嚼或磨汁内服，每次用量约为一粒玉米大小，常用于治疗痢疾、腹泻等。②火古朗，块根类，有解毒化毒、祛腐生肌的作用。内服每次用量约为一粒稻米大小，常用于毒蛇咬伤、饮食中毒、无名肿毒、热毒疮的解毒急救；外用适量，用水磨汁，涂擦疮口，常用于治疗癌肿破溃及各种不愈创口。两大"奇药"有用量少、疗效显著的特点。

"蛇姜丹"与"竹沥姜汁"是毛南族医药的民族传统制剂。其制作方法在毛南族地区世代传袭，具有浓郁的民族特性。①蛇姜丹，将新鲜的蛇胆夹裹在老生姜片中阴干制成。用时切取一大小约为1厘米×1厘米×1厘米的小块，口中含服，有清热、化痰、止咳的作用，常用于治疗高热、咳嗽、呕吐等症。②竹沥姜汁，在生长的楠竹离地约半米高处的竹节上方砍一缺口，收集竹沥水，将收集的竹沥水与老生姜汁按等量混合而成。内服有清咽、润肺、止咳和止呕的作用。常用于治疗咽喉肿痛、干咳、酒醉呕吐等。

第五节 毛南族传统使用中草药的讲究与用法规矩

一、药物产地的讲究

要知药性，须知药物的产地、气味、是否有毒、质量优劣、采集季节。按药性味所具，用药治疗，贤方应念，重者删，略者补，吻者取，乖者遗，无用圈别。药物繁多，或各自不同，或同种异名，或同名异种，或异种异名，而治疗同。一方风土养万民，一方土地出方名。取药之士，务要求真，不畏远路艰难，不要贪图省事以近采取代。虽是一种药，但远近有别，也有可代用，也有不可代用。可代用者，效力缓紧区别，尚加量足，才能去病；不可代者，因味纯属大异，若妄反致损。另异种治同，也是大同小异，但藏有他意，不能随意之用。

二、药物收采的讲究

草木根梢，收采于秋末。春初则津润始萌，未充枝叶；秋末则气质下降，应收本根。春要宜早，秋要宜迟。茎叶花果，四季随宜。采未老枝，茎汁正充溢；摘将开花蕊，气尚包藏；实收已熟，果实味纯。叶采新生力倍，入药成妙，治病方灵。采收按节，别有深意。

三、药物加工的讲究

药物加工，贵在适中，不及则效浅，太过则气味变。毛南治法，均是大同小异，煅制、炮制、炙制、炒制、火制五不离，渍、泡、洗三讲究。水火共制有蒸

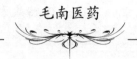
或煮，各有意存。酒制升提，姜制发散，醋制治肝止痛，童小便制除劣性降，米泔制去燥和中，乳制滋润四枯助阴血，蜜制甘温缓化增益元阳，陈壁土制气聚补中焦，麦麸皮制抑酸性无伤上隔，乌豆汤、甘草汤渍泡制解毒治病平和，羊油、猪脂油制涂烧伤。咸制骨容易脆断，有剜去瓤免胀，有抽去心除烦。制剂加工有五用：汤、膏、散、丸、渍，加工要辨清。

四、药品藏留的讲究

药品贮藏，要严防潮湿、虫害等，阴干、暴晒、去湿均要严格分类。遇雨用火频烘，遇晴则勤翻晒，储物要保持通风。粗糙的可悬高架，细腻的则贮坛中。人参和细辛，冰片宜同甘草，麝香宜用蛇皮包，硼砂共和绿豆收藏。若能保持陈者新鲜，润者干燥，用其要治其病，何虑不显神效。

五、购药物辨真伪的讲究

俗云"卖药者两只眼，买药者一只眼，服药者全无眼"，因而要辨真伪。

钟乳令白醋煎，细辛直水渍，当归酒洗取润，枸杞蜜制为甜，螵蛸胶于桑枝，蜈蚣蜘蛛其足赤——此为去伪存真之方法。

将黄芪说人参，木通混防己，古矿灰当作龙骨，苜蓿根谓土黄芪，麝香捣，荔枝搅，藿香采，茄叶杂，研石膏和轻粉。收苦薏当菊花，姜黄言郁金，土党参称独活，小半夏当玄胡索，嫩松梢为肉苁蓉，草豆蔻用草仁冒充，南木瓜以西果抵，煮鸡子及鲭鱼做琥珀，熬广胶入芥麦而做阿胶，枇杷芯代替款冬花，驴脚骨作虎骨，松枝搅麒麟，番硝插龙脑，桑根说白皮……凡此种种，若以假成真，并非能治病，反致误害人。

六、药物根梢治疗的讲究

生苗向上者为根，气脉行上。入土垂下者为梢，气脉下行。中截为身，气脉中守。上焦病者用根，中焦病者用身，下焦病者用梢。尽根升梢降，中守不移。

七、药剂君、臣分别的讲究

药合方剂，分有轻重。重者主病以为君，轻者为臣而佐助。执医者当以此为尺度，以养命之药为臣，治病之药为使，轻重辨证。主病之药为君，佐君之药为臣，应臣之药为使。重轻互举，贵在变通。

八、服药先后的讲究

病在胸膈以上者，先食后服药。

病在心腹以下者，先服药而后食。

病在四肢血脉者，宜空腹服而在旦。

病在骨髓者，宜空腹服而在旦。

在上者，不厌频而少；在下者，不厌频而多；少服则滋荣于上，多服则峻补于下。

毛南族民间医生在中草药的用法方面有以下一些特定的传统禁忌规矩：

1. 属羊日、蛇日、鼠日这三天不采药，认为若采回使用，无药效。

2. 采药前必须口念歌诀，否则采回的药无药效。

3. 采药时，第一锄、第二锄若挖到地龙（蚯蚓），就不能挖这株药，认为这株药受地龙保护，不能动用。

4. 四肢骨折不提倡用内服药，主张外敷治疗，躯干骨折用内服药，以平和之药为宜，忌用峻猛药物。

5. 在治疗男性性功能方面疾病时，从接诊到用药都避开女性。

6. 在慢性疾病患者内服中草药期间，忌食鱼、虾、鳖、螺蛳、狗肉、牛肉、马肉、羊肉、鹅肉等，外伤患者忌食豆类及糯米食品，若食物内含有以上成分，在食用时必须先将少许食物涂抹患处再食用，意味先放药后食用则可消除食物的毒副作用。

毛南医的这些传统规矩，有些用药禁忌不尽科学，带有迷信的色彩，有些具有一定的科学性。

第六节　毛南医用药途径和中草药加工方法

一、用药途径

（一）药物内服法

1. 热饮：制药丸、研药粉、煎药汤、调药膏。

2. 生饮：水炖服、水煎服、清蒸服、水泡服。

（二）药物外用法

艾灸法、药熏法、外敷法、药贴法、药涂法、吹药法、含漱法、化雾法、药捻法、点滴法、坐浴法、沐浴法。

（三）药用引子和加工制药辅料

酒、醋、蜂蜜、姜汁、甘草汁、豆汁、米泔水、盐水、胆汁、脂肪油、乳汁、

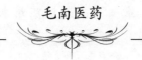

萝卜汁、食用油、血、糖、稻米、粟米、高粱、黑豆、麦面、豆腐、蛤蚧粉、人中白（童尿）、人中黄（童大便）等，上药根据用药材料与用药方法及特点需要选用。

白矾、黄泥土、滑石、石膏、河沙、灶心土（伏龙肝）、涌泉土（井底泥）、神砂、朱砂等，上药根据药物加工需要选用。

（四）药物理疗法

推拿、按摩、拍打、挤压、洗疗、刮痧、热烫、蒸气、水泡、沐浴。

二、药物加工制剂法

（一）炮制法分类

1. 净制：挑选、筛选、风选、洗选、淘选、浸漂、刮刷、剪切、压研、火燎、制霜、水漂等。

2. 切制：鲜切、干切、润切。其中切前软化方法有露润、湿润、浸润、蒸润、熏润、烘软，切成饮片多煅、焙和颗粒化，切片中的干燥法有爆干、晒干、晾干、烘干等。

（二）炮炙法分类

1. 炒制：清炒、炒黄、炒焦、炒炭。加辅料炒的材料有麸、米、土、蛤蚧粉、滑石、沙等。

2. 炙法：蜜、酒、醋、盐、姜、油类和油炒、炸、酥等。

3. 煨制：直火、湿纸、吸油纸、滑石粉、麸、面煨等。

4. 烫泡：沸水泡、药汁泡、酒泡等。

5. 煅制：直火煅、隔火煅、煅淬、煅炭。

6. 蒸制：药与辅料蒸至符合要求取出，再加工备用。

7. 炖制：药与辅料共盛入罐内，拌匀加盖，浸透，置水中加火炖熟。

8. 煮制：用水煎煮。

9. 法制：药物按特定的辅料炮制。

10. 发酵：药与辅料，按照特定的条件，利用真菌和酶的作用，催化分解，并有特定的香味，取出加工备用。

第七节 毛南族的饮食保健与养生精神

一、毛南族的饮食保健

毛南族人民聚居山区，受当地物产及气候影响，在饮食上有极鲜明的特点，并且非常注重饮食的保健作用。清朝乾隆年间刻立的《谭家世谱》碑对毛南族的饮食有"百味用酸"的记载。毛南族所喜食的酸品有健脾和胃、化酒除腻、解暑热及解除疲乏、恢复体力的作用。"腩醒""翁煨""索发"被称为毛南三酸。

第一酸"腩醒"，将新鲜猪肉洗净切片，与一定比例的糯米饭用手拌匀，放入坛中。用火在坛上熏三圈（封口，不给虫子进入）后，坛盖边槽内放水密封，不能断水，否则长虫子不能食用。存放两个月后可吃，有特殊的香味。可蒸熟吃也可生吃，有丰富的营养价值，用于坐月子的妇女食用或招待客人食用。

第二酸"翁煨"，用薤头、黄豆和盐水泡制成酸坛液，酸坛可腌制萝卜、豆角、辣椒、黄瓜等，还可腌泡煮熟的猪肉等。腌制好的酸味食品取出即可食用，有化酒除腻、促进食欲的作用，常用于治疗醉酒、食欲不佳、消化不良、腹胀等。

第三酸"索发"，备能盛10千克水的酸坛一个，将坛洗净后盛8千克井水（泉水），田螺、钉螺各500克。将螺用猪油150克炒熟并趁热放入坛中，再加生糯米500克（炒黄）、炒糯玉米250克、猪筒骨4根（约500克）放入坛中，鲜鸡蛋壳（去蛋汁）20个放入坛中后用干净木棒搅匀，然后放置在木板楼的地板上（平时走路使木地板自然摇动，或者人工手摇两次），坛盖边槽内保持不断水，盖上加重物压，不得漏气，密封一个月后取出即可饮用。可以喝生汤或者取汁加清水、佐料煮沸后饮服，但不可煮久，泡饭食用或单独饮用均可。其味道好，但难闻，以后逐步加水上料。不但可治疗消化不良、腹胀腹泻，而且也是夏天防止中暑的清凉饮料，但久病服药者忌饮用。

除喜食酸味外，毛南族还常食多种既有营养味道又鲜美的保健食品。

1. 食用菜牛：将当地一种小黄牛圈养在牛栏内，不用于繁重的农活劳动，主要以鲜草混合当地山区特有的纱树叶、牧筋草喂养。待小牛长至膘肥肉厚时宰杀食用，牛肉香甜滑嫩，其中含铁、钙成分极高，可治疗软骨病、佝偻病及营养不良症，是招待客人的美味佳肴。

2. 鸭酱：宰鸭时，将鸭血沥入盛有米醋的碗里，加盐搅拌，并加入辣椒、大蒜、生姜、紫苏、马蹄香、水八角等佐料，上锅蒸熟，制成"血酱"，用清水煮熟的鸭肉点蘸"血酱"食用，味道鲜美香辣，有去膻腥气、清肺热、排暑瘴及增加营养的作用。

3. 甜红薯：新鲜上好的红薯经日晒露浸约 3 周后，再放在灶边或地窖贮藏，使之糖化。可蒸、煨、水煮后食用，其味滑软清甜，有养胃护肝、清秽润肠的作用。毛南族人民下地劳作或出门远行常带甜红薯作为干粮，用来抗饥饿、补能量。

4. 四季团圆饭：糯米 500 克，木耳 50 克，枸杞 20 克，陈皮 5 克，山姜 2 克，猪板油 150 克，白胡椒 1 克。实际用量根据家庭成员多少，以一次吃完的量为度。先将糯米、木耳、枸杞浸泡 2 小时，然后将炼好的猪油连油渣一起和糯米、木耳、枸杞、山姜、陈皮、胡椒粉放入锅内慢炒至熟（不能炒焦），加适量水，用锅盖盖上焖蒸待到糯米饭又软又黄时，再加水适量，翻炒几次，芳香的糯米饭即成，要趁热食用。每年端午节和重阳节各做一次，至吃饱为止。可治疗慢性气管炎，身体虚弱、普通健康者食用也能达到养生容颜的作用。

5. 冬虫夏草炖鸡汤：冬虫夏草 35 克，淮山 30 克，桂圆肉 25 克，干木耳 20 克，莲子 15 克，大枣 10 枚，枸杞 15 克，山姜 10 克，黑豆 30 克，乌鸡一只（700 克左右），炖服。补气血，健脾养胃，用于治疗肾虚劳损、健忘失眠、产后虚弱。

6. 冬虫夏草炖老鸭：冬虫夏草 25 克，党参、黄芪、大枣各 20 克，老姜 30 克，白胡椒（炒干）2 克，老公鸭（养 3 年以上为佳）1 只，炖服。用于治疗腰酸膝软、久虚不复、阳痿遗精、自汗盗汗、久咳哮喘，可起到健胃、补肾、益精髓的作用。

7. 三鞭汤：黄牛鞭 1 具，狗鞭 2 具，羊鞭 3 具，老姜 20 克，老蒜 15 克，干花椒 12 克，猪油 50 克，炖服，分两次连喝汤食鞭服完。用于治疗老年肢体虚弱、头晕目眩、肾虚阳痿、腰酸背痛、虚损劳伤、益精补骨髓、补肾壮阳。

8. 睾鞭神末：狗鞭 2 具，鸡睾丸 20 个，蛤蚧尾 2 条。上药共焙干研末，每日早、晚饭后各服 15 克，以黄酒送服。用于治疗性功能减退、肾虚阳痿。

9. 锁阳炖牛睾：金锁阳 20 克，仙茅 15 克，大枣 10 枚（去核），桂圆肉 15 克，黄牛睾丸 2 个，狗鞭 1 具，生老姜 20 克（去皮）。加料放入盅内，隔水炖 3 小时，取出口服。用于治疗身体虚弱、腰腿无力、肾虚阳痿、遗精早泄、男子不育症等。

10. 乌鸡金樱汤：乌色小母鸡 1 只，金樱根 150 克，党参 30 克，黄芪 25 克，大茴香、小茴香各 1.5 克，草果 1 枚。炖熟，去渣吃肉、喝汤。用于治疗身体虚弱、腰酸骨痛、盗汗、遗精、滑精、小儿遗尿。

11.羊肾苁蓉汤：公羊肾1对，肉苁蓉30克，冬虫夏草30克，益智仁15克，白胡椒粉2.5克，加适量食盐与佐料，加清水以文火炖熟吃肉、喝汤。生精益血，补肾壮阳，润五脏、暖腰膝，治疗男性阳痿遗精、尿血淋漓，妇女带下、阴痛、宫寒、月经不调、不孕等。

12.羊椎骨壮阳汤：公羊椎骨连尾巴1具，羊肉600克，淮山60克，菟丝子15克，肉苁蓉20克，核桃肉15克，冬虫夏草25克。将肉苁蓉、菟丝子装入布袋内扎好，再加适量葱白、生姜、花椒、白胡椒、大茴香、小茴香等配料，用砂锅以文火炖，喝汤吃肉。强精壮骨，温肾壮阳，治疗肾亏精少、腰膝酸痛、神疲乏力、性功能减弱等。火旺者不宜用。

在毛南族村寨中，村民普遍健康状况良好，且长寿者较多。追寻其原因，除与毛南族人民豁达向上的民族性格和居住的环境较为清幽有关外，还与毛南族人民独特的饮食习惯具有的保健作用有着重要的关系。

二、毛南族的养生精神

（一）环境养生

（1）

人生不在富或穷，环境优越主其中；
花卉繁多增景秀，草木盛茂最宜从。
山清水秀调养气，地利温和祛邪风；
环境峥嵘人增健，延年益寿庆丰隆。

（2）

年逾花甲宜养神，环璋弄瓦解心情；
花香景艳宽襟际，棋语琴声乐喜人。
抛去心头牵赘事，扩开眼界慰怡心；
清风挥袖观盛世，高枕无忧逾耄龄。

（二）运动强身

（1）

垂髫小少炼身强，趁早卯时伴晨光；
阔步展腰勤运动，腾胸伸臂面朝阳。
耐劳吃苦勿畏累，常锄勤耕不能忘；
满面红光身强健，劳逸结合是良方。

（2）

清晨跑步甚为佳，吸气扩胸肺腾达；
心旷神怡人多寿，肝益脾健胃增纳。
雄心壮志红似火，健肾益脑循此法；
长寿期颐心境乐，月宫仙桂众人夸。

（三）生活食疗

（1）

食疗自古有人传，百味炒吃要加酸；
甘苦辛辣常用至，糖盐姜蒜配宜全。
蛇血酒伴能健肾，蝎子油炸解毒团；
桌子诸盘百味品，防癌用蒜性极端。

（2）

若人挑食害不轻，百病侵身主其生；
辣苦酸甜原生味，素荤肴品不求精。
男婚女嫁宜迟岁，性养身修忌淫心；
严守同房莫乱意，遵循古训寿百春。

（四）精神调节

（1）

凡逢琐事甚担忧，怒气冲冠上心头；
遇见思缄慎重理，逢蛮忍让苦中求。
慈颜常笑为善士，大肚宽容学封侯；
别挂无牵歪门道，免结冤对百年愁。

（2）

山中隐逸甚逍遥，先苦后甜不徒劳；
妯娌和睦人称是，弟兄互敬风格高。
先公忘己度岁月，未雨绸缪争夕朝；
夫妻如宾情意厚，延年益寿乐陶陶。

（五）饮茶调养

（1）

本草茶原出山林，山茶春采贵如金；

倦来频饮实健胃，疲时常喝是提神。

茶解百毒仲景论，治疗癌症医经云；

茶有九利独一弊，胃虚浓服瘦人真。

（2）

吸烟喝酒害人深，茶化其毒鲜肺经；

油腻盛足肝上亢，滋阴祛翳目视清。

《医宗金鉴》原有道，《皇帝内经》早阐明；

茶碱甘平破瘀血，晕中饮用脑清灵。

第四章　毛南族医药单方验方选

第一节　内科疾病

1. 痧都粘 (流行性感冒)

【国际音标】sa³ tu¹ niem³

【主症】突然发病，畏寒、高热、头痛、乏力、全身酸痛，持续 2~3 天后可以渐退，但鼻塞、流涕、咽痛、干咳等症状显著。

【单方验方】

方 1：玉叶金花 30 克，黄皮果树叶、五指枫各 20 克。水煎服，每日 1 剂，日服 3 次。

方 2：山芝麻、野菊花各 20 克，一点红 15 克。水煎服，每日 1 剂，日服 3 次。

方 3：三叉苦 15 克，柠檬叶 10 克。水煎服，每日 1 剂，日服 3 次。

方 4：浮萍、防风各 15 克，牛蒡子、薄荷、紫苏叶各 10 克。水煎服，每日 1 剂，日服 3 次。

方 5：继木根、茅莓根、大青根、银花藤、紫苏叶各 17 克，淡竹叶 10 克，老姜 5 片。水煎服，每日 1 剂，日服 3 次。

方 6：救必应 5 克，桑枝、山枝根各 20 克，淡竹叶、前胡各 10 克，山芝麻、金锁匙、紫苏叶、柴胡、三姐妹各 15 克，鬼点火 5 克。水煎服，每日 1 剂，日服 3 次。

方 7：阳春茅、紫苏、陈皮、淡竹叶、柴胡、薄荷、荆芥、鱼腥草、黄荆条、大青叶、茅根、甘草各 10 克。水煎服，每日 1 剂，日服 3 次。

方 8：两面针、小钻、桔梗、扁担花各 10 克，葫芦茶、桑白皮、甘草、柴胡各 15 克，枇杷叶、百部各 20 克。水煎服，每日 1 剂，日服 3 次。孕妇禁服。

方 9：雄黄 50 克，鬼羽箭、丹参、赤小豆各 100 克。共研为末制蜜丸如桐

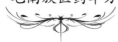

子大，每丸 25 克，空腹以温水送服，日服 2 次。

2. 汾宜（咳嗽）

【国际音标】fin³ ȵik⁸

【主症】咳逆有声或伴喉痒咯痰。外感咳嗽多起病急，病程短，常伴畏寒发热等症；内伤咳嗽多为久病，病程长，常伴其他脏腑失调的症状。

【单方验方】

方 1：生独头大蒜 5 个，冰糖 250 克，橘皮适量。将大蒜捣烂后，加冰糖煮开水冲泡，趁热服，每次服 60 毫升，日服 3 次。

方 2：桉树叶、甘草、鲜鱼腥草、鲜车前草各 50 克。水煎服，当茶饮。

方 3：枇杷叶（去毛）、淡竹叶、茅根各 16 克。水煎服，每日 1 次，日服 3 次。

方 4：枇杷叶（去毛）15 克，竹茹 9 克，陈皮 5 克。上药水煎，去渣加蜜糖适量，分 2 次服。

方 5：玉米须 15 克，橘皮 5 克，热开水浸泡当茶饮。

方 6：白胡椒 10~15 克，大枣 50 克，土鸡 1 只（约 750 克）。将白胡椒炒干研成细末，鸡宰后去毛及内脏，将白胡椒和大枣置于鸡腹内，并将鸡缝好水煎，再用米酒 250 克加入水中，共蒸炖成酒鸡，分 3 次服，3 日食完。治久咳不愈。

3. 角天宜（支气管炎）

【国际音标】khoŋ⁴ miek⁷ ȵik⁸

【主症】咳嗽、咳痰和气短，或伴有喘息。早期痰量不多，但痰液不易咳出，2~3 日后痰液可由黏液性转为黏液脓性。患者晨起时和夜间咳嗽常较显著。

【单方验方】

方 1：乌棒子、虎杖、鱼腥草、十大功劳各 50 克，枇杷叶（去毛）20 克。水煎，分 2~3 次服。

方 2：麻枫树根皮 30 克，一匹绸 20 克，枇杷叶（去毛）20 克，陈皮 10 克，甘草 6 克。将麻枫树根皮及枇杷叶洗净，切成片，加蜜糖适量炒干，然后将各味药同煎，每日 1 剂，日服 3 次。

方 3：马兜铃、杏仁、甘草、桑白皮各 10 克。水煎服，每日 1 剂，日服 3 次。

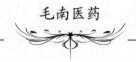

方 4：山芝麻 25 克，两面针、古羊藤、枇杷叶（去毛）各 15 克。水煎服，每日 1 剂，日服 3 次。

方 5：铁包金（茎、叶）250 克，地龙、煅牡蛎粉各 115 克。先将铁包金茎、叶加水 500 毫升煎至 150 毫升，过滤后再浓缩，服时与地龙、煅牡蛎粉各 15 克一起拌匀，加适量蜜糖冲服，两日 1 剂，日服 3 次，10 天为 1 个疗程。治慢性气管炎。

4. 果扑堵（支气管扩张）

【国际音标】kuo¹ put⁷ tun³

【主症】慢性咳嗽、咳大量脓痰和反复咯血。

【单方验方】

方 1：芦苇、薏苡仁各 30 克，冬瓜子 24 克，桃仁、桔梗各 9 克，鱼腥草 15 克。水煎服，每日 1 剂，日服 3 次。

方 2：桑叶、胡麻仁、阿胶（烊）各 9 克，生石膏 24 克，甘草 6 克，沙参、麦冬、杏仁、枇杷叶（去毛）各 12 克。水煎服，每日 1 剂，日服 3 次。

方 3：地骨皮、桑白皮、粳米各 30 克，甘草 6 克，花蕊石 15 克。水煎服，每日 1 剂，日服 3 次。

方 4：当归、龙胆草、川芎、栀子、大黄各 10 克，羌活、防风各 6 克，青黛 3 克，海蛤壳 1.5 克。水煎服，每日 1 剂，日服 3 次。

方 5：生地、熟地各 20 克，麦冬、百合各 15 克，白芍、当归、贝母、玄参、桔梗各 10 克，炙甘草 6 克。水煎服，每日 1 剂，日服 3 次。

5. 浓𰀓（纠𰀓、刮𰀓）（咯血）

【国际音标】ndok⁷ phiat⁷（cheu⁷ phiat⁷、khue⁴ phiat⁷）

【主症】经咳嗽血从口腔排出，或痰中带有血丝，或痰血相兼，或纯血鲜红，间夹泡沫。常有肺结核、支气管扩张、肺癌、心脏病等病史。

【单方验方】

方 1：川贝母、辽沙参、生杭菊、肥白芨各 15 克，钟乳石 7.5 克，白桔梗、旱三七各 10 克。上药共研末，每次 5 克，日服 3 次。

方 2：木耳、薏苡仁、荆芥、蒲黄各 60 克。上药共炒黑为度，研为末，每次 9 克，日服 3 次，以米汤送服。

方 3：桑树根皮 500 克，糯米 120 克。将桑树根皮淋水浸 3 日，刮净黄皮搓

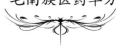

细，与糯米焙干，研为末。每次6克，日服2次，以米汤送服。

方4：海螵蛸、仙鹤草各9克，茜草根6克。将三味药放入砂锅内，加水煎煮取汁去渣，复煎一次，将两次药液混合。每日1剂，日服2次。

方5：生地6克，侧柏叶、藕节各15克，五月艾10克。水煎服，每日1剂，连服3剂。

方6：紫菀、橘红、白芍、当归、附子（酒）、生地各15克，川贝母、炒苏子、炙甘草、郁金、沉香各7.5克，乌药10克，通草2.5克。水煎服，日服1次。

6. 扑堵（肺炎）

【国际音标】put^7 tun^3

【主症】咳嗽，咳痰，发热，胸痛，呼吸困难。约三分之一的患者在患病前有上呼吸道感染。

【单方验方】

方1：麒麟菜、海带各30克，川贝母9克。水煎服，每日1剂，日服3次。

方2：三叉苦30克。水煎服，日服3次。

方3：鱼腥草50克。水煎浓汁当茶饮。

方4：石仙桃（石上莲）200克，冰糖100克。水煎浓汁当茶饮。

方5：鱼腥草50克，桑白皮、东风草各25克，冰糖适量。分3次服。

方6：矮地茶50克，枇杷叶7片，陈皮25克。水煎服，每日1剂，日服3次。

7. 扑索〔肺脓疡（痈）〕

【国际音标】put^7 rok^8

【主症】发热，咳嗽，胸痛，咯吐腥臭浊痰，甚则咯吐脓血痰。

【单方验方】

方1：大瓜蒌1个。将瓜蒌顶部开一个孔，把籽取出并数有多少粒，另数等量的杏仁（去皮尖）与蒌仁一同放回瓜蒌内。用湿纱布塞紧开孔处，用黄土全部涂在瓜蒌外，待焙干后用炭烧，取出放地下，将川贝母、蒌仁和杏仁等适量共研末，每次10克，加蜜糖适量，空腹服，每天早、晚各服1次。

方2：五爪金龙（九头狮子草）适量。捣烂取汁，以酒送服，日服2次，每次30毫升。

方 3：金银花 120 克，蒲公英 30 克，当归 60 克，玄参 30 克。上药水煎成 500 毫升，日服 3 次，每次服 60 毫升。

方 4：薏苡仁 300 克。捣碎加水 1000 毫升，煎成 500 毫升，用少量酒调服，日服 2 次，每次服 50 毫升。

方 5：金银花、甘草各 6 克，葶苈子、桔梗各 9 克，贝母 12 克，薏苡仁 15 克，陈皮 3 克。水煎服，日服 3 次。

方 6：知母、贝母、白芨、枯矾各 15 克。共研为末，加生姜 3 片煎汤送服，每次服 10 克，日服 2 次。

8. 果心病（冠心病）

【国际音标】kuo¹ xim³ pheŋ⁶

【主症】突感心前区疼痛，多为发作性绞痛或压迫痛，也可为憋闷感。疼痛从胸骨后或心前区开始，向上放射至左肩、左臂，甚至小指和无名指，休息或含服硝酸甘油可缓解。多因体力活动、情绪激动等诱发。

【单方验方】

方 1：栝楼 15~30 克，薤白 9~15 克，半夏、枳壳、红花各 9 克，茯苓、丹参各 15 克，橘皮、桂枝、甘草各 6 克。水煎服，每日 1 剂，日服 3 次。

方 2：当归、赤芍、桃仁各 10 克，川芎、红花各 9 克，丹参 15 克，檀香、桔梗、乌药、柴胡、牛膝各 6 克。水煎服，每日 1 剂，日服 3 次。

方 3：人参 6 克，麦冬 18 克，生地黄 15 克，炙甘草 12 克，桂枝 9 克，阿胶 6 克（烊化后下），大枣 10 枚，白芍 9 克。水煎后去渣，再以阿胶冲服，日服 3 次。

方 4：丹参 20 克。水煎常服。

方 5：鸡蛋黄油 30 克，珍珠粉 3 克。搅匀，早、晚各服 1 次，10 日为 1 个疗程。治冠心病、心绞痛。

方 6：老茶树根煎水当茶饮。

方 7：夹竹桃叶适量，用湿布擦净其叶，在低温中焙干研成细末。每次服 1 克，日服 3 次，第二日用量减半，第三日后每天服 1 克，一般每次服 0.3 克即可。

9. 心汾风（风湿性心脏瓣膜病）

【国际音标】xim³ fin³ foŋ³

【主症】端坐呼吸，口唇发绀，劳累后胸痛，食欲不振，心悸，气促。

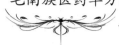

【单方验方】

方1：生石膏 60~120 克，知母、黄柏各 12 克，薏苡仁 30 克，银花藤 60 克，连翘、苍术、防己各 15 克，甘草 6 克。水煎服，每日 1 剂，日服 3 次。

方2：炙甘草 15 克，人参 6 克，桂枝 10 克，麻仁 5 克，丹参 30 克，石菖蒲 10 克，琥珀 3 克（冲服）。水煎服，每日 1 剂，日服 3 次。姜枣汤为药引子。

方3：桂枝、白术各 12 克，炙甘草 10 克，茯苓、生牡蛎各 15 克，人参 6 克，丹参 30 克。水煎服，每日 1 剂，日服 3 次。

方4：鸡血藤 50 克，猪心 1 具。加油盐煮熟，一次服完。

方5：玉竹 12 克，鹧鸪（或者飞鸽）1 只。鹧鸪去毛后，把内脏洗净，共炖熟食。隔日吃 1 次，连吃 3 次。

方6：万年青根和叶 10 克，灯心草 3 克，牛七、臭梧桐各 20 克。水煎服，每日 1 剂，日服 3 次。

方7：葡萄藤、冰糖各 20 克，合欢花 10 克。水煎服，每日 1 剂，日服 3 次。

10. 宁忙（心悸）

【国际音标】 diə³ muo²

【主症】 自觉心跳心慌，时作时息，并善惊易恐，坐卧不安，甚则不能自主。

【单方验方】

方1：官桂、远志、枳实各 7.5 克，半夏 6 克，人参、炙甘草、当归、龙齿、桔梗、茯神各 3 克，黄芪 9 克。水煎服，每日 1 剂，日服 3 次。

方2：茯苓 6 克，桂枝、白术、牡蛎各 3 克，甘草、吴茱萸、李树皮各 2 克。水煎服，每日 1 剂，日服 3 次。

方3：牡蛎、白术、桂枝各 5 克，茯苓 3 克，神砂 1.5 克，人参、甘草各 2 克。水煎服，每日 1 剂，日服 3 次。

方4：猪心 1 具，党参、玉竹各 20 克。剖开猪心，放上药炖服，每日 1 剂，日服 2 次。

方5：酸枣仁、龙骨各 15 克。炒黄打碎，水煎服，每日 1 剂，日服 3 次。

方6：代赭石、珍珠母各 15 克，党参 10 克，茯苓 12 克，甘草 5 克。水煎服，每日 1 剂，日服 3 次。

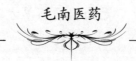

方7：毛竹30克，黑豆、红糖各25克。水煎服，每日1剂，日服3次。

11. 心奇绞（心绞痛）

【国际音标】xim³ cit⁷ ciu¹

【主症】胸前阵发性、压迫性疼痛。疼痛主要位于胸骨后部，可放射至心前区与左上肢，劳动或情绪激动时常发生，每次发作持续3~5分钟，可数日一次，也可一日数次，休息或服用硝酸酯制剂后症状消失。

【单方验方】

方1：桔梗、贝母各1克，巴豆0.3克。研成细末，放入烟斗内，点火如吸烟般吸，痛时可连续吸两斗。

方2：香蕉花适量。温火焙干研成粉，每次用盐汤水送服，每次5克，日服2次。

方3：郁金、瓜蒌皮、生槐花各25克，蒲黄、五灵脂各15克。共研为末，每次5克，日服3次。

方4：何首乌、黄精各20克，柏子仁15克，石菖蒲、郁金各10克，延胡索5克。水煎服，每日1剂，日服3次。

方5：海藻、昆布各20克，桃仁、红花各15克，山楂40克。水煎服，每日1剂，日服3次。

方6：黄精、昆布各25克，柏子仁、石菖蒲、郁金各15克，延胡索10克，山楂40克。水煎服，每日1剂，日服3次。

方7：酒炒香附10克，生姜2片，盐少许，与瘦猪肉同煎，去药，连肉并食。隔日服1剂，连服5剂。

方8：用黄瓜一条剖口对开，去肉去籽，填入明矾末，开口处用线缚紧悬挂阴干，待瓜皮上起白霜，刮下研末，藏于瓷瓶内封好。凡遇上急症心痛欲死、口有微气者，将瓜霜点眼四角，即见效。

12. 纵路高（高血压）

【国际音标】phiat⁷ lot⁷ voy³

【主症】头痛，眩晕，耳鸣，心悸气短，失眠，肢体麻木。

【单方验方】

方1：磁石30~50克，豨莶草、车前草、夏枯草各20克，玄参10克。水煎服，每日1剂，日服3次。

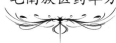

方 2：山羊角 30 克，削成细片。水煎服，每日 1 剂，日服 3 次。

方 3：猪胆（公猪）1 具，绿豆 20 克，把绿豆放入胆囊内浸泡 5 日。每次 3 克，日服 3 次。

方 4：黑芝麻 500 克，泽泻、夜交藤各 25 克，地龙 120 克。炼蜜为丸，每丸 9 克，每次服 1 丸，日服 3 次。

方 5：罗芙木 20 克，杜仲 10 克，虎杖、夏枯草、草决明各 15 克。水煎服，每日 1 剂，日服 3 次。

方 6：长春花 20 克，豨莶草 15 克，决明子、菊花各 10 克。水煎服，每日 1 剂，日服 3 次。

方 7：钩藤、美人蕉根、紫苏各 40 克，豨莶草 20 克。水煎服，每日 1 剂，日服 3 次。

方 8：夏枯草、草决明各 50 克，槐角、钩藤、桑叶、茺蔚子、黄芩各 25 克。水煎服，每日 1 剂，日服 3 次。

方 9：蚕豆花适量，焙干，与苦丁茶适量。泡水当茶饮。

13. 纵路低（低血压）

【国际音标】phiat^7 lot^7 dəm^6

【主症】头晕，眼黑，肢软，冷汗，心悸。

【单方验方】

方 1：五味子、甘草各 6 克，茯苓 12 克。水煎服，每日 1 剂，日服 3 次。

方 2：党参、黄精各 15~20 克，炙甘草 6 克。水煎服，每日 1 剂，日服 3 次。

方 3：五味子、黄芪各 10 克，炙甘草 9 克。水煎服，每日 1 剂，日服 3 次。

方 4：肉桂、桂枝、炙甘草各 9 克。水煎服，每日 1 剂，日服 3 次。

方 5：益智仁 15 克，大枣 10 克，红糖 20 克。水煎服，每日 1 剂，日服 3 次。

方 6：人参、麦冬、五味子各 9 克。水煎服，每日 1 剂，日服 3 次，连服 2 周。

方 7：肉桂、桂枝、炙甘草各 9 克，五味子 25 克。水煎服，每日 1 剂，日服 3 次。

14. 醋𪘣丢（高脂血症）

【国际音标】ra² phiat⁷ tio¹

【主症】头晕，神疲乏力，失眠健忘，肢体麻木，胸闷，心悸，等等。

【单方验方】

方1：白僵蚕 300 克，焙干碾末。每次 3 克，每日 3 次，2 个月为 1 个疗程。

方2：何首乌、代赭石各 30 克，牛膝、泽泻、山楂各 15 克，丹参、石决明各 20 克。水煎服，每日 1 剂，日服 2 次。

方3：枳实、麦麸（炒）各 30 克，白术 60 克。共研为末，每次 9 克，加荷叶煎汤温服，日服 2 次。

方4：防己 12 克，黄芪、松芦各 15 克，甘草（炒）6 克，白术 9 克，生姜 4 片，大枣 1 枚。水煎服，每日 1 剂，日服 3 次。

方5：山楂、菊花各 10 克，决明子 15 克。煎汤当茶饮。

方6：干花生壳 50 克。洗净后水煎当茶饮。

方7：鲜香蕉柄 20 克。洗净后开水冲泡当茶饮。

15. 牛色𪘣（中风）

【国际音标】ŋui² rəm³ phiat⁷

【主症】突然昏仆，半身不遂，肢体麻木，舌蹇不语，口舌㖞斜，偏身麻木。

【单方验方】

方1：猪牙皂角 6 克，细辛 1.5 克。共研末，将少许末放入鼻孔内，不省人事的中风患者即醒。

方2：雄蝉 5~10 只。将能鸣叫的雄蝉用线绑住，吊在太阳下晒死，然后放在瓦背上焙干，研成细末，每日服 1 次，每次服 3 克，以黄酒送服。服药后用棉被盖身至发汗，如不发汗，则再服 1 次。

方3：椿芽树根（取向阳面的根）一段，去粗皮，取当中白质皮，捣烂，再用适量的白面粉调成糊状，摊于白布上，放 2 厘米 ×2 厘米大小，贴于面瘫一侧，如起泡即拿下。治口面㖞斜。

方4：黄鳝鱼一条。鱼头朝上，剪黄鳝鱼尾将血挤出，用黄鳝鱼的血调面粉，略加温。治中风口眼㖞斜，左歪敷右，右歪敷左。待面正后即把药除去，否则会导致向反方向㖞斜。

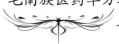

方5：天南星、生姜各适量。将天南星研末，生姜取汁调和，摊于纱布上，左歪敷右，右歪敷左，矫正后面正则洗去，否则又斜向另一边。

方6：山葡萄、豨莶草、女贞子各50克，伸筋草100克，红花30克。水煎40分钟，浸洗足和小腿，日洗1次，2周为1个疗程。

方7：棉花籽（炒黑）、制乳香各9克，红糖30克。将前两味药研末，调红糖，以黄酒送服，日服3次可愈。

方8：蓖麻仁30克，冰片200克。共捣为膏，寒冬地冰时加干姜、附子各3克。左歪敷右，右歪敷左，待矫正时立即拆去，不可迟留，否则又喝斜。

方9：老生姜1500克，红糖300克，白酒500克，韭菜根250克。将姜、韭菜根切碎，放入锅内炒至冒青烟为度，加入白酒、红糖，加盖片刻，睡时敷于患处。

方10：锦军125克，僵蚕100克，穿山甲125克，归尾250克，蜈蚣20条（去头足），斑蝥6克（加糯米炒黄至冒青烟为度）。上药共研成细末，每日早、晚饭前各服10克，共分36日服完。

16. 果线纵塞〔脑血管意外（脑血栓）〕

【国际音标】kuo¹ xien⁵ phiat⁷ sək⁷

【主症】突然昏仆，不省人事或突然发生口眼喝斜、半身不遂、舌强言謇、智力障碍等。

【单方验方】

方1：天麻、钩藤（后下）各9克，石决明（先煎）30克，山栀子、黄芩、杜仲、益母草、牛膝、茯神各9克，夜交藤15克。水煎服，每日1剂，日服3次。

方2：牛黄、郁金、犀角、川黄连、朱砂、雄黄、黄芪各30克，乌梅7克，珍珠、山栀子各1.5克，麝香7克。上药研末，炼蜜为丸，每丸3克，金箔衣（纱纸）包裹，每次1丸，日服2次，病重者可加服1次。

方3：白术、木香、犀角、香附（炒）、朱砂（研水粉）、诃子（煨）、白檀香、安息香（煎膏）、沉香、麝香（碾）、丁香、枇杷各60克，冰片、苏合香油、乳香各30克。上药炼蜜为丸，每丸3克，日服2次，每次1丸。

方4：人参9~15克，熟附子9~12克。将人参另炖（附子另煎），共取汁合服。

方5：独头大蒜300克，白酒400克。将大蒜泡在酒中密封两周后取出，每次服 5~10 毫升，日服 3 次。

方 6：广地龙 15 克，生黄芪 20 克，赤芍、桃仁各 10 克，炙全蝎 3 克。上药焙干研末，隔日服 1 剂，日服 2 次。

17. 钦轮（癫痫病）

【国际音标】chiəm⁵ dəm²

【主症】突然意识丧失、倒地、头后仰、双眼上翻、口吐白沫、面色青紫、咬牙或咬舌，有的伴有大小便失禁，发作后对发病过程不能回忆，全身疼痛乏力。

【单方验方】

方 1：钩藤 12 克，朱砂 1 克，三竺黄 5 克，龙胆草 9 克，柴胡 7 克，木通 3 克，黄连 4 克，灯芯草 2 克，淡竹叶 6 克，甘草 5 克。水煎服，每日 1 剂，日服 3 次。

方 2：全蝎、僵蚕、胆南星、石菖蒲、琥珀各 5 克，水菖蒲 6 克，远志 7 克，茯神、天麻、姜半夏、茯苓各 10 克，朱砂 3 克，丹参、麦冬各 20 克，陈皮 7 克（研末）。以淡竹叶汤 1 碗、姜汁汤 1 杯、甘草 40 克熬成膏和上药调为丸，每丸 5 克，以朱砂为衣，早、晚各服 1 次，每次 1 丸。也可作为汤剂，水煎服，每日 1 剂，日服 3 次。

方 3：陈皮、半夏各 6 克，胆南星、僵蚕、全蝎各 9 克，钩藤 12 克，菊花、竹茹、神砂（冲）、甘草各 3 克。水煎服，每日 1 剂，日服 3 次，连服 7 日为 1 个疗程。在服药期间，用尿液（8 个月大以下的婴儿尿）浸鸭蛋，男患者用男孩尿，女患者用女孩尿，浸 1 日后取出煮熟食之，第 1 个疗程每日食 1 个，第 2 个疗程隔日食 1 个，第 3 个疗程隔两日食 1 个。

方 4：夹竹桃青叶 3 张，铁落花 60 克。水煎服，每日 1 剂，日服 3 次。

方 5：高粱根 30 克，灯芯草、石菖蒲各 15 克，苦竹叶 5 片。水煎服，每日 1 剂，日服 3 次。

方 6：黄鼠狼 1 只，取其生胆焙干后研末，每次服 0.5 克；肉骨炖汤，每日 2 次食用。

方 7：明矾、胆南星、白胡椒、碾砂、丹参、水菖蒲、石菖蒲各 5 克，蝙蝠（掐末）15 克。上药共研末，用适量药末塞入脐内固定，不给药末流出，1 日换药 1 次，10 日为 1 个疗程。

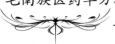

方8：巴豆、明矾、猪牙皂角、麦冬各15克，薄荷12克，茯苓、生半夏、天南星、桔梗、贝母各7克，郁金10克，雄黄5克，朱砂2克，石菖蒲、琥珀各30克。上药焙干共研为末，用鸡蛋清调成膏，用药适量放脐孔中央，盖上生姜片一块，用胶布固定好，每日换药1次，连续15日为1个疗程。

方9：铁落花、铁马鞭、耳环草各15克，穿心草25克，护肝草、红星脑各5克，沉香30克，地骨皮20克，钻地风、走马胎、花心脑、鸟不钻（鸟不朴）、半边莲各10克。水煎后分多次服，小儿酌减量，儿童服药后，必须停药2日才能服下剂药。忌吃鸡肉、狗肉，忌越久越好。

18. 奴更能（神经衰弱、失眠）

【国际音标】nun^2 kəm^1 nək^7

【主症】失眠多梦，头昏脑胀，记忆力减退，注意力不集中，性情急躁易怒，怕声怕光，耳鸣，眼花，精神萎靡不振等。

【单方验方】

方1：海桐根150克，夜交藤、藁本、水杨梅各1000克，五味子、甘草各25克。用水5000毫升，煎两次去渣，再浓缩成3000毫升，加适量单糖，每次服15毫升，日服3次。

方2：酢浆草5000克，松针1000克，大枣500克，红糖适量。用水8000毫升，煎1小时，过滤去渣，另将大枣捣烂加入煎液再煎1小时，煎至约3000毫升时加入适量红糖，每次服50毫升，日服3次。

方3：人参、青皮各1.5克，黄芪6克，神曲2克，黄柏、当归、柴胡、山芝麻各1克，苍术、甘草各3克。水煎服，每日1剂，日服3次。

方4：半夏、陈皮、白茯苓、益智仁、香附子、人参各3克，炙甘草1.5克，乌梅1枚，生姜1片。水煎服，每日1剂，日服3次。

方5：远志、益智仁、桂圆肉各等份。将远志、益智仁研末，入桂圆肉共捣烂如泥，制成丸，每丸10克，早、晚各服1丸，以鸡心汤或莲藕汤送服。

方7：枸杞500克。捣烂装入布袋内，加酒2000毫升，浸泡密闭，每次服30毫升，日服3次。

方8：牛脑（或猪脑）1具，天麻10克。加食盐适量，清炖服，1日服完。

方9：三叶草30克。水煎当茶饮。

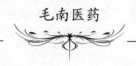

19. 松危引奇（三叉神经痛）

【国际音标】soŋ³ ŋui⁴ jin³ cit⁷

【主症】发作时面颊上颌、下颌及舌部有明显的剧烈电击样、针刺样、刀割样或撕裂样疼痛，持续数秒或 1~2 分钟，突发突止，间歇期完全正常。患者口角、鼻翼、颊部和舌部为敏感区，轻触可诱发。

【单方验方】

方 1：地龙 5 条，全蝎 20 只，路路通 10 克，天南星、生半夏、白附子各 50 克，细辛 5 克。上药共研末，加糯米 250 克炒熟研末，诸药用酒调成饼，加热外用，敷于患处，用纱布固定在太阳穴，湿热敷，每日 2 次。

方 2：菊花、炒杏仁各 30 克，石膏、龙齿、玄参、当归、珍珠母各 15 克，川芎、牛膝、荷叶、甘草各 10 克。水煎服，每日 1 剂，日服 3 次。

方 3：白附子 50 克，川芎、白芷、僵蚕各 100 克，全蝎 75 克。上药研粉调匀，每次 2 克，日服 3 次，以温酒送服。

方 4：川芎 20 克，荆芥、防风、全蝎、荜茇各 12 克，蜈蚣 2 条，天麻 10 克，细辛 5 克。寒重者加附子 20 克；热重者加生石膏 20 克、黄芩 12 克、黄连 9 克；瘀重者加赤芍 12 克、丹参 30 克、五灵脂 15 克；阴虚者加生地、龟板、女贞子各 15 克，黄柏、知母各 12 克。上药共研末调匀，每次服 10 克，日服 3 次，连服 3 剂。

方 5：熟地 12 克，茯苓、五味子、白芷、全蝎各 6 克，山药、枸杞子、肉苁蓉、川芎、蝉蜕各 10 克，细辛、甘草各 3 克。水煎服，每日 1 剂，日服 3 次。

方 6：乌梢蛇（蛇去头、去皮、去尾、去内脏）、蜈蚣、全蝎各 10 克。焙干共碾为末，每次 2 克，日服 3 次，10 日为 1 个疗程。

方 7：主治三叉神经痛时如火灼样剧痛。菊花 12 克，生石膏 24 克，防风、羌活、蔓荆子、甘草、生姜各 9 克，枳壳、旋覆花各 6 克。水煎服，每日 1 剂，日服 3 次。

方 8：主治阵发性胀闷作痛。细辛 3 克，制南星 6 克，茯苓 12 克，川芎、陈皮、半夏、枳实各 9 克，生姜 7 片。水煎服，每日 1 剂，日服 3 次。

20. 引齐结奇（坐骨神经痛）

【国际音标】jin³ tshi⁶ che⁴ cit⁷

【主症】沿坐骨神经分布区域，以臀部、大腿后侧、小腿后外侧、足背外侧

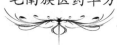

为主的放射性疼痛。

【单方验方】

方 1：生川乌、生草乌、红花各 15 克，地龙、寻骨风、伸筋草各 50 克。上药加入 1000 毫升白酒，密封 7 日而成，早、晚各服 20 毫升。

方 2：鲜水蜈蚣草 250 克（干品用 150 克），生姜、红糖各 250 克。将蜈蚣草和姜捣烂，用布袋装好，加水 2500 毫升，把药和糖共放入锅内同煎成 600 毫升，早、晚各服 1 次（2 天药量），10 日为 1 个疗程。

方 3：生川乌、生草乌各 30 克，桂枝 15 克。上药共碾为末，加盐 125 克，药、盐同放入锅内共炒至盐变黄后，装入布袋内，热敷患处，反复使用多次即显效。

方 4：伸筋草 150 克，鹿含草（衔草）100 克，地龙 60 克，川牛膝、杜仲、枸杞子各 50 克。将上药共研为末，用布袋装好，再把药末和 250 毫升蜂蜜共盛入瓶内，加酒 1000 毫升严封密闭浸泡 20 日，取出后压榨过滤去渣，再放入瓶内静沉 5 日，取上清汁备用，日服 3 次，每次 20 毫升。

方 5：乌梢蛇、川芎各 10 克，威灵仙、千年健、鸡血藤、当归、黄芪、独活、红花各 15 克，土鳖虫、细辛各 5 克。上药用酒浸泡（密封）7 日后可服用，日服 2 次，每次 10 毫升。孕妇忌服。

方 6：桂枝、当归、防风、白芷、苍术、牛膝、赤芍、苍耳子、穿山甲各 12 克，杜仲、川乌、草乌、木香、三七各 6 克，补骨脂、狗脊、黄精、黄芪各 15 克，自然铜 30 克。上药泡酒（男用白酒，女用黄酒）密封 10 日，日服 3 次，每次 10 毫升。

方 7：鸡血藤 250 克，川牛膝 500 克，桑寄生 100 克，老母鸡 1 只（重 1000克以上）。上药用纱布包好，母鸡去毛和内脏，药与鸡同炖煮成鸡肉与骨脱离为度，吃肉喝汤，可分 2~3 次吃完，连服几剂更佳。

方 8：黄芪、牛膝各 30 克，熟附片 20 克，锁阳 15 克，木瓜 20 克，田七 3克，甘草 6 克。先煎附片半小时，再加其他药同煎。水煎服，每日 1 剂，日服 3次。

21. 果晕专猜（美尼尔综合征）

【国际音标】kuo¹ ŋuwn² tsuon⁵ baŋ⁶

【主症】旋转性眩晕，波动性听力下降，耳鸣和耳闷胀感。

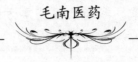

【单方验方】

方1：泽泻60克，半夏20克，白术、钩藤各10克。水煎服，每日1剂，日服3次。

方2：柴胡、青皮、枳壳、龙胆草、栀子各9克，黄芩、泽泻、葛根各15克，半夏、蔓荆子各12克。水煎服，每日1剂，日服3次。

方3：黄芪、党参各30克，白术、归身各10克，陈皮、炙甘草各6克，柴胡、升麻各3克。水煎服，每日1剂，日服3次。

方4：石菖蒲、水菖蒲各20克，白术、天南星各12克，桂枝10克，菊花15克。头痛甚者加蔓荆子；肝火甚者加龙胆草、丹皮；气虚者加黄芪、党参；呕吐者加生姜、代赭石；耳鸣重者加郁金、葱白；胸闷者加砂仁。水煎服，每日1剂，日服3次。

方5：钩藤40克（后下），姜竹茹、泽泻各30克，制半夏12克。水煎服，每日1剂，日服2次。

方6：茯苓、桂枝、白术、泽泻、陈皮、半夏、竹茹、石菖蒲各10克，车前子15克，钩藤30克（后下），菊花12克。水煎服，每日1剂，日服2次。

22. 果晕聪花（眩晕）

【国际音标】 kuo^1 ŋuwn^2 da^3 wa^3

【主症】 头晕，眼花。轻者闭目可止，重者如坐舟船，旋转不定，不能站立，或伴有恶心、呕吐、汗出等症。

【单方验方】

方1：牡蛎、龙骨各18克，菊花10克，枸杞子、首乌各12克。水煎服，每日1剂，日服3次。

方2：钩藤、玉米须、夜交藤各20克。水煎服，每日1剂，日服2次。

方3：向日葵盘1只，冰糖适量。水煎当茶饮。

方4：火炭母30克，白芷、枳实各5克，鸡血藤30克。水煎服，每日1剂，日服2次。

方5：鲍鱼壳（石决明）30克，菊花、枸杞子各12克，桑叶9克。上药连煎两次，合液后再煎一次，日服2次。

方6：黄芪20克，白术、茯苓各9克，桂圆肉、枣仁各20克，人参、当归各12克，木香、炙甘草各6克，远志10克。水煎服，每日1剂，日服3次。

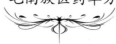

方 7：牛膝、代赭石各 30 克，生龙骨、生牡蛎、生龟板、白芍、天门冬各 15 克，麦芽、茵陈、川楝子各 6 克，甘草 4 克。水煎服，每日 1 剂，日服 3 次。

方 8：熟地 24 克，山药、山萸肉各 12 克，泽泻、茯苓、牡丹皮、枸杞子、菊花各 9 克。水煎服，每日 1 剂，日服 3 次。

23. 晕天〔昏厥（休克）〕

【国际音标】ŋuɯn^6 thien^3

【主症】意识尚清，但烦躁焦虑；或意识不清，面色、皮肤苍白，口唇、甲床发绀，心率加快，呼吸频率增加，出冷汗，脉搏细速，血压可骤降或略降，甚至正常或稍高，脉压缩小，尿量减少。

【单方验方】

方 1：主治昏厥欲死。公丁香、木香、乳香、藿香、苏合香、降香、沉香、香附子、诃子肉、僵蚕、莲心、天麻、郁金、薏苡仁、礞石、檀香、朱砂、琥珀各 60 克，甘草 120 克，牛黄、安魂香各 30 克，麝香 10 克，冰片 15 克，大赤金箔纸 300 张（包药丸用）。共研为末，炼蜜为丸，金箔纸为衣，每丸 3 克。日服 3 次，每次 2 丸，开水送服。

方 2：主治跌打损伤欲死，昏迷不醒。地鳖虫（瓦上焙干碾粉）15 克，自然铜（瓦上焙干碾粉）9 克，乳香、灯芯草（同炒）、血竭、朱砂、巴豆（去壳）、当门子各 6 克。上药共研末搅匀，成人每次服 0.45 克，小儿每次服 0.21 克，以酒冲服。牙关紧闭者，需撬开嘴巴灌服。

方 3：樟脑 2 克。以生姜水 30 毫升冲服。

方 4：葱白一把（连须根不用洗），麝香 0.3 克。葱捣烂调麝香敷肚脐，用艾条加温灸之，以不烫为度。

方 5：肉桂、细辛、干姜、公丁香各 15 克。将上药研末，放于肚脐内，用生姜一片盖在脐上，用艾条加热灸之。

方 6：主治高热谵语。牛黄、郁金、犀角、黄连、山栀子、雄黄、黄芩、朱砂各 30 克，冰片、麝香各 7.5 克，珍珠 15 克。上药碾末，炼蜜为丸，每丸 3 克，成人每次服 1 丸，小儿用量减半，日服 3 次。注意：脉虚者用人参汤、脉实者用银花汤送服。

方 7：主治原因不明的假性死亡。半夏适量。研末，胸部和头部还温和者用 0.3 克吹入鼻中，重者可用 0.5~1 克吹入鼻中，有反应者复活，无反应者死。

24. 引那拿瘫（面神经麻痹、面瘫）

【国际音标】jin³ na¹ na³ nan⁵

【主症】一侧面颊动作不灵、嘴角歪斜。病侧面部表情肌完全瘫痪，前额皱纹消失，眼裂扩大，鼻唇沟平坦，口角下垂，露齿时口角向健侧偏歪。病侧面部不能做皱额、蹙眉、闭目、鼓气和噘嘴等动作。

【单方验方】

方1：葛根20克，麻黄、桂枝、芍药各10克，炙甘草5克，生姜3片，大枣3枚。水煎服。病情较重者每日服1剂半，轻者每日服1剂，儿童、体弱者药量酌减。

方2：白附子、僵蚕、全蝎各等量（生用）共研为细末，每丸3克，以热酒或热姜汤送服，也可煎剂服用。

方3：银花、连翘、牛蒡子各15克，马勃、射干、黄芩、桔梗、僵蚕、地榆各10克，全蝎6克，甘草3克。水煎服，每日1剂，日服3次。

方4：黄芪30克，白术、白附子、僵蚕、地龙各12克，全蝎、川芎各6克，防风10克，蜈蚣2条。水煎服，每日1剂，日服3次。

方5：面瘫外用方。①红蓖麻籽适量，捣烂加温贴敷，固定于患处12小时。②鲜天南星适量，研为末或浆，用姜汁调匀，贴敷于患处。③棉花籽（捣烂）12粒，加乳香、没药各10克，碾为粉，水煎服或外敷。

25. 喏（呕吐）

【国际音标】dok⁷

【主症】恶心、干呕和呕吐。

【单方验方】

方1：槟榔6克，人参2.5克，茯苓3克，橘皮2.2克，荜茇2.5克，生姜3片。水煎服，每日1剂，日服3次。

方2：甘草汁500毫升，姜汁250毫升。两汁和匀，每次温服30毫升，日服3次。

方3：韭菜汁、牛乳各60毫升，生姜汁10毫升。温服。

方4：生槟榔12克。嚼服后，即冲服大黄粉9克。

方5：大枣1枚（去核），裹斑蝥1个。用锡纸包后，慢火烧熟，将斑蝥去之，枣细嚼，以米汤送服。

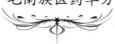

方6：干柿饼3个，连蒂捣烂，以酒冲服甚效。

方7：主治呕吐嗳秽之缓症。姜汁炒黄连适量，酒炒黄芩、人参各5克，姜半夏7克，干姜4克，炙甘草2.5克，大枣2枚。水煎服，每日1剂，日服3次。如腹痛肢冷加桂枝2.5克，口干者加姜汁适量、炒乌梅1个。水煎服，每日1剂，日服3次。

方8：主治闻药即吐。取家中灶心土，和水为丸，塞两鼻孔即可。

26. **沙若咯克**（呃逆）

【国际音标】sa⁵ jio⁵ kho⁶ khet⁸

【主症】呃逆，嗳气，胃部隐痛，腹部不适。

【单方验方】

方1：天南星9克，半夏、枯明矾、厚朴、莱菔子各15克，枳壳、豆豉各30克，人参、甘草、阿魏各9克，木香12克。上药共研末，每次10克，日服3次，姜汤送服。

方2：公丁香37粒，白莲子（去心）37颗，煨老姜片10克，糯米250克。将药煮烂去渣，加米煮粥食用，日服2次。

方3：紫苏叶60克，蜂蜜400克，姜汁400克。将紫苏叶研细末，混合其他药搅匀，放入砂锅中微火煎成膏，每次10克，空服细咽，日服3次。

方4：指甲（又名人脱）少许，烟丝适量，装入烟斗内当烟吸。

方5：糯米粉用牛口水（取牛口水法：用水洗净牛嘴巴，再用食盐涂老牛之口，顷刻牛涎自溢出，用盆装牛涎）搅匀，制成黄豆大丸，煮熟食之，每次服2丸，日服3次。但要戒吃牛肉，否则复发。

方6：主治噎膈不思饮食。黄连50克（酒浸阴干），吴茱萸50克，滚泡7~8次，用神曲糊为丸（如桐子大），饭后以荷叶汤送服，每次1丸，日服3次。

27. **得奇黄表**（急性肝炎）

【国际音标】təp⁷ cit⁷ waŋ⁶ piau¹

【主症】近期出现低热、全身疲乏无力、食欲减退，伴有恶心、呕吐、厌油腻、肝区不适及尿黄等症状，休息后不见好转。

【单方验方】

方1：岩黄连、马蹄香各10克，车前草15克。水煎服，每日1剂，日服3

次，连服 15 日。

方 2：生马蹄 30 克。水煎服，每日 1 剂，连服 7 日。

方 3：岩黄连、虎杖、姜黄、五加皮根各 10 克，车前草 15 克。水煎服，每日 1 剂，日服 3 次，连服 10 日。

方 4：狗肝菜（鲜）100 克。水煎服，连服 20 日。

方 5：满天星、土茵陈各 15 克，无根藤 20 克，山栀子、车前草、半枝莲各 10 克。水煎服，每日 1 剂，日服 3 次。

方 6：石上黄苔 50 克，车前草 20 克。水煎当茶饮。

方 7：小田基黄 30 克，连钱草、车前草、板蓝根各 15 克，白茅根 10 克。水煎服，每日 1 剂，日服 3 次。

方 8：虎杖 15 克，人字草 10 克，马蹄金 30 克。水煎服，每日 1 剂，日服 3 次。

方 9：板蓝根 40 克，大青叶、金钱草各 20 克，茵陈 30 克，大枣 10 枚，焦三仙 10 克（儿童用量酌减）。水煎服，每日 1 剂，日服 3 次。

方 10：塘角鱼（野生）250 克，绿豆 120 克，陈皮 3 克。煮熟透食用，每周 3 次。

方 11：玉米须、茵陈、虎杖、车前草各 15 克。水煎服，每日 1 剂，日服 3 次。

28. *得睹病样（慢性肝炎）*

【国际音标】$təp^7 tun^3 phɛŋ^6 jɛŋ^4$

【主症】病程超过一年，乏力、食欲不振、腹胀、肝区疼痛，蜘蛛痣、肝掌、肝脾肿大。

【单方验方】

方 1：满天星（鲜品）205 克，鸡骨草（鲜品）50 克。用水 750 毫升，煎至 375 毫升，日服 3 次，每次 100 毫升，以白糖送服。

方 2：田基黄、糯稻根各 50 克。加水 500 毫升煎沸 5 分钟，日服 3 次，每次 150 毫升，以白糖送服，连服 1 个月为 1 个疗程。

方 3：田基黄（鲜品）、旱莲草（鲜品）各 100 克。加水 500 毫升煎沸 5 分钟，日服 3 次，每次 150 毫升，以白糖送服，连服 1 个月为 1 个疗程。

方 4：苦参（鲜品）、山豆根（鲜品）、五味子（鲜品）各 50 克。水煎服，每日 1 剂，日服 3 次，每次 150 毫升，以白糖冲服，连服 1 个月为 1 个疗程。

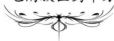

方 5：柴胡、白芍、枳壳、陈皮各 10 克，川芎 6 克，甘草 4.5 克。水煎服，每日 1 剂，日服 3 次。

方 6：主治肝肿大、触痛。茵陈、白茅根各 30 克，栀子 10 克，生大黄 6 克，银花、连翘各 15 克。水煎服，每日 1 剂，日服 1 次。

方 7：主治脘腹胀满，肝区钝痛，食欲不振。滑石 20 克，茵陈 30 克，黄芩、藿香各 15 克，石菖蒲 10 克，木通、川贝各 6 克，射干 6 克。水煎服，每日 1 剂，日服 3 次。

29. 尨奇省（急性胃炎、慢性胃炎）

【国际音标】loŋ² cit⁷ nŋωm¹

【主症】上腹疼痛，食欲减退，餐后饱胀、反酸、嗳气等。

【单方验方】

方 1：向日葵根。将向日葵根碾成粉末，每次服 0.1 克，日服 2 次，温开水送服。

方 2：山薄荷、土柴胡、茴香根各 9 克。水煎服，每日 1 剂，日服 3 次。

方 3：梧桐子适量。炒焦研粉，每次 5 克，日服 2 次，温水送服。

方 4：水田七、香附子各 100 克，石菖蒲 50 克。共研末，日服 3 次，每次 9~15 克，连服 1 个月为 1 个疗程。

方 5：金不换（切片晒干）15 克。水煎服，每日 1 剂，日服 2 次，连服 1 个月为 1 个疗程。

方 6：九龙藤 100 克，两面针 15 克。水煎服，每日 1 剂，日服 3 次，连服 30 日。

方 7：两面针、七叶莲各 150 克，金不换 100 克，甘草、鹅不食草各 50 克。共晒干研粉，日服 3 次，每次 15 克，连服 1 个月。

30. 尨奇轻（萎缩性胃炎）

【国际音标】loŋ² cit⁷ chit⁷

【主症】胃脘部胀满不适，纳差、乏力、消瘦、贫血等。

【单方验方】

方 1：人参 3 克，白术、茯苓各 6 克，甘草 2.5 克，陈皮、砂仁各 2.4 克，半夏 3 克，生姜 6 片。水煎服，每日 1 剂，日服 3 次。

方 2：主治胃脘腹痛，时轻时重。芍药 9 克，甘草 3 克，柴胡、枳实、川

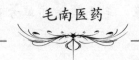

芎、香附各 6 克，金铃子、延胡索各 30 克。共研末作散剂，每次 3 克，日服 3 次，以白酒送服。

方 3：沙参 9 克，冰糖 3 克，麦冬、生地黄各 15 克，玉竹 4.5 克，白芍、炙甘草各 12 克。水煎服，每日 1 剂，日服 3 次。

方 4：黄芪 45 克，芍药 18 克，桂枝、生姜各 9 克，炙甘草 6 克，大枣 4 枚，饴糖 30 克。水煎服，每日 1 剂，日服 3 次。

方 5：当归、生地黄、红花、牛膝各 9 克，桃仁 12 克，枳壳 6 克，柴胡、甘草各 12 克，桔梗、川芎各 4.5 克。水煎服，每日 1 剂，日服 3 次。

31. 龙泊奇（胃脘痛）

【国际音标】loŋ² bəp⁸ cit⁷

【主症】胃脘部疼痛，常伴有食欲不振、痞闷或胀满、恶心呕吐、吞酸嘈杂等。

【单方验方】

方 1：瓦楞子、乌贼骨、灶心土（伏龙肝）、柿霜面、百草霜、浙贝母、当归、杏仁各 50 克。上药共研为末，每次服 5 克，日服 3 次，饭前温水送服。

方 2：九龙盘（又名金不换）0.2~0.8 克。切片，以开水含嚼。

方 3：金果榄、香附各 10 克，两面针 15 克。水煎服，每日 1 剂，日服 3 次。

方 4：两面针、山豆根各 50 克，马连鞍 25 克。上药共研末，每次服 5~10 克，日服 3 次，温水冲服。

方 5：海螵蛸、三百两银、救必应、首乌、枫树子（路路通）各 1000 克，肉桂、陈皮、甘草各 250 克。加水 30 升，煎成 10 升药液备用，日服 3 次，每次服 15~20 毫升。

方 6：两面针、水田七各 75 克，鸡骨草根、石菖蒲、陈皮各 50 克。上药共研为末，每次服 0.5~1 克，日服 3 次。

方 7：玫瑰花 3 朵，焦锅巴 30 克，生姜 2 片。共研末，每次服 0.15~3 克，日服 3 次。

方 8：桃树根 30 克，百合 10 克，甘草 3 克。水煎服，每日 1 剂，日服 3 次。

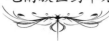

32. 龙筛略（胃及十二指肠溃疡）

【国际音标】loŋ² sai¹ dok³

【主症】反复发作的节律性上腹痛，常伴有嗳气、反酸、灼热、嘈杂等感觉，甚至还有恶心、呕吐、呕血、便血等。

【单方验方】

方1：七叶莲15克，山樟子9克，水田七10克，两面针6克。水煎服，每日1剂，日服3次。

方2：九龙藤30克，石菖蒲、香附各15克，陈皮9克，山苍根20克。水煎服，每日1剂，日服3次。

方3：甘草50克，鸡蛋壳30克，飞龙掌血、两面针各20克。上药共研为末，日服3次，每次3克，连服3周。

方4：延胡索、香附子各15克，川楝子、五灵脂各10克，两面针6克，狗胆1具。上药共研为末，用胆汁浸湿后晒干，每次3克，日服3次。

方5：白及500克，金不换、两面针、飞天蜈蚣各250克。上药共研为细末，每次2克，日服3次。

方6：白松塔（或高山松叶）30~60克。煎汤内服，日服2次。

方7：天花粉30克，川贝母15克，鸡蛋壳10个。上药共研为末，每次服6克，日服3次。

方8：黑老虎250克，炙黄芪、炙甘草、炒白术、金果榄、延胡索、香附各100克，海螵蛸300克，救必应200克，乌药150克，陈皮15克。上药共研为末，蜜制丸，每丸15克，每次服1丸，日服3次，1个月为1个疗程。

33. 龙翁趴（消化道出血）

【国际音标】loŋ² uk⁷ phiat⁷

【主症】呕血，便血，常伴头晕、心慌、冷汗、乏力、口干。

【单方验方】

方1：白茅根30克，丝瓜叶、冰片各20克。水煎服，每日1剂，日服2次。

方2：鲜鸡血20~30克，三七粉5克。调匀空腹服，每天1剂，连服3天。（要从健康的公鸡翅膀下拔去毛，取鲜血趁热服用）

方3：芦苇根15克，芝麻叶30克，茜草6克。水煎服，每日1剂，日服3次。

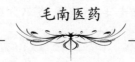

方4：花蕊石20克，三七10克，白及40克。上药共研为末，每次9克，日服3次。

方5：吊兰、野马蹄香各30克。水煎服，每日1剂，日服3次。

方6：贯众、血余炭（即头发灰）各15克，侧柏叶汁、童小便各30毫升。取药汁在杯内，隔水蒸半小时，后加童小便频服，严重者加量。

方7：藕节、蒲黄各等份，血余炭3克。共研匀成末，以开水调服。

方8：主治胃出血。蒲黄6克，五倍子12克，血余炭、侧柏叶炭（生松柏烧成炭）、黄芩炭（黄芩烧成炭）各12克。水煎服，每日1剂，日服3次。

34. 龙托（胃下垂）

【国际音标】loŋ² tok⁷

【主症】食欲不振、食量减少、腹部胀满、嗳气、小腹坠胀、心窝部沉重不适及大便秘结。

【单方验方】

方1：猪肚1具（或牛网肚1具），炒枳壳12克，砂仁3克。将药纳入猪肚（或牛网肚）内扎紧，加水炖熟，分多次吃肉喝汤。

方2：猪肚1具（洗净），白术150~200克。先将白术浸透水，纳入猪肚内扎紧，加水煮6个小时，再将猪肚内白术取出晒干或焙干，每次5~15克，日服3次，空腹用糖水送服，将猪肚分次食完。

方3：枳壳12克，野山楂9克。水煎服，每日1剂，日服2次，连服7日。

方4：黄芪20克。水煎服每日1剂，日服2次。或者将15克黄芪，煎汤去渣，加粳米50克，煮成粥，再放少许红糖调味，分2次吃完，连服7日。

方5：猪肚250克，白胡椒15克。煮烂食，连服7日。

方6：蓖麻子仁、五倍子各1.5克。将上药共研成末，水调成糊状备用，敷于疼痛中心处，并用胶布固定，早晚用热水袋敷5~10分钟，每剂药4日换药1次，连续换6次可愈。

35. 任喏任泻（急性肠胃炎）

【国际音标】məm⁵ dok⁷ məm⁵ xie⁵

【主症】发烧，恶心，腹痛，腹泻。

【单方验方】

方1：金银花藤、藿香各12克，鬼针草、野苋菜各20克。水煎服，每日1

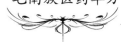

剂，日服 3 次。

方 2：杉木寄生 30 克，陈皮 5 克。水煎服，每日 1 剂，日服 2 次。

方 3：黄连 15 克，苦瓜藤 6 克。水煎服，每日 1 剂，日服 2 次。

方 4：玉米心 300 克，黄柏、干姜各 3 克。共碾末，每次 3 克，日服 3 次。

方 5：伏龙肝（灶心土）100 克。水煎，1 次服完。

方 6：去皮大蒜 6 克，食盐适量。大蒜捣烂，开水冲服，日服 2 次，另用大蒜适量外敷脐部。

方 7：稔子叶（鲜）100 克。水煎服，每日 1 剂，日服 3 次。

方 8：蜜蜂蜡 15 克。分 2 次，温水冲服。

36. 甩奇样（慢性结肠炎）

【国际音标】sai¹ cit⁷ jɛŋ⁴

【主症】腹痛伴便血，腹泻，腹泻与便秘交替，里急后重。有腹痛→便意→排便→缓解的特点。

【单方验方】

方 1：炙黄芪、炒白术、白芍、茯苓各 15 克，桂枝 3 克，炒防风、甘草、炮姜各 25 克，焦楂炭 20 克，大枣 5 枚，饴糖 200 克。水煎服，每日 1 剂，日服 3 次。

方 2：当归 10 克，赤芍、白芍、黄芩、槟榔、五灵脂、诃子皮各 15 克，焦楂炭 20 克，木香 7.5 克，砂仁 3 克。水煎服，每日 1 剂，日服 3 次。

方 3：柴胡、赤芍、白芍、青皮、广木香、陈皮各 10 克，金铃子 20 克，胡黄连 6 克，乌药、制附子、沉香、五灵脂、乌梅各 15 克。水煎服，隔日 1 剂，连服 5 剂。

方 4：柴胡、赤芍、白芍各 10 克，金铃子、马齿苋各 20 克，木香、乌梅、乌药、五灵脂各 15 克，胡黄连 5 克，白头翁 6 克。水煎服，每日 1 剂，日服 3 次，连服 5 剂即愈。

方 5：白头翁、茯苓、薏苡仁、地榆各 15 克，黄柏、秦皮、白术各 12 克，黄连 6 克，木香、白芍各 10 克。水煎服，每日 1 剂，日服 3 次。

方 6：连皮老丝瓜适量，烧灰存性为末，取 15 克以热酒调冲服。

37. 摆龙（腹泻）

【国际音标】pai^1 lon^2

【主症】大便次数增多（大便每天 3 次以上），量增加，性状改变，可呈稀便、糊状便、水样便。

【单方验方】

方 1：主治寒泻。用胡椒粉和饭做饼敷贴脐上，也可用炒盐敷，糯米酒和盐炒敷，炒艾绒做饼敷，胡椒仁、大蒜捣饼敷，艾叶、窑心土敷，吴茱萸为末炒温湿敷等均显效。

方 2：金银花、金樱子、罂粟壳各 5 克。用醋炒后共研为末，炼蜜为丸如梧桐子大，每次 5 克，日服 3 次。

方 3：木鳖半只，母丁香 4 粒。共研为末，以口水调为丸，如黄豆大，纳入脐中，外用小膏药贴之，立见效。

方 4：茜草根 30 克，苦木皮 50 克，大蓟根、防风各 10 克。水煎服，每日 1 剂，日服 2 次。

方 5：猪肚 1 具，入蒜头煮烂，捣烂为丸如梧桐子大，每次 1 丸，日服 3 次，以米汤送服。

方 6：鲜车前草 20 克，鲜铁苋草、鲜凤尾草各 30 克。洗净切碎，水煎服，每日 1 剂，日服 2 次。

方 7：石榴皮焙干为末，每次 4~5 克，日服 3 次。

方 8：硫黄 30~50 克，装入一个大红萝卜内（去萝卜心），用柴火焖熟，去掉萝卜取出硫黄碾粉末，每次开水冲服 2 克，日服 3 次。

38. 结刊（便秘）

【国际音标】che^4 ŋan^5

【主症】大便次数减少，间隔时间延长或正常，但粪质干燥，排出困难；或粪质不干，排便不畅。

【单方验方】

方 1：柏子仁、松子仁、火麻仁各 50 克。共研匀，用黄蜡 25 克溶化和丸为梧桐子大，每次 1 丸，日服 2 次，共服 30 丸，空腹以米汤送服。

方 2：酒大黄 70 克，桃仁 30 克，木香、炒枳实、柴胡各 25 克，甘草 20 克。共碾末或炼蜜为丸，早、晚各服 10 克，日服 2 次。

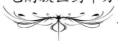

方3：猪胆汁一杯，醋少许，灌入肛门内，片刻自通，日灌2次。

方4：主治大便热闭。芝麻100克，大黄10克，好茶叶25克。共研为末，每次服10克，温水冲服。

方5：连须葱白3根，桃仁7粒，捣药如泥敷脐口。

方6：猪（牛、羊）的鲜苦胆，每次服用一个新鲜胆的汁。

方7：主治大便虚闭。连须葱头3个，姜1片，盐5克，豆豉10多粒。捣成饼，烘热敷脐中，固定良久，气通即愈。

39.得麻浮（肝脾肿大）

【国际音标】təp⁷ mia⁵ vok⁷

【主症】腹水，腹壁静脉曲张，水肿，黄疸，蜘蛛痣，肝掌及出血倾向（鼻出血、牙龈出血、皮下瘀斑）。

【单方验方】

方1：饿蚂蟥200克（连根茎），竹鸡（小母鸡）一只约750克。将上药用水适量煲竹鸡至溶化为度，日服2次。

方2：葫芦茶30克，仙人掌50克，犁头草25克。上药与瘦猪肉煲服，每日服1次，连服5次为1个疗程。

方3：新鲜鸡蛋2个，桔梗50克。水煎，去渣食蛋喝汤，数次可愈。

方4：鳖甲（醋炒）、何首乌、当归尾、党参、生姜、黄芪、白芍、白术各15克，川芎、乌梅（去壳）、炙甘草各10克，大枣2枚。上药加水500毫升煎至250毫升，日服3次，每次服50毫升，连服5剂。

40.得假龙浮（肝硬化腹水）

【国际音标】təp⁷ ca¹ loŋ² vok⁷

【主症】腹胀大如鼓，皮色苍黄，脉络暴露。

【单方验方】

方1：黑丑、白丑各等份。共研为末，每次服3克，日服1次。孕妇禁用。

方2：颠茄种子适量，炒黄研末，每次服2克，日服3次。

方3：大田螺4枚，大蒜5克，车前子（研末）9克。上药捣成饼贴入脐中并固定，腹水从便中出，肿自消，但过后终身禁食田螺。

方4：上莲下柳6克，独脚乌桕、老桑树根各50克，山栀子9克，金银花、白茯苓、黄桑树根、黄连各15克。水煎服，每日1剂，日服3次，连服3~5剂。

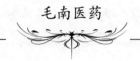

在服药期间，低盐饮食。

方5：红帽顶梗根2000克。用水煎熬，浓缩为膏状约300克，每次服6克，日服3次，服完即愈。

方6：扁豆、花生米、大蒜头各250克（打碎），黄糖100克。将上药加水3000克，以火煎为浓汁约一碗，先喝汁后吃渣，日服2次。忌食咸味食物。

41. 生虱眉病（再生障碍性贫血）

【国际音标】sut^7 phiat^7 me^2 phεŋ^6

【主症】贫血、出血及感染。

【单方验方】

方1：当归、白芍、白术、麦冬、肉苁蓉、制半夏、茯苓、大枣各10克，川芎5克，党参、黄芪各15克，肉桂、炮附子各6克，生姜3片。水煎服，每日1剂，日服3次。

方2：女贞子12克，枸杞、熟地、何首乌、菟丝子、旱莲草、桑葚子各10克，山萸肉6克，补骨脂、肉苁蓉各15克。水煎服，每日1剂，日服3次。

方3：熟地、山萸肉、枸杞子、杜仲各10克，山药15克，香附子、肉桂各6克，炙甘草5克。水煎服，每日1剂，日服3次。

方4：黄芪60克，党参30克，威灵仙、枸杞、补骨脂各15克，仙茅、鹿角胶、阿胶各10克。水煎服，每日1剂，日服3次，10日为1个疗程。

方5：熟地30克，黄芪90克，鹿角胶、阿胶各12克，紫河车、肉苁蓉、炒杜仲、太子参各15克，当归、赤芍、人参、甘草、茯神各10克，沙苑子18克，石决明30克（先煎）。阴虚者加龟板、牡蛎；血热妄行者加山栀子、茅根、藕节、槐花；出汗心悸者加山茱萸肉、龙骨、牡蛎、浮小麦；感染发热者加地骨皮、金银花、虎杖、板蓝根；头晕目眩者加葛根；咳嗽痰多者加芦根、苏子、枇杷叶、马兜铃。水煎服，每日1剂，日服3次。

方6：人参、蜂蜜各适量。将人参切成硬币厚片状，加蜂蜜调和，上锅蒸煮20分钟取出，放凉备用。每晚睡前以温水送服1片，连续服用对体虚贫血者疗效显著。高血压者忌用。

42. 髻时翁血（血小板减少症）

【国际音标】dwm^2 ri^6 uk^7 phiat^7

【主症】轻者表现为皮肤出现瘀点、瘀斑，黏膜出血或仅血小板减少而无出

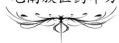

血；重者有血便、血尿、呕血、咯血及脑出血，常伴有寒战、发热。

【单方验方】

方1：黑豆衣（黑豆皮）30克，熟地、黑芝麻各20克，龙葵果、桂圆肉各15克，牛膝、生何首乌各10克，大枣5枚。水煎汤后备用。石榴皮、鸡血藤、路路通、花椒各等份，共碾成粉末。用上药散剂，每次3克，以上药汤剂冲服，日服2次。

方2：红衣花生21克，大枣10枚。煮熟，吃上述的汤和枣，日服1次，7日为1个疗程。

方3：黄鼠狼一只，将黄鼠狼的骨肉切成块，用阴阳瓦或砂锅焙干后碾成粉末，放入干净的瓶中贮存备用。日服3次，每次服3克，小儿用量酌减。

方4：海螵硝15克，紫草6克，茜草3克。水煎服，每日1剂，日服2次。

方5：生地20克，侧柏叶9克，白茅根30克，白糖适量。水煎服，每日1剂，日服3次。

方6：白及、白茅根、藕节炭各9克。水煎服，每日1剂，日服3次，连服5剂。

方7：仙鹤草、白茅根各15克，三七粉2克。前两味药水煎去渣，冲三七粉服，日服2次。

43. 引脉假（动脉硬化）

【国际音标】jin³ mək⁸ ca¹

【主症】心悸，胸痛，胸闷，头痛，头晕，四肢凉麻，四肢酸懒，跛行，视力下降，记忆力下降，失眠多梦等。

【单方验方】

方1：土元、蜈蚣、地龙、全蝎各30克。将上药焙干共研为末，日服2次，每次服2克。

方2：干丝瓜一个，一只鸽子的血。将干丝瓜研成细末，同鸽子血调成饼，晒干后再研，日服2次，每次服6克，空腹以少量酒送服。

方3：蒲公英40克，50度白酒500毫升。将蒲公英浸入酒中泡7日后，滤去渣，日服3次，每次服10~20毫升，早、晚各1次。

44. 尿糖穷（糖尿病）

【国际音标】ndeu⁵ thaŋ² choŋ²

【主症】多饮、多尿、多食和消瘦。

【单方验方】

方1：白葛粉、天花粉、麦冬、生地、糯米各10克，五味子、甘草各3克。水煎服，每日1剂，日服3次。

方2：松树皮100克，猪筒骨500克。将松树皮与猪筒骨炖成汤2碗，日服1次，连服1个月。

方3：天花粉、生姜各150克，生麦门冬（绞汁）、芦根（切碎）各30克，白茅根50克。以水5碗煎成2碗，分3次服。

方4：猪胰腺1具，白石脂90克。共研为膏，炼蜜为丸，每次服9克，日服2次。

方5：玉米秆内心（或玉米须）30克，黄芪15克，山药60克。水煎服，每日1剂，早、晚各服1次，连服10日。

方6：糯米（炒黄）、桑根（白皮）各50克，水煎当茶饮。

方7：西瓜皮50克，冬瓜皮20克，天花粉15克。水煎服，每日1剂，日服3次。

方8：鲜玉米须100克，绿茶2克。玉米须加水500毫升，煮沸5分钟后，加绿茶浸泡，取其汁分3次服，每日1剂，连服7剂为1个疗程。

方9：菠菜根200克，鸡内金10克。水煎服，每日1剂，日服3次。

45. 病天龙严（甲状腺机能亢进）

【国际音标】pheŋ⁶ bɛk⁸ loŋ² mam³

【主症】手抖、心慌、性情急躁、多汗，身体消瘦、容易饿、容易累、全身无力，失眠、突眼等。

【单方验方】

方1：柴胡、黄芩、党参各10克，半夏、桔梗、陈皮、母丁香各6克，厚朴、郁金各9克，甘草13克。水煎服，每日1剂，日服3次。

方2：龙胆草、黄芩各9克，生山栀子12克，甘草3克，当归10克，木通、柴胡各6克，女贞子、钩藤各15克，生石决明、生地各30克。水煎服，每日1剂，日服3次。

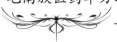

方 3：柴胡 6 克，香附、枳壳、青皮、陈皮、莪术、贝母、海藻各 9 克，昆布、海蛤粉各 15 克，牡蛎 30 克。水煎服，每日 1 剂，日服 3 次。

方 4：主治心烦易怒或激动暴躁。百合、生地黄各 50 克，知母 30 克。水煎服，日服 3 次，每次服 30 毫升。

方 5：炙甘草、李根皮、葛根、黄芩、桂枝、瓜蒌、人参、川芎各 3 克。水煎服，每日 1 剂，日服 2 次。

46. 醋软乱都粘（流行性乙型脑炎）

【国际音标】ra^2 ɱui^2 luon^6 tu^1 niem^3

【主症】见起病急，有高热、头痛、呕吐、嗜睡等症状。重症患者有昏迷、抽搐、吞咽困难、呛咳和呼吸衰竭等症状。体征有脑膜刺激征、浅反射消失、深反射亢进、强直性瘫痪和病理征阳性反射等。

【单方验方】

方 1：主治发热、头痛、嗜睡、惊厥、抽搐等症。金银花、连翘、豆豉、牛蒡子各 10 克，薄荷 3 克（后下），大青叶 32 克，板蓝根 30 克。水煎服，日服 3 次，每次服 30 毫升。

方 2：狗肝菜 32 克，地胆草、崩大碗、鬼针草、车前草各 16 克（鲜草适当加量）。水煎服，每日 1 剂，日服 3 次。

方 3：主治热毒症状较明显者。生石膏、大青叶、板蓝根各 32 克，知母、玄参各 12 克，牡丹皮、生地、紫草、连翘各 15 克，淡竹叶、甘草各 5 克。水煎服，每日 1 剂，日服 3~4 次。

方 4：主治高热、抽搐。生石膏、生地、大青叶、板蓝根各 32 克，皂角 3 克（或者水牛角 32 克），知母、黄芩、牡丹皮、赤芍各 10 克，黄连 6 克。水煎服，每日 1 剂，日服 3 次。

方 5：主治湿热、胸闷、腹胀和腹泻。黄连 3 克，香附子 5 克，鲜佩兰 15 克，薄荷叶、薏苡仁、白果仁、厚朴、鲜藿香各 10 克，大青叶、板蓝根各 32 克。水煎服，每日 1 剂，日服 3 次。

47. 醋软骹辰病都粘（流行性脑脊髓膜炎）

【国际音标】ra^2 ɱui^2 dak^8 rən^2 phεŋ^6 tu^1 niem^3

【主症】此病为小儿常见的脑膜炎双球菌引起的化脓性脑膜炎，具有流行性。细菌主要侵犯脑膜，感染起自鼻咽部，随之细菌侵入血液循环，终止于脑膜

或身体其他部位而产生炎性损害。15 岁以下儿童发病率最高。

此病潜伏期一般为 2~3 天，开始很像上呼吸道感染的症状，随之出现高烧、恶心、头痛、呕吐，面容呆痴、缺乏表情，面色灰白发绀。发病数小时后，全身迅速出现出血性皮疹为本病的特征，出血点大小不等，由淡红色发展成紫色瘀斑，分布于全身各处，出血疹可融合成片，中间可发生坏死，病人可出现休克或频繁抽风。病情较重者如不及时抢救治疗，就会出现生命危险；若延误治疗也会造成后遗症，如视神经炎、各种神经瘫痪、硬脑膜下积液，甚至脑积水等。

【单方验方】

方1：银花、连翘、板蓝根各 18 克，薄荷 5 克（后下），山栀子、葛根、淡竹叶各 10 克，鲜芦根 32 克。水煎服，每日 1 剂，日服 3 次。

方2：银花、连翘、板蓝根、紫草各 18 克，石膏、鲜生地各 32 克，知母、玄参、丹参、山栀子、淡竹叶各 10 克。水煎服，每日 1 剂，日服 4 次。

方3：人参 15 克（或党参 32~48 克），熟附片 10 克（先煎），龙骨、牡蛎各 16~32 克（先煎）。加水煮成 200 毫升，每日频服。若有气短、口渴、汗多、脉细，为气阴两虚之症，可用人参 10 克（或党参 32 克）、麦冬 12 克、五味子 8 克，煎成 200 毫升，每日频服。

48. 摆龙变（慢性细菌性痢疾）

【国际音标】pai^3 lon^2 pien^5

【主症】菌痢病程超过 2 个月未愈，为慢性菌痢。主要表现为长期反复出现腹痛、腹泻，大便常有黏液及脓血，可伴有乏力、营养不良及贫血等症状，亦可腹泻和便秘交替出现。

【单方验方】

方1：狼毒（野山芋）100 克，切片晒干，加水 1500 毫升，煮两小时，冲少量糖，日服 3 次，连服 3 日。

方2：飞龙掌叶（毛南语称"见血飞"）取第二层皮适量，焙干研为末，每次服 3 克，日服 3 次。小儿用量酌减，以温开水送服。

方3：红兰草（鲜品）60 克。水煎服，每日 1 剂，日服 3 次。

方4：生芭蕉（指未成熟的芭蕉果）2 个，切片。红痢者加红糖和水同煎，白痢者加白糖和水同煎。1 次服完，小儿用量酌减。

方5：红花、地桃花根各 15 克，大飞扬、大叶桉各 6 克，朝天灌 10 克。水

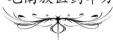

煎服，每日 1 剂，日服 3 次。

方 6：番桃叶、稳子叶各 15 克，车前子（炒）6 克。水煎服，每日 1 剂，日服 3 次。

方 7：马齿苋 30 克，凤尾草 20 克，车前草、地桃花根各 6 克。水煎服，每日 1 剂，日服 3 次。

方 8：主治红痢、白痢。龙胆草、红铁树叶各 15 克。水煎服，每日 1 剂，日服 3 次。

方 9：地桃花根、凤尾草根、刺苋菜根各 15 克。水煎服，每日 1 剂，日服 3 次。

方 10：香薷 10 克，两面针 6 克，山芝麻 20 克。水煎服，每日 1 剂，日服 3 次。

方 11：红花、地桃花根各 30 克，白头翁 15 克。水煎服，每日 1 剂，日服 3 次。

方 12：主治急性胃肠炎。干柚子皮、伏龙肝（灶心土）各 30 克。水煎当茶饮。

49. 摆龙变都粘（阿米巴痢疾）

【国际音标】pai³ loŋ² pien⁵ tu¹ niem³

【主症】一般起病较慢，中毒症状较轻，痢疾样腹泻次数较少，有果酱样大便，容易反复发作。由于其症状轻重不一，且缺少特征性，故对慢性腹泻或有含糊不清的肠道疾病者，应考虑有此病的可能。

【单方验方】

方 1：白头翁 15 克。水煎当茶饮，连服 3 日。

方 2：翻白草 30 克。水煎当茶饮。

方 3：铁苋菜 30~50 克。水煎当茶饮。

方 4：旱莲草 20 克，百部 6 克。水煎当茶饮。

方 5：石榴皮 15~20 克。水煎当茶饮。

方 6：鸦胆子仁 15 粒，桂圆肉 15 克。用桂圆肉 1 片包鸦胆子仁 1 粒，水煎当茶饮。

方 7：黄芩、五倍子、鸦胆子各 5 克，槟榔 6 克。共研为末，每次服 3 克，日服 3 次。

方 8：臭椿芽木树根的红皮 15 克，地榆、松花粉各 6 克。水煎服，每日 1 剂，日服 3 次。

方 9：白术、广木香各 50 克，砂仁 25 克，炒黄连 100 克。共研为细末，每次 12~15 克，日服 3 次，以米汤送服。

方 10：牛乳 250 克，荜茇 3 克。上药共煎至 150 毫升，空腹温服，每日服 1 次，连服 3 日。

50. 翁问 (麻疹)

【国际音标】uk^7 mwn^2

【主症】有发热、流涕、喷嚏、咳嗽、流泪、畏光、眼结膜充血等症，而以皮肤出现红色斑丘疹和口腔颊黏膜上有麻疹黏膜斑为其特征。

【单方验方】

方 1：主治麻疹将愈时。苎麻 100 克，甘蔗适量，九里明 50 克。水煎服，每日 1 剂，日服 3 次。

方 2：主治体温高的麻疹患者。紫草、浮萍、葛根各 5 克，蝉蜕 0.8 克，地肤子 0.6 克，红花 7.5 克。水煎服，每日 1 剂，日服 3 次。

方 3：牛蒡子、葛根各 10 克，蝉蜕、薄荷、荆芥各 5 克。水煎服，每日 1 剂，日服 3 次。

方 4：荆芥、防风、浮萍各 10 克，芦根、紫草各 15 克。水煎服，每日 1 剂，日服 3 次。

方 5：葛根、连翘、牛蒡子各 10 克，蝉蜕 5 克。水煎服，每日 1 剂，日服 3 次。

方 6：大青叶、地锦、野菊花、海金沙各 25 克。水煎服，每日 1 剂，日服 3 次。

方 7：主治麻疹引起的高热。麻黄、石膏各 15 克，杏仁、槐角、全蝎各 5 克，甘草 1 克，麦冬 10 克。水煎服，每日 1 剂，日服 3 次。

方 8：主治麻疹未出时。北黄芪 7.5 克，升麻 15 克，柴胡 0.7 克，丹参、贝母各 10 克，天花粉 5 克。水煎服，每日 1 剂，日服 3 次。

方 9：芦根、银花各 15 克，丑牛子 12 克，川贝母 7.5 克，连翘 12 克，花粉 10 克，荆芥 8 克，薄荷、甘草各 5 克。水煎服，每日 1 剂，日服 3 次，连服 2 剂，小儿用量酌减。

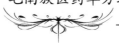

方 10：升麻、桔梗、防风、荆芥、甘草各 7.5 克，丑牛子 10 克，连翘、葛根各 15 克，赤芍 7 克，蝉蜕、黄芩各 5 克。上药用水两碗煎成 2 茶杯，日服 2 次。如汗多者，升麻可少用或者不用。

方 11：茜草根 25 克，夏枯草、白茅根各 15 克。水煎服，每日 1 剂，日服 2 次。如麻疹已出，则不需再服。

51. 汾病痨（肺结核）

【国际音标】fin³ phɛŋ⁶ lau⁶

【主症】午后低热，全身乏力或消瘦，咳嗽咳痰、痰中带血，夜间盗汗，女性可导致月经不调或停经。

【单方验方】

方 1：紫金牛（不出林）30 克，百部、五指毛桃各 20 克，甘草 10 克，冰片适量。盗汗者加浮小麦 15 克；气喘者加鱼腥草 30 克。水煎服，每次服 60 毫升，日服 3 次，连服 2 个月。

方 2：百部 30 克，仙鹤草 20 克，血余炭（人发焙存性）3 克。水煎后冲血余炭口服，日服 3 次。

方 3：水田七、百部各 20 克，百合、旱莲草各 15 克，白及 10 克，甘草、仙鹤草各 6 克。水煎服，每日 1 剂，日服 3 次。

方 4：儿茶 50 克，明矾 40 克。共研为细末，每次服 0.1~0.2 克。中等量咯血者，每次冲服 0.2~0.3 克，日服 3 次。

方 5：大蓟、小蓟、荷叶、侧柏叶、白茅根、茜草、山栀子、大黄、牡丹皮、棕榈各等量，共炒炭存性研末，用白藕捣汁或白萝卜汁调药末 15~20 克，饭后服用，日服 2 次。

方 6：土大黄叶 7 片。水煎当茶饮。

方 7：竹节参、白茅根、茜草根、麦冬各 10 克。水煎服，每日 1 剂，日服 3 次。

方 8：铁色金 100 克，穿破石 50 克，白及 20 克，阿胶（烊化）15 克。水煎服，每日 1 剂，日服 3 次。

方 9：黄精 500 克，白及、百合各 250 克，玉竹 200 克，艾叶适量。焙干研末，炼蜜为丸，每次服 15 克，日服 3 次。

方 10：紫河车、怀牛膝、麦冬、天冬各 50 克，炒杜仲、黄柏、玄参各 75

克，龟板（炙）、熟地（加砂仁 10 克同炒）各 100 克，茯苓 30 克。先将熟地煎烂加入药内捣和焙干，碾细末，炼蜜为丸，每丸 15 克，每次服 1 丸，日服 3 次。

52. 病霍乱（霍乱）

【国际音标】pheŋ⁶ kho⁶ luon⁴

【主症】典型患者由于剧烈的腹泻和呕吐，可引起脱水、肌肉痉挛，严重者一天腹泻十几次，可导致周围循环衰竭和急性肾衰竭。一般以轻症多见，带菌者亦较多，但重症及典型病例如果治疗不及时常会引起严重脱水，导致死亡。

【单方验方】

方 1：白扁豆 250 克，人参 6 克，粳米或糯米适量。先将白扁豆和人参煮烂，再加入粳米或糯米适量煮粥，每日分 3 次食完。

方 2：党参 20 克，制附子 3 克，玄参 10 克，焦白术 25 克，炮姜炭 5 克，木瓜 9 克，炙甘草 12 克，桂圆肉 5 克，红杉木二层皮 30 克。水煎服，每日 1 剂，日服 2 次。

方 3：大葱 15 根，白矾、白糖各 30 克。将大葱捣烂并用 1000 毫升水煮熟，用纱布过滤后加入白矾和白糖，每次 100 毫升，日服 2 次。

方 4：汉防己 12 克，杏仁、滑石、连翘各 10 克，山栀子、半夏各 6 克，薏苡仁 15 克。水煎服，每日 1 剂，日服 3 次。

方 5：主治欲吐不出，欲泻不行。白矾末，冲阴阳水（半滚水、半冷水混合）5~10 毫升。日服 3 次。

方 6：食盐一撮，放刀片上烧红，以阴阳水一盅冲服。服后肚痛渐止。

方 7：陈皮、藿香各 25 克。上药以黄泥土澄水 2 碗煎服，日服 3 次。

方 8：将炒好的盐填于脐内，用艾条放盐上，灸至痛感为度，日用 2 次。

方 9：淡附片、炒麦麸、酒炒白芍、神曲、藿香、枳实各 10 克，元明粉、茯神各 15 克，炙甘草 2.5 克，酒蒸大黄 30 克，乌梅 1 枚，川椒（炒去汁）30 粒，姜半夏、厚朴、防风各 7 克，陈皮、桂枝、苍术（米泔浸炒）、川连（酒炒）、干姜各 5 克，竹茹 1 团。水煎服，每日 1 剂，日服 3 次。

方 10：主治吐泻不已，转筋忧乱。吴茱萸、小茴香各 5 克，木瓜 15 克，炙甘草 7 克，生姜 3 片，紫苏叶 10 片。水煎服，每日 1 剂，日服 3 次。

方 11：主治腹痛、两腿转筋。芥菜籽研细末填脐内，或用蒜盐敷脐，立刻见效。或用热醋煮青布抹胸腹或脚膝，重复几次。

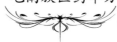

方12：主治小便不利。麦冬、茯苓、半夏、陈皮、白术各7克，人参、小麦各5克，甘草3克，生姜3片，乌梅半个。水煎服，每日1剂，日服3次。

方13：主治霍乱心烦。炙芦根75克，焙浮萍、人参、炙枇杷叶各50克，薤白一段（10厘米左右）。水煎服，每日1剂，日服3次。

方14：主治高热霍乱。丝瓜叶1片，白霜梅1个。共研细末，用新鲜水调服即愈。

53. 汾诺（疟疾）

【国际音标】fin³ no³

【主症】临床上以周期性定时性发作的寒战、高热、出汗退热以及贫血和脾大为特点。

【单方验方】

方1：川芎、桂枝、白芷、苍术各等量。上药共烘干，研成粉，每次0.1克左右。用棉签纱布卷成条状，在疟疾发作发冷发热的前2小时放入鼻腔内，保留4小时后取出。若小孩发此病，则将药粉贴入肚脐上，用胶布固定，保留4小时，即使无病也可起预防作用。

方2：鲜马鞭草100~200克（干品用量减半）。水煎浓缩至300毫升，于症状发作前4小时和2小时各服1次，连服7日。

方3：古山龙、过江龙各100克。水煎分2次服，在发病前3小时服一次。

方4：鲜地骨皮、茶叶各50克。水煎于症状发作前2~3小时服下。

方5：鸦胆子仁每次10粒，用桂圆肉包裹口服。日服3次，第三日药量减半。

方6：草木樨50克。水煎服，在症状发作前4小时服用。

方7：蛤蒌根100克，水、酒各半。煎服，于症状发作前4小时和2小时各服1次。

方8：兰花根全草50~75克。于症状发作前4小时和2小时各服1次。

方9：生辣蓼，用手指将叶子搓软，在症状发作前2小时前塞入两侧鼻孔，保留2~3小时后取出。

方10：炙鳖甲25克，穿山甲珠10克，荜茇、尖兵、草果各15克，常山20克，乌梅2枚。水煎服，于症状发作前2小时服100毫升。孕妇忌服。

54. 贡奇磺（白喉）

【国际音标】khoŋ⁴ cit⁷ woŋ²

【主症】由白喉杆菌引起的急性呼吸道传染病，以咽喉等处黏膜充血、肿胀并有灰白色伪膜形成为突出的临床特征，严重者可引起心肌炎与末梢神经麻痹。

【单方验方】

方1：土牛膝50克。水煎服，每日1剂，日服3次，每次服60毫升。3日为1个疗程，夏季要多服1个疗程。

方2：新鲜猪胆1具，加水将猪胆煮熟，每次服6毫升，日服3次。

方3：独头大蒜2个，将大蒜捣烂并适当加盐，加热敷于甲状软骨周围，以利吸收消除白喉。

方4：杏仁3克，麻黄、甘草、苏子、桑白皮各1克，石膏4.5克。水煎服，每日1剂，日服3次。

方5：桔梗、薄荷、甘草、三黄散、元明粉各60克。共研细末，炼蜜为丸，每丸3~6克，每次服1丸，日服3次。

方6：连翘、薄荷、山栀子、大黄、甘草各1克，芒硝、黄芩各2克，石膏4.5克，土牛膝3克。水煎服，每日1剂，日服3次。

方7：黄芩、煅白矾、汉防己、两面针、款冬花各10克。晒干研末涂于口腔。

方8：蜗牛4只（烘干），乌梅2枚（去核），大梅片0.6克。将上药放在饭内捣烂，制成2丸，每次含1丸。忌吃辣、燥、腥食物。

方9：梅片、朱砂各0.2克，石膏、煅青黛、甘草、人中白各3克，元明粉5克，川莲粉1.5克。上药共研为末，用竹筒吹入喉中。如有溃疡或糜烂，加珍珠末0.5克，调匀吹入喉。

方10：糯稻秆根、麦冬各15克，沙参9克，石斛6克，薄荷3克，薏苡仁12克。水煎服，加鲜鸡蛋冲服，每日1剂，日服3次。忌吃辣、腥食物。

55. 龙奇柳都粘（伤寒）

【国际音标】loŋ² cit⁷ liu¹ tu¹ niem³

【主症】典型的临床表现可分为以下四期。

（1）初期（侵袭期）：发热是最早的症状，相当于病程第1周。病症多缓

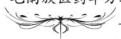

起，体温呈阶梯状上升，于5~7日达39.5℃或以上，伴有全身不适、食欲不振、咳嗽等症。部分患者出现便秘或腹泻。

（2）极期：相当于病程第2周至第3周，临床表现有发热、消化道症状、神经系统症状、循环系统症状、肝脾肿大和皮疹等。该期的主要并发症有肠出血和肠穿孔。

（3）缓解期：相当于病程第3周至第4周。体温开始波动下降，各种症状逐渐减轻，脾脏开始回缩，食欲好转。但本期内有发生肠出血及肠穿孔的危险，需特别提高警惕，注意限制饮食。

（4）恢复期：从病程第4周末开始。体温恢复正常，食欲常旺盛，但体质虚弱，一般约需1个月方可完全康复。

【单方验方】

方1：柴胡、茵陈、鸡骨草各15克，升麻、滑石各12克，龙胆草、木通各10克，黄连、黄柏、黄芩、山栀子各9克，甘草6克，田基黄8克。水煎服，每日1剂，日服3次。

方2：桃仁、芒硝各4.5克，芍药3克，大黄10克。水煎服，每日1剂，日服3次。

方3：人参、五味子各1.5克，麦冬9克。水煎服，每日1剂，日服3次。

方4：地龙6克，猪胆1具（取其汁6毫升）。水煎服，每日1剂，日服3次。

方5：卷桑叶、连翘、杏仁、茯苓、陈皮、姜、竹茹各10克，滑石12克，薄荷3克（后下），桑枝15克，鲜芒根3克，鲜白茅根30克。水煎服，每日1剂，日服3次，连服9日。

方6：三大颜叶适量，晒干研粉，每次以开水冲服2~3克（儿童用量酌减），日服3次。

方7：苍术9克，生石膏30克，甘草6克，粳米50克。水煎服，每日1剂，日服3次。

方8：新孵出的鸡蛋壳5枚。水煎当茶饮。

方9：主治伤寒呕吐不止。细辛（去叶）1.5克，丁香7.5克。共研细末，每次服3克，日服2次。

方10：主治伤寒呕吐。干柿子蒂7枚，白梅3枚。捣烂，水煎当茶饮。

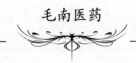

方11：主治伤寒小便不通。大茴香、小茴香、生姜汁适量。调敷小腹。

方12：苦瓜藤15克，冲少许的白糖当茶饮，可以解热。

56. 托弟（蛔虫病）

【国际音标】tho^2 the^6

【主症】肠蛔虫病绝大多数病例无任何症状。儿童常有腹痛，为脐周不定时反复腹痛，无压痛及腹肌紧张，伴食欲减退、恶心、腹泻和便秘，大便中排出蛔虫。儿童有时有惊厥、夜惊、磨牙、异食癖。并发症如下：

（1）胆道并发症：临床上表现为胆绞痛、急性胆囊炎、急性胆管炎、急性胰腺炎和肝脓肿五型。

（2）肠道并发症：表现为机械性肠梗阻，多为不完全性。阵发性脐周痛，频繁呕吐，明显腹胀，肠型及蠕动波。腹部触及条索状肿块为本病特征。X线腹平片见液平面与肠充气。梗阻时间过长可并发肠穿孔、肠扭转。蛔虫钻入阑尾可引起阑尾炎。

（3）蛔虫性腹膜炎：蛔虫可穿过小肠壁进入腹腔，引起腹痛、腹胀、全腹压痛等腹膜炎症状。手术时可发现蛔虫及虫卵肉芽肿。

【单方验方】

方1：野川谷根、岩榕树根、小叶榕树根各50克，花椒24粒。水煎服，每日1剂，日服3次。

方2：灯心草根30克。用水煎当茶饮。

方3：大葱白5根，去皮捣烂成膏，以匙送药膏20克入喉中吞下，日服1次，连服3日。

方4：使君子（去壳）10粒，雷丸、鹤丸、炙甘草、大黄（虚弱者不用）、花椒、槟榔各6克，儿童用量减半。可用肉、骨炖汤服，日服1次。

方5：主治蛔虫症腹痛。当归、茯苓各6克，白术3克，薏苡仁12克，鹤虱4.5克，雷丸、乌药、砂仁、厚朴、广陈皮各3克，花椒24粒。水煎服，每日1剂，日服2次。

方6：人参9克，白术、茯苓、干姜各4.5克，花椒24粒，乌梅3枚。水煎服，每日1剂，日服3次。

方7：黄连3克，花椒10粒，雷公根9克，乌梅2枚，川黄柏2.4克，槟榔10克。水煎服，每日1剂，日服3次。

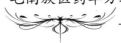

方8：棕树根、薏苡仁根、苦楝树根各9克。水煎服，每日1剂，日服3次。

方9：用蜂窝烧存性研为末，以酒送服1匙，虫即死。日服1次。

方10：用苦楝根上皮洗净，水煎一宿，次日早晨烧猪肉一块，嗅其气，然后服药，连服半月，虫尽下。

57. 他白眯（蛲虫病）

【国际音标】ta³ phok⁸ mi⁵

【主症】食欲减退，恶心，呕吐，腹痛，腹泻，肛门周或会阴部瘙痒，夜间尤甚。

【单方验方】

方1：芦荟30克。将芦荟捣烂，溶于冷开水100毫升，置于瓶内备用，每晚涂搽于肛门周围或会阴部1次。

方2：苦参、黄连、白矾、苦杏仁、百部各20克，水煎浓缩至60毫升，每晚用棉球蘸药塞入肛门内，第二日早晨取出，连续放3日。

方3：蜂房适量，烧灰，每次服6克，日服1次。

方4：龙衣（蛇皮）6克，冰片0.5克。共研为末，每晚睡前涂搽肛门处。

58. 他欧（绦虫病）

【国际音标】ta³ ŋou³

【主症】由于虫体吸取人体养料并刺激肠壁及其代谢产物产生毒性作用，使部分病人出现腹痛、腹胀、腹泻、恶心、乏力，粪便中发现白色节片等。

【单方验方】

方1：生南瓜子30~60克，槟榔30~45克。南瓜子去皮细嚼吞下，槟榔水煎浓缩液60毫升送服。如无腹泻现象，加服1次；如轻度拉稀便，量减半。小儿药量减半。

方2：生南瓜子、石榴皮根各30克。水煎服，每日1剂，日服3次，连续3日。

59. 他夹（钩虫病）

【国际音标】ta³ ciap⁷

【主症】起病缓慢，乏力，好食易饥，劳动力减退，慢性贫血及贫血性心功能不全，儿童有异嗜症、营养不良及发育障碍等。粪便检出钩虫卵和孵出钩蚴是

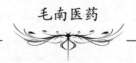

确诊的依据。

【单方验方】

方 1：榧子、槟榔、红花各 30 克，贯众 15 克。水煎服，早、晚各 1 次，与煨独头蒜 1 个同食，连服 2 日。

方 2：荆芥适量，烘干研末，拌汤和为丸，制丸如蚕豆大，早、晚各服 1粒。

第二节　外科疾病

1. 点伤骰跌（骨折、跌打损伤）

【国际音标】tɛŋ¹ xieŋ³ dak⁸ tiak⁷

【主症】局部疼痛和压痛，局部肿胀、有瘀斑和皮肤擦伤，局部功能障碍。

【单方验方】

方 1：五加皮根皮 60 克，小雄鸡 1 只（约 500 克）。先将五加皮的根皮舂碎，将小雄鸡去毛后放到舂槽中舂捣烂，再加上五加皮粉混合一起舂，不得沾水，用罗裙带包衣，放在火中加温，湿敷骨折处 2 小时后取出，就可以复位（无痛复位）。复位后，用散血飞、虎杖、王不留行煮水外洗，然后上夹板固定骨折处，固定后用下方外敷：宽筋藤、黑心姜、胭脂花根、黄花菜根、苎麻根、见血飞皮、七叶莲、罗裙带叶、透骨消、木蝴蝶树根皮、骨碎补、鸭脚菜各等量。共捣烂，夏日冷敷，冬日温敷，每 2 日换药 1 次。内服下列处方：见血飞 3 克，自然铜（用茶叶九煅）0.3 克，杜仲 15 克，两面针 16 克，宽筋藤、穿破石、桃仁、苏木、大良伞、虎杖、骨碎补、七叶莲各 10 克，白花菜、泽兰各 6 克。水煎服或者酒浸泡内服。

方 2：猪油干炒糯米饭适量，黑心姜、生宽筋藤各 100 克。共捣烂，复位后外敷。

方 3：大驳骨、小驳骨、三桠苦、九节风、透骨消、骨碎补、两面针树皮、泽兰各等量。共捣烂，复位后外敷，每日换药 1 次。

方 4：透骨消、苎麻根、韭菜根、香附子根、接骨草、螃蟹、血三七、观音箭、仙人球、铁马草须、满天星、车前草各等量，小公鸡 1 只（去毛、内脏、头、足），不得湿水。共捣烂，外敷，每 2 日换药 1 次。

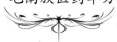

方5：主治新旧跌打损伤、瘀血，消肿。生川乌、生草乌、生天南星、生半夏、红花、土鳖虫各30克，大黄、山栀子、姜黄各50克，乳香、没药、白芷、七叶莲根皮各20克。上药共捣烂，加米酒适量，共入砂锅内炒至味出，然后用纱布包起温热敷患处，冷后重温，反复使用。

方6：主治闭合性骨折。①跌打豆10克，搜山虎、散血飞各15克，加水500毫升，煎至250毫升，分2次服。②接骨丹、七叶莲、骨碎补、散血飞各等量。上药共捣烂外敷，每日换药1次。

方7：三七150克，鸡骨藤100克，果榕马、射干各50克。上药共捣烂，酒炒微温，先手法复位后，上好夹板再上药热敷。

方8：主治闭合性骨折。①内服方：杜仲、当归、钻地风、七叶莲、骨碎补各10克，自然铜3克，白及、白芷、乳香、川芎、没药各6克。水煎服，每日1剂，日服3次。②外用方：小雄鸡1只（只是第一次用药时用），骨碎补、七叶莲、小榕叶、穿地枫、接骨木、罗裙带根、苎麻根、韭菜根各适量。共捣烂，复位后湿敷于患处，每2日换药1次。

方9：五倍子、人中白、面粉各120克，米醋250毫升，梅片适量（后撒），先将上药碾末与面粉和匀，后将药面熬成糊状（米醋代水），将药糊放于纱布块上，敷药前，先把骨折处复位固定好，再敷上药糊，用绷带固定好，一般7日即见效。

方10：软长青叶（罗裙带）、大驳骨、小驳骨、冬青叶、香附子、韭菜根、葱花根、骨碎补各适量。上药共捣烂，火煨湿敷患处，消肿止痛显效。

方11：主治外伤引起的内伤。大黄30克，老姜60克。将大黄烘干（不可炒），研成粉末，老姜捣烂冲滚开水100毫升，绞出姜汁，放在瓷器中保温，放大黄末调成糊状，涂于患处，见效快。

方12：主治开放性骨折合并皮肤坏死。黄芪200克，白芷、地丁草、防风各25克，轻粉、血竭各20克，桔梗50克。上药共研末，用蜜糖调成糊状，洗干创面外敷，每日换药1次。

方13：当归、石斛、赤芍、苏木、牡丹皮、红花、银花、秦艽、大黄、杜仲、柴胡、枳壳各4.5克，芍药、续断、高良姜、泽泻、猪苓、木通各3克，乳香、没药、甘草各1.5克，木瓜7.5克。水煎服，每日1剂，日服3次。伤在上身者饭后服，伤在下身者饭前服。头上伤者加川芎，手部伤者加桂枝，腑下伤者加青皮，脚部伤者加牛膝。服药后忌房事。内脏伤者、大小便不通者忌服。

方14：①内服方：紫背龙葵、高山枫叶、地灵苋、钻地枫、骨碎补、五加皮、淡竹叶、走马胎、七叶莲、忍冬藤各20克，大驳骨、小驳骨各15克。水煎服，每日1剂，日服3次。②外用方：鲜接骨草适量，鲜接骨风叶或嫩枝适量，鲜三叶青藤适量，雄鸡1只，甜酒适量。上药共捣烂后立即敷局部，36小时后，取下药用黄酒炒温再敷24小时，痛止肿消即可。

方15：苎麻根、葱头、大驳骨、小驳骨、骨碎补（生在树上的骨碎补更佳）各适量，手上伤者加五加皮，下肢伤者加牛膝，头部伤者加鸡蛋壳（或新螃蟹）适量，公鸡1只（250克以上为佳），米酒适量。将上药捣烂放于碗内，加酒至湿为度，浸半小时后，用公鸡血将上药调匀敷患处，4小时后除药，8小时后续敷原药，以温敷为佳。

方16：①内服方：当归、川芎、骨碎补、红花、牛膝、苏木、天花粉、千年健、满山香、钻地枫、七姐妹、五指毛桃、地灵苋各适量。水煎服，每日1剂，日服3次。②外用方：毛麝香、败酱草、透骨消、山古马（苦麻菜）、罗裙带、血三七与猪油适量。共捣烂局部敷用，3小时后痛止肿消。除药后，用九节桃、走马胎、千斤拔煮水，待温洗局部，用马桑子根同上药煎洗局部防止感染。

方17：当归尾10克，赤芍6克，桃仁、苏木、自然铜、山楂、地鳖虫各9克，络石藤、乳香、没药、陈皮、川芎、枳壳各5克，上肢伤者加桑枝，下肢伤者加牛膝。水煎服，每日1剂，日服3次。

方18：主治破伤风。天南星、防风各等量。研为末，用童小便煎服，每次服10克，日服3次。

方19：杉木炭研成细末，白糖蒸至融化，将炭和匀，摊纸上，趁热贴敷。破骨伤筋、断指折足，皆可愈。

方20：凤仙花一段（10厘米），以肥大者为佳。磨酒服用，揉动则不知其痛者可用药治疗或者以复位夹板固定。

方21：生附子450克，白芷、天麻、生天南星、防风、羌活各50克。上药共研为细末，伤重者用黄酒浸服10~15克，青肿者水调敷用于止血。

方22：血竭、碌石、锻硼砂、煅乳香、白芷、地鳖虫、煅没药、自然铜、骨碎补各5克。共研细末，以黄酒热冲药末服，每次服10克，日服2次。

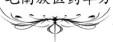

2. 危点研（脑震荡）

【国际音标】ŋui² tiɛŋ¹ niən⁵

【主症】程度较轻而时间短暂的意识障碍，可以短至数秒和数分钟，但不超过半小时；逆行性健忘，清醒后对受伤当时情况及受伤经过不能回忆，但对受伤前的事情能清楚地回忆。常有头痛、头晕、恶心、厌食、呕吐、耳鸣、失眠、畏光、注意力不集中和反应迟钝等。

【单方验方】

方1：当归头、桃仁、白芍、石决明、白蒺藜、柴胡、菊花、牡丹皮各12克，甘草、薄荷、川芎各9克，龙骨15克。水煎服，每日1剂，日服3次。

方2：牙皂角、白细辛、生半夏各等量，麝香少许。将药打成细末后加麝香混合，吹入鼻用于急救。

方3：麝香1克，香油调匀后塞入鼻腔，用于急救。

方4：天南星、广木香各9克，细辛5克，法半夏、苍术、菖蒲、甘草各12克，生姜7片。水煎服，每日1剂，日服3次。

方5：黄连9克，黄芩、白术、云苓、陈皮、法半夏、天南星、党参、瓜蒌仁、枳实、桔梗、甘草各12克，大枣10枚，生姜3片。水煎服，两日1剂，日服3次。

3. 骹博（骨质增生）

【国际音标】dak⁸ bop⁸

【主症】受累关节可有持续性隐痛，活动增加时加重，休息后好转。疼痛常不严重，气压降低时加重，与气候变化有关。有时可有急性疼痛发作，同时有关节僵硬感，偶尔可发现关节内有摩擦音。久坐后关节僵硬加重，稍活动后好转。

【单方验方】

方1：炙马钱子、田七各3克，赤芍、郁金各10克，木香、延胡索、血竭、乳香、牛膝、桂枝、没药、红花各5克，秦艽、独活各20克。上药共研为末，炼蜜为丸，每次服10克，日服2次，3个月为1个疗程。

方2：淫羊藿、杜仲、木瓜、独活、当归各15克，巴戟天、鹿角胶、川芎各10克，续断、黄芪、狗脊各20克，薏苡仁30克，甘草3克。水酒各半煎服，每日1剂，日服3次。

方3：蜈蚣、炮穿山甲、全蝎、地龙各3克。共碾末，开水冲服，每次服2

克，日服 3 次。

方 4：肉苁蓉 18 克，鹿含草、淫羊藿、当归各 12 克，丹参 30 克，红花、补骨脂、莱菔子各 10 克。水煎服，每日 1 剂，日服 3 次。

方 5：仙灵脾、鸡血藤、鹿含草各 30 克，补骨脂、木瓜各 15 克，细辛、桂枝各 5 克，鳖甲、龟板、熟地、甘草各 10 克。水煎服，每日 1 剂，日服 3 次。

方 6：炒艾叶、生川乌、木瓜、防风、五加皮、地龙、当归、羌活、土鳖虫、舒筋草各 30 克。水煎熏洗患处，日用 2 次。

方 7：威灵仙、苦参、透骨消、生附片、穿山甲片各 6 克。水煎服，每日 1 剂，日服 3 次。

方 8：芍药 50 克，木瓜、黄芪、党参、当归、白扁豆各 30 克，生甘草 20 克，威灵仙、石菖蒲、白术、川芎各 15 克，桂枝、川椒、麻黄、五倍子各 10 克。上药共研末，炼蜜为丸，每次服 10 克，日服 3 次。

方 9：生甘草 3 克，赤芍 50 克，威灵仙、石菖蒲、白术、苍术、川芎各 15 克，桂枝、五味子、川椒、麻黄各 10 克，白扁豆、党参、黄芪、木瓜、当归各 30 克。上药共碾为末，炼蜜为丸，每丸 10 克，每次服 1 丸，日服 2 次。

方 10：活蚯蚓数条，白糖适量，共拌匀，化为黏液备用。将药物涂于患处，盖纸一层，用热水袋熨敷，日用 2 次。

方 11：硫黄适量，碎头发 50 克。将头发和硫黄（研粉）缝成鞋垫，敷于足跟，每 20 天换药 1 次，一般 1 个月为 1 个疗程。

方 12：川芎、草乌各等量。共碾细末，装入小布袋内缝好，将布袋固定于痛患处，每 5 日换药 1 次。对各种骨刺痛和肥大性脊柱炎症亦有效。

方 13：金荞麦全草 150 克。水煎当茶饮。

4. 危骰堵〔骨髓炎（骨疽）〕

【国际音标】ŋui^2 dak^8 tun^3

【主症】急性骨髓炎起病时高热、局部疼痛，转为慢性骨髓炎时会有溃破、流脓、有死骨或空洞形成。重症常危及生命，有时不得不采取截肢的应急办法，导致患者终身残疾。

【单方验方】

方 1：主治急性发作期。银花、蒲公英、地丁草各 30 克，连翘、板蓝根、赤芍、菊花各 15 克。水煎服，每日 1 剂，日服 3 次。

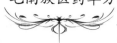

方 2：主治溃疡漏出而脓未尽。党参 5 克，云苓、白术、当归、川芎、白芍、桔梗、白芷、皂角、甘草各 10 克，熟地 12 克。水煎服，每日 1 剂，日服 3 次。

方 3：主治慢性炎症、肿硬明显者。丹参、乳香、没药、透骨草各 15 克，银花、黄芪各 30 克，甘草 10 克。水煎服，每日 1 剂，日服 3 次。

5. 骰果托浮奇（类风湿性关节炎）

【国际音标】dak^8 kuo^1 do^2 vok^7 cit^7

【主症】早晨起床时关节活动不灵活，关节肿痛，多呈对称性侵及掌指关节、腕关节、肩关节、趾间关节、踝关节及膝关节。关节红肿热痛，活动障碍。后期病例一般均出现掌指关节屈曲及尺偏畸形，如发生在足趾，则呈现爪状趾畸形外观，发热，关节周围皮肤温热、潮红，当自动和被动运动时都会引起疼痛。

【单方验方】

方 1：麻黄、甘草各 6 克，肉桂、黄芩、苦杏仁、防风、当归、赤茯苓、秦艽、葛根、生姜各 10 克。水煎服，每日 1 剂，日服 3 次。

方 2：主治关节肿痛剧烈。川乌、麻黄、白芍各 10 克，炙甘草 6 克。水煎服，每日 1 剂，日服 3 次。

方 3：主治痛有定处、肌肤麻木。薏苡仁 15 克，桂枝、羌活、独活、防风、川乌、川芎、当归、苍术各 10 克，生姜、甘草、麻黄各 6 克。水煎服，每日 1 剂，日服 3 次。

方 4：主治关节红肿热痛，痛不可触。生石膏 40 克，桂枝、连翘、玄参、知母、粳米、黄柏各 10 克，甘草 6 克，薏苡仁、忍冬花、防己、威灵仙各 15 克。水煎服，每日 1 剂，日服 3 次。

方 5：主治类风湿性关节炎。蜈蚣 2 条，全蝎 5 克，䗪虫 9 克，山中黑蚂蚁、干地龙各 15 克（活的用开水烫），炙黄芪 20 克，甘草 6 克。水煎服，每日 1 剂，日服 3 次。

方 6：乌梢蛇 15 克，黄芪、伸筋草、仙鹤草、豨莶草各 20 克，当归、羌活、独活各 10 克，防风、细辛各 6 克。水煎服，每日 1 剂，日服 3 次。

方 7：主治风湿、手足关节肿痛。马齿苋、芭蕉根、葫芦叶、生盐各 50 克，葱白 20 克，山椒叶 30 克。上药共捣烂后，加石灰粉少许及仙人掌浆调匀，将患处敷好包扎，不能漏气，每日换药 1 次，连敷 5 日。

方8：南蛇风、过山风蛇、九节风、落地金牛、五花钻各25克，七大白、半枫荷、五加皮、白龙藤、小钻、双钩藤各20克，白背风、牛膝、四方藤、五支虎、鸡血藤、血三七各15克，红丝线50克，大血藤、出山虎各10克。上药用酒1500毫升浸泡10日可服，一次服50毫升，日服3次。孕妇禁服。

方9：七叶一枝花、九牛力、千斤拔、八百力（巴豆）、穿心草、羊角枫、走马胎、钻地枫、五加皮各等量。泡酒7日后服用，每次服50~100克，日服2次。

方10：金樱树根200克，洗净切片，用瘦猪肉或猪脚炖汤（去渣）空腹服，日服2次。

方11：生贯众300克，酒糟200克。上药合捣烂敷患处。

方12：主治疼痛不定。一包针5克，红毛角、鸟不站（鹰不扑）、海棠花、五加皮各50克。水煎服，每日1剂，日服3次，用酒送服，儿童用量减半。

方13：大力王根50克，用猪尾或牛尾煲食。

方14：仙人掌100克，洗净炖骨食用，喝汤，日服1次，连服7日。

方15：黑蚂蚁（在树上做巢的大黑蚂蚁）适量。每次服5克，日服3次。应先试用，防止过敏。

方16：小母鸡1只，熟地、当归、麻黄、牛膝各9克。鸡去内脏炖汤，去渣，喝汤食肉。

方17：丝瓜络50克，加白酒500毫升浸泡7日，去渣喝汁，每次服15~30毫升，日服3次。加倍量，对关节痛也有效。

方18：鲜桃树枝、鲜柳枝、鲜槐树枝、鲜桑枝各50克，鲜透骨草30克。先煎前四味药20分钟，再加后一味药煎20分钟，熏洗患处，日用2次，每次熏洗1小时。

方19：生姜、花椒各60克，葱600克。共煎取汁边熏边洗，使患者出汗为宜。

方20：主治筋骨疼痛。三棱草（碎米沙草）15~60克。水煎当茶饮。

方21：山薄荷、五香草各15克。水煎当茶饮。

方22：桑树根连皮750克，白糖50克。先将药洗净加水3碗，煎成1碗，再加糖，每日1剂，日服3次，连服3剂。

方23：头发丝、钻地枫、五加皮、松筋藤、川杜仲、九牛力、钩藤、牛奶树根、鸡血藤各15克。水煎服，每日1剂，日服3次。也可外搽局部。

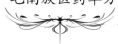

方 24：苍术 200 克，枸杞子 125 克，茄根 100 克，当归身、牛膝、龟板、防风、秦艽、独活、草薢、羌活、松节、虎骨各 50 克。上药用烧酒浸泡一周可服酒，日服 3 次，每次服 100 毫升。药酒服完后，将药渣晒干研成细末，炼蜜为丸，每丸 3 克，日服 1 次，每次服 3 丸，饭前以温开水送服。

方 25：广木香 1.5 克，防风、川乌（炒）、北细辛各 1.5 克，藁本、没药、当归身、骨碎补、附片各 3 克，薄荷、肉桂各 50 克。共研成细末，另用鹅油、猪油各 200 克，麻油 250 克，混合炼出油水，将上药粉末放入调匀，放置昼夜后，再用火炼熬成膏状。最后加牛酥（即牛吃草后反刍时，嘴角溢出的白泡沫），用草纸取于杯里，晒干或焙干。用时每次取药膏 6 克放于掌心摩擦患处，使局部发热为止，随后用鹤嘴兰花煅研末 3 克，令患者 1 次以开水冲服，服后上床用被盖好，约半个小时后患处外部自然渗出黄色黏液。如此治疗 2 个疗程。

方 26：五味子、黄糖、皂角、芒硝各 50 克，生姜 250 克（取汁用），酒糟 12 克。先将五味子及皂角研成粉，再与酒糟、黄糖、芒硝和姜汁捣匀，用烧酒炒热敷患处。忌食酸、辣食物。

6.醋骰语仍（腰椎间盘突出）

【国际音标】ra² dak⁸ nyui¹ rⱳŋ⁶

【主症】表现为不同程度的腰部疼痛，活动受限，疼痛可向一侧下肢放射性疼痛。站立、行走、咳嗽、打喷嚏及用力大小便时，腰痛加剧，直腿抬高试验和加强试验阳性。

【单方验方】

方 1：桑寄生 180 克。切片，晒干后浸酒，用纸包阴干，每次 15 克，水煎服，每日 1 剂，日服 2 次。

方 2：菟丝子 30 克，牛膝 60 克，黄酒 90 克。酒浸药 7 日，取出晒干，共研为末，和水调丸，每丸 10 克，日服 3 次，每次服 1 丸。

方 3：鲜夜交藤（即何首乌藤）30 克。水煎当茶饮。

方 4：桑寄生、杜仲、怀牛膝各 180 克，白酒 1500 毫升。将药放入酒中浸泡 2 周，每次服 20 毫升，日服 2 次。

7.骰吨奇（颈椎病）

【国际音标】dak⁸ dⱳn⁴ cit⁷

【主症】颈椎病患者常有颈部疼痛、酸胀、发僵，活动或者按摩之后症状好转。背部症状主要表现在背部肌肉发紧、发僵，肩部酸痛、胀痛，部分严重的患者还表现有眩晕、不能睁眼等症。

【单方验方】

方1：白芍45克，葛根20克，麻黄3克，桂枝9克，甘草6克。麻木者加全蝎、桑枝各适量，病久活动受限者加桃仁、红花各适量，头痛头昏者加天麻、川芎、地龙各适量。水煎服，每日1剂，日服3次，10日为1个疗程。

方2：桂枝、白芍各18克，甘草12克，生姜6克，大枣15克，葛根20克，蜈蚣2条，乌梢蛇、赤芍、川芎、自然铜、穿山甲、木香各15克，鹿含草30克，黑木耳、全蝎各10克，甘草4克。局部寒凉者加附子，颈部沉困者加羌活、独活，手臂麻木者加当归、川芎、牛膝，病情较长者加天麻、全蝎、地龙，肾虚者加鹿角胶、山茱萸、仙灵脾。水煎服，每日1剂，日服3次。

方3：肉苁蓉18克，熟地、青风藤、威灵仙、丹参各15克。水煎服，每日1剂，日服3次。

方4：羌活、姜黄各10克，桂枝6克，川芎、当归、鸡血藤、威灵仙各15克，赤芍12克，丹参30克。水煎服，每日1剂，日服3次。

方5：生草乌、细辛各10克，冰片16克。前两味药研末，用50%乙醇200毫升浸泡，一周后溶化滤渣取液，再加冰片外搽患处，每日搽3~5次，10日为1个疗程。

方6：山茱萸、山药、白术、钩藤、茯神、丹参各30克，五味子、天麻各12克，菊花20克，防风、熟地、生龙骨各15克，生牡蛎10克。水煎服，每日1剂，日服3次。

方7：白术、木瓜各13克，鸡血藤、葛根、甘草各10克。水煎服，每日1剂，日服3次。

8. �赔大（痈疽）

【国际音标】ra^2 phei^6 tha^4

【主症】患处有发热，疼痛，肿胀，功能障碍。局部皮肤微红微热。脓肿外溃后可形成窦道，经久不愈，窦道有外口时流脓水。

【单方验方】

方1：消肿排脓。瓜蒌、牛姜子（炒碾）、天花粉、黄芩、生栀子（研

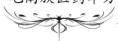

末）、连翘（去心）、皂角、银花、甘草、陈皮各3克，牡丹皮、柴胡各2克。水煎服，每日1剂，日服3次。

方2：主治腐臭败脓。蛇蜕皮（蛇衣）30克（焙存性研末），蝉蜕（壳）、青黛各15克，细辛12克。共研为末，每次服9克，日服3次，以酒送服。

方3：促进肌肉生长。珍珠母1个，炉甘石90克，血竭9克，粉儿茶30克。共研为末，敷于患处。

方4：主治乳痈初起肿痛。青皮、栝楼、桔叶、连翘、桃仁、皂角、柴胡、甘草各等量。水煎服，每日1剂，日服2次。

方5：乳香、没药各6克，玄参（焙）、前胡（焙）、麝香各1.2克。共研为末，涂于患处拔毒。

方6：朱砂、雄黄各6克，水银30克，硼砂15克，火硝、食盐、白矾、皂矾各45克。上药共研匀成膏糊状，涂患处化腐拔毒。

方7：主治久不收口的痈疮。鳖甲适量，火烧存性，研末撒在疮口，消疮肿效果好，也用于治疗阴茎生疮。

方8：主治疮疖溃烂。山芋适量，洗净削皮，捣烂敷患处，每6小时换药1次。

方9：凤尾草、冰片适量。两药一并捣烂外敷患处。

方10：主治疮疡久不收口。珍珠6粒，琥珀、青黛各3克，冰片0.5克，黄丹100克，麻油240克。将珍珠放入瓦罐水煎2小时，取出晒干研末，麻油用瓦罐煎至浓黑，再将黄丹撒入油中，不断搅拌成药膏，按创面大小，将药膏放在纱布上摊药适量，外敷，每日换药一次。

方11：主治口疮。飞天蜈蚣全草适量，加食盐同捣烂外敷，日服1次。

方12：主治脓未形成，疼痛难忍。银花200克，蒲公英、生甘草、当归各100克，天花粉25克。水煎服，每日1剂，日服3次。

方13：主治脓疮已形成。人参、五倍子、儿茶、三七粉各50克，龙脑、乳香、轻粉各5克，血竭25克，黄丹15克，贝母10克。上药共研末，调成膏状，外敷。

方14：主治恶疮红肿疼痛。果榕藤全草适量，捣烂加陈醋少许，外敷。

方15：主治对口疮、背花疮。老虎耳、金钱草、木芙蓉适量，捣烂外敷，每日1次。

方16：主治指头疮。土半夏适量，加盐捣烂外敷，每日1次。

方 17：木芙蓉叶适量，加黄糖少许捣烂，外敷。

方 18：主治痈疮初起。水田七适量，加食盐少许捣烂，外敷。

方 19：主治附骨疽，生在大腿外侧，无头无脓者。黄蜡 15 克，古钱剑末 1.5 克，油胡桃 6 个。捣烂和匀，空腹以酒送服，日服 3 次。生在大腿内侧的附骨疽，白芥子研末，用烧酒调敷，也可治咬骨疽。

方 20：主治腿痛转筋。木瓜、吴茱萸各 10 克，食盐 2.5 克。水煎服，每日 1 剂，日服 3 次。

方 21：主治炫腿臁疮。象皮、八宝丹、冰片、炉甘石各等量。共研细末，先以葱汤洗净患处，然后敷药。

方 22：主治烂腿。轻粉、铜绿各 5 克（漂净），海螵蛸、滑石各 20 克，赤石脂 50 克。共研细末，以麻油调敷患处。

方 23：芙蓉鲜叶适量，阴阳瓦上焙干研末，乌背大鲫鱼去鳞骨，同捣烂，先用水煎，加麻油炼成稀膏，收瓷罐内，同时视疮大小，用油纸外贴敷。

方 24：龙骨研碎，和桐油调敷。

方 25：板栗子 2 个，待五更时，细嚼 1 个如浆，不饮茶，不出言语，送至脐下三寸丹田穴，再嚼 1 个，照前式，食至半月，便能渐渐行动。

方 26：主治肠痈生于肠内者，腹内胀急，大小便牵痛如淋，肿痛作胀，口有臭气，或脓从脐出，甚则肠穿。牡丹皮 25 克，薏苡仁 50 克，瓜蒌仁（去油）10 克，桃仁（去皮尖研）21 粒。水煎服，每日 1 剂，日服 3 次。

方 27：大黄、朴硝各 5 克，牡丹皮、白芥子、桃仁各 10 克。水煎服，每日 1 剂，日服 3 次，空腹服。

方 28：主治大肠痈（阑尾炎）。当归 100 克，麦冬、地榆、玄参各 50 克，薏苡仁 25 克，生甘草 15 克，肉桂 0.15 克，黄芩 10 克。水煎服，每日 1 剂，日服 3 次。

方 29：主治小肠痈。金银花、茯苓、薏苡仁各 50 克，生甘草、车前子、刘寄奴、泽泻各 15 克，肉桂 0.5 克。水煎服，每日 1 剂，日服 3 次。

方 30：主治肠胃生痈。葵根、白芷各 50 克，枯矾、白芍各 25 克，共研为细末，日服 3 次，每次服 10 克。待胀血出尽后服以下方剂：黄芪（蜜酒炙）、人参、炙甘草、川芎、当归、肉桂、白芷、防风、桔梗、厚朴各 9 克。水煎服，每日 1 剂，日服 3 次。

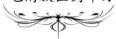

方31：主治诸疮出脓后，久不收口。用蟑螂（即推车虫）炙研极细末，入干姜细末 2.5 克，研细如灰面，入疮孔内，次日自有骨出。或用蟑螂灰外敷。

方32：主治瘰疬（颈项结核）。乳香（研末）20 克，嫩苎麻根捣烂如泥，按疮大小做薄饼，每疮贴一个，艾灸于苎麻根饼上，每日灸 3~5 次。已溃烂者，加土茯苓适量，水煎服，日服 3 次，多服至愈为止。久不收口者，用田螺数个，炭火上炙干为末，敷上即见效。

方33：人参、盐水炒黄芪、当归、川芎、熟地、酒炒芍药、贝母、香附、茯苓、陈皮各 5 克，炒白术 10 克，柴胡 3 克，甘草、橘红各 2.5 克。脓多者加川芎、当归各 10 克，脓清者加黄芪。水煎服，每日 1 剂，日服 3 次。

方34：主治瘰疬未破。雄黄、蚯蚓、小麦粉各等量，共研为末，醋调敷。

方35：主治瘰疬流脓。白蚁（即吃竹木白蚁）火熬取油，去渣成膏，贴患处，能消毒长肉。

方36：主治红白瘰泡，糜烂痛痒，每处只长一个或连生十余个不等。用端午期间人家檐下所挂的石菖蒲，连根叶同切碎，瓦上焙干研末，香油调敷。

方37：主治九子疬，即颈上一连长九个疬子者。用鸡蛋煮熟，破为两片去蛋黄，用麝香 0.5 克、冰片 2.5 克敷在疬子上，再将鸡蛋一边盖上，一边用干艾叶一大把烧于蛋外，以疬子大痛为度，每日烧 2~3 次。最后用蒲公英、夏枯草、金银花各 15 克，甘草 7 克。水煎服，每日 1 剂，日服 3 次。

方38：主治淋下疳疮初起。大黄 50 克，皂角 10 克。将两味药粉碎拌匀，每次服 10 克，日服 3 次。

方39：主治淋下疳疮。皮硝 1 碗，乳香、雄黄、孩儿茶各 2.5 克，入小坛内，外用牛粪火烧热坛，其硝自化，外熏。

方40：主治鼠疬。生石菖蒲适量，捣烂，以猫皮、鼠皮连毛烧成灰，共用香油调敷。白蔹研为末，以酒送服。

方41：主治痰核，不痛不红。天南星研末，芭蕉根捣汁，加生姜汁少许，调匀涂之即消。内服：金银花、蒲公英各 25 克。煎汤当茶饮。

方42：主治咬头疮，疮毒肿胀不破。铜绿、松香、制乳香、制没药、杏仁、生木鳖子（研末）、蓖麻子（去壳）各 5 克，巴豆（不去油）10 克，白砒霜 0.5 克。共捣制成丸如绿豆大，每次 1 丸，贴放疮头上。

方43：主治无名肿毒。辰砂 100 克，雄黄 25 克，蟾酥、闹羊花各 5 克，云麝、

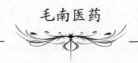

冰片、老姜粉各 1.5 克。将前四味药各研极细末，与后三味药一起和匀，外敷。

方 44：主治痈疽发背流注诸肿毒。炒紫荆、炒独活（去节）各 150 克，炒赤芍 100 克，炒白蜡、生白芷各 50 克。共研为末，用葱汤调热敷。

方 45：主治阴疽。熟地 50 克，鹿角胶 15 克，肉桂、甘草各 5 克，炮姜、麻黄各 2.5 克。水煎服，每日 1 剂，日服 3 次。

方 46：主治阴疽、石疽。制乳香、制没药各 30 克，麝香、犀牛黄各 1.5 克。共研为细末，取黄米饭 50 克捣烂，与各药和匀为丸如粟米大，阴干，忌火烘。每次服 15 克，日服 3 次。

方 47：主治无名阴疽。白胶香、草乌、五灵脂、地龙各 75 克，制乳香、制没药、当归身各 40 克，麝香、陈墨各 5 克，糯米粉 50 克。各药共研末捣和为丸，阴干，以热酒送服，每次服 10 克，日服 3 次。服药后卧睡。

方 48：主治已破阴疽恶毒。鲜大力子根叶或梗 150 克，生白凤仙花梗 200 克。用麻油将二味熬取出，次日以附子、桂枝、大黄、当归、肉桂、草乌、川乌、地龙、僵蚕、赤芍、白芷、白蔹、白及各 100 克，川芎 200 克，续断、防风、荆芥、五灵脂、木香、香橼、陈皮各 50 克，共入油熬干，沥渣，过夜待油冷却。每 500 克干药加炒透黄丹 350 克，搅匀并以文火慢熬至滴水成珠，冷却，取制乳香、制没药末各 100 克，苏合香油 200 克，麝香 50 克，共研细入膏搅和，半日后摊贴，反复外敷。

方 49：主治阴疽。淡桂心 50 克，麻黄、姜炭各 25 克。共研细末和匀，黄米饭捣烂为丸如绿豆大，以开水送服，每次 10 克，日服 2 次。宜盖被至出汗，至愈为度。

9.星顿〔疮疖（皮肤毛囊或皮脂腺的急性化脓性炎症）〕
【国际音标】$siŋ^3 dɷm^5$
【主症】多发生于夏季，任何部位都可发生，而以头面、背及腋下为多见。其特征是色红、灼热、疼痛、突起根浅、肿势局限、脓出即愈。
【单方验方】
方 1：三叉苦、鸭脚木、榕树须、鸟不站各 50 克，薄荷叶 25 克。水煎外洗。

方 2：黄连、黄柏、苦参、五倍子、地肤子、蛇床子、马钱子、苦楝树皮各等量。水煎外洗。

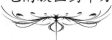

方3：苦楝树叶、桉树叶、九里明各适量。水煎外洗。

方4：鼻涕虫10条。焙干碾末，调茶油外涂。

方5：生八角莲、陈醋各适量。将药捣碎外搽。

方6：地丁草、大蓟各等量。捣烂外敷。

方7：了哥王根皮、木芙蓉根皮各适量。捣烂外敷。

方8：小四方藤全草适量。捣烂敷患处。

方9：远志、天花粉各适量。取全草捣烂敷患处。

方10：了哥王根皮（或叶）、棉花叶各适量。捣烂外敷。

方11：三叉苦、了哥王各20克，山大颜叶、马钱子各10克。共捣烂，用50%的乙醇浸透后敷患处。

方12：千里光、三叉苦、马钱子各25克，土荆芥5克，了哥王根叶20克。共研末，调成糊状，涂患处。

方13：半边莲、紫花地丁各50克，野菊花15克，金银花10克。水煎服，每日1剂，日服3次。

方14：紫背天葵、地桃根各15克，野菊花、犁头草、石斛、金银花各25克，蒲公英10克。水煎服，每日1剂，日服3次。

方15：马齿苋全草适量。捣烂敷患处，每日2~3次。

方16：纯真豆油适量。置于锅内调稠，每日遍搽全身2~3次。

方17：芫芫花、川椒、黄柏各适量。煎水外洗。

方18：丝瓜皮焙干研末，烧酒调涂。

方19：松香、宫粉各等量，瓦上焙干研末，真麻油调涂，每日1~2次。

方20：蜂窝烧灰存性研末，和冰片少许，每日敂2~3次。

方21：蒜苗、桔梗烧成灰，涂疮即见效。

方22：主治股痛。炒白术、防己、牛膝各15克，炮川附子、肉桂末各5克，沉香末2.5克。水煎服，每日1剂，日服3次。

方23：主治海底漏。狗肝菜（阴干）250克，蜜丸，每次服15克，日服2次。

方24：主治悬痈（股疽），又名椅马痈，生在谷道前阴囊后。金银花200克，蒲公英、全当归各100克，天花粉、川大黄各15克，甘草500克，人参2.5克。水煎服，每日1剂，日服3次。

方 25：粉甘草 200 克（长流水浸透），炭上炙干，再浸再炙，如此三度，切片。甘草、当归各 150 克。加水 3 碗，慢火煎至稠膏，去渣再煎，以稠为度，每次 15 克，日服 3 次。未成者即消，已成者即溃，即溃者即敛。

方 26：初发者用甘草 25 克，酒、水各 1 碗，煎服，日服 3 次。

方 27：甘草、金银花（酒炒）各 25 克，浓煎空腹服。或将两味煎膏，早晨用开水送服。

方 28：主治大拇指蛇头毒。鸡蛋 1 个，加入雄黄末少许，将手指置入蛋内，蛋汁热则另换。

方 29：主治手指头天蛇疮。鸭蛋 2 个，蜈蚣 1 条。将蜈松焙干研末，分成 2 份，一份放在鸭蛋内，套指上去，候热时再换另一份。

方 30：主治甲沟炎初起。用锋利瓷器块于甲上刮去一层，并用枯矾末外敷。

方 31：主治油灰指甲。每日取凤仙花连根叶捣烂敷指甲上，用布包好，每日换 1 次。

方 32：主治甲疽。狼毒 5 克，黄芪 100 克。两味药用醋浸一宿，入猪油 250 克，微火煎取 100 克，绞出油，退火气后外敷，每日换 3 次而愈。或用乳香、胆矾各适量研末，削去指甲，时时敷之。或皂矾 250 克，火煅候冷研末，先以盐汤洗疮拭干，以矾末敷之，每日换药 1 次。

方 33：主治脱骨症。甘草研极细末，香油调敷，每日换药 1 次，不可间断。

方 34：主治手热赤痒。薄荷、柴胡各 2.5 克，当归、白芍各 15 克，白术、茯苓各 10 克，牡丹皮（炒）、山栀子各 7 克，钩藤、熟地各 25 克。水煎服，每日 1 剂，日服 3 次。

方 35：主治鹅掌风。①皂角为粗末，瓦上焙干，将鹅卵石烧红，盛在竹筒中，上面加皂角末烟熏。②连须葱白（捣汁）250 克，煎成 200 克，入蜂蜜 200 克，再熬取一半，每晚涂敷。终身忌食鹅肉。③雄黄、穿山甲各等量。共研为末，纸卷筒火烧熏之，数次自愈。④白矾、皂矾各 150 克，儿茶 25 克，生侧柏叶 400 克，苦参 100 克，甘草 50 克。水煎洗，洗前患处用桐油涂抹，当药水放在盆内时，盆口用毛巾盖住，不让其走气，热时熏，温时洗，至汤冷却为度。

方 36：主治疗疮。①乳香（去油）50 克，绿豆粉 200 克。上药和匀，每次 15 克，以甘草浓汤送服，连服数剂，并继续服下方：乳香、木香、沉香、丁香、香附、黄芪、射干、连翘、升麻、独活、桑寄生、甘草、木通各 5 克。水煎服，

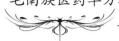

每日 1 剂，日服 3 次。②蟑螂 1 个，巴豆 1 粒，同捣极烂敷之，即能拔疔。③仙茅草、紫花地丁、豨莶草各一大把。加陈酒煎服。④烟杆中烟油厚敷四周，留头不敷，片刻疔破出水即愈。

方 37：主治杨梅疮。①凡初起用豆腐 200 克，豆腐中心开孔，加入杭菊粉 10 克，盛一碗内，蒸熟。先将葱 3 根，略煨嚼下，后吃豆腐，再饮热烧酒 1~2 杯，卧床休息，用棉被盖暖，待身体出汗后半小时再起来。②烟叶（切丝）200 克，神砂研细 5 克，和匀，每日五更临睡前，用烟筒如常抽烟法抽 3 次。③无论轻重，溃烂穿顶。内服方：茯苓 50 克，木通、白苏皮、防风各 5 克，鲜木瓜、薏苡仁、金银花各 10 克，皂角子 2 克。水煎服，每日 1 剂，日服 3 次。外洗方：生甘草、金银花、苍术、白芷、藿香、槐花各 15 克。水煎外洗。

方 38：主治黄水疮。①煅石膏、煅龙骨、松香、枯矾各 15 克。共研细末，用油外涂。②头面俱生者，苍术、糯米粉各等量，均炒燥研匀外涂。

方 39：主治天疱疮。丝瓜叶捣汁涂敷，或生百合捣涂，或荷叶外敷。

方 40：主治脓窠疮（缠腰火毒）。大风子肉 100 粒，蛇床子 25 克，雄黄 10 克，枯矾、花椒各 15 克，共研为末，加烛油、猪油各 25 克，同捣烂后调涂。

方 41：主治窠蛇疮。①雄黄末酒调服，外用油调涂。②茱萸根、地榆根、蔷薇根各等量，研为末，煎水洗疮，取药外涂。每日用 3 次。

方 42：主治火珠疮。生萝卜捣烂，滴醋浸患处，即愈。

方 43：主治湿热疮。番木鳖 20 个（切片），和麸皮同炒去油尽为末，加雄黄 15 克，用油调搽。

方 44：主治寒湿疮。将鸡蛋煮熟，去蛋白留蛋黄，慢火炒出油，加黄柏末调匀，搽患处。

方 45：主治冻疮。①鸽子粪水煎外洗，或水冬瓜皮、茄根煎汤洗。②端午节日用姜葱汁揉散血结。③用鲜樱桃不拘数量，入瓷瓶内封口，放在凉处发过，至冬将樱桃水涂冻疮甚效。

方 46：主治热疮。用男子尿桶中的白霜敷，立刻清凉止痛。

方 47：主治疥疮。①浓煎浮萍汤浸浴或用茵陈草浓汤洗；内服：红花、归尾、荆芥、紫草、生地各 10 克，水、酒各半煎服。每日 1 剂，日服 3 次。②用整块川厚朴，以真香油磨浓如浆，加枯矾少许外涂之，数日尽退。③硫黄、川椒各 25 克，共研末，加葱头、姜头各 25 克，和生猪油捣烂，用布包好，烘热时外

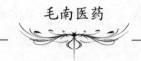

搽。

方48：主治臁疮。川椒为末，敷于患处。敷之后不合口，以血竭为末掺之。

方49：主治拔毒生肌。尿浸石膏400克，三仙丹50克。共研末外搽。

方50：主治久不收口。龙骨、制炉甘石各50克，童小便浸石膏100克，血竭、煅龙眼核、煅水龙骨各25克，制乳香、制没药、炒鸡内金、煅人中白各15克，大梅片5克。共研为细末涂患处。

方51：主治疮中生蛆。海参适量，烧灰，研极细末敷之，或用皂矾飞过掺之，其蛆化为水。

方52：主治疔疮痈毒。制乳香、制没药各50克，麝香1.5克，雄黄25克。共研为末，用黄米饭50克共捣为丸如粟米大，阴干，每次服15克，以热陈酒送服，日服3次。盖被出汗为妙。

方53：主治疮毒肿胀疼痛。皂角刺、炒黄芪各50克，生甘草、乳香各25克。共研为末，每次服15克，日服3次，以酒送服。

方54：主治疔疮及一切大痈大毒出现神昏呕吐，毒气攻心。绿豆50克研成粉，制乳香、灯心草炭共研末，甘草50克。上药煎水，分数次服，轻者即愈，重者继服。

方55：主治痈疮热毒红肿。秋芙蓉叶适量，或生研，或干研，加蜂蜜调敷周围，留疮头不敷，干则随换；或取汁和酒饮之，再加赤小豆末5克，其效更佳。

方56：真桐油150克，防风、白芷各7克。后两味药放真桐油内浸一夜，再入铁锅内慢火熬枯，去药沥净渣，将药再熬，候将开时，用鸡蛋一个去壳，放油内，炸至黄色，去蛋，再将油用火慢熬，候油色极明时入白蜡30克、黄蜡2克，溶化，用竹纸10余张，趁热一张浸入油内，取起冷透火气，张张隔开，风前吹透。用时视疮的大小剪贴于患处。

方57：主治痈疽发背对称大毒。当归100克，白芷25克，紫草10克，甘草60克，真麻油500毫升。将前四味药浸入麻油5日后，煎至药枯，沥净药渣；将油再熬至滴水成珠，下血竭细末20克搅匀，再下白蜡100克融化，离火微冷，最后下轻粉20克，待成膏盖好，放水中3日，拔去火气。凡疮口深者，以新棉花蘸膏塞外用。

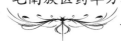

10. 睰束（带状疱疹）

【国际音标】se^3 rui^2

【主症】常突然发生，集簇性水泡（红色斑丘疹），排列成带状，沿一侧周围神经节分布区出现。伴有强烈疼痛，多数患者有持续性疼痛，往往在皮疹痊愈后疼痛仍不消失。

【单方验方】

方1：鲜旱莲草60克。水煎当茶饮，外用将药捣烂加少量食盐，外敷。

方2：满天星适量。用75%乙醇浸泡12小时，取汁外敷。

方3：五倍子叶、红毛顶叶、八角枫各适量，加食盐、醋少许，外敷。

方4：朝天椒青叶、青烟叶秆（或者青烟叶）、雄黄各适量。共捣烂，调茶油外涂。

方5：牛尾树1条，蝉蜕（衣）5只，烧存性研末，加冰片、硫黄末少许。调茶油外涂。

方6：狗肝菜适量。洗净捣烂生服，外用将捣烂的狗肝菜加食盐少许，外敷。

方7：旱莲草、狗肝菜各20克。捣烂取汁加白糖冲服，外用则捣烂加醋敷患处。

方8：谷穗草嫩苗100克，水煎当茶饮。

方9：蚯蚓3条（取芭蕉根底挖的大白颈蚯蚓更佳），将蚯蚓破开，用白糖50克放入杯中浸泡一天后取出涂患处。

方10：蝉蜕适量，焙干研末，以胡麻油调和涂患处。

方11：蚝衣（蚝皮）适量，焙干研末，用胡麻油调和涂患处。

方12：车前草、黄芩、泽泻、木通各3克，地黄、当归各5克，甘草、龙胆草各2克。水煎服，每日1剂，日服3次。

方13：用于病毒性疱疹的预防。三叉苦、大叶桉、板蓝根、蒲公英、黄连各适量。水煎服，每日1剂，日服3次。

11. 皮难勤（湿疹）

【国际音标】phi^2 man^4 chit^8

【主症】亚急性湿疹：常常表现为以丘疹、鳞屑、结痂等皮疹为主，但搔抓后仍出现糜烂。慢性湿疹：常常是由于急性、亚急性湿疹反复发作导致的，或开始即呈现慢性炎症。患处皮肤增厚，变成暗红色及色素沉着。急性湿疹：

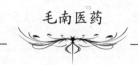

发病急，常呈对称分布，以头面、四肢和外阴部多发。在病程发展过程中，红斑、丘疹、水疱、脓疱、糜烂、结痂等各型皮疹可循序出现，但常有2~3种皮疹同时并存或在某一阶段以某型皮疹为主。常因剧烈瘙痒而经常搔抓，使湿疹病情加重。

【单方验方】

方1：苦参、蔓荆子、白蒺藜、玄参、蛇床子、升麻各30克，苍耳子20克，乳香15克。水煎服，每日1剂，日服3次。

方2：川芎、甘草、荆芥、羌活、防风、蝉蜕、藿香、人参各6克，厚朴、陈皮各15克。共研为末，调水涂患处。

方3：当归15克，酸枣仁18克，熟地18克，姜皮、蝉衣、蛇床子、苍术各5克，珍珠母10克。水煎服，每日1剂，日服3次。

方4：韭菜500克，淘米水一盆，将韭菜加入淘米水中泡臭后煮开洗澡。

方5：山羊胡须一把，烧成灰，和匀香油调敷患处。

方6：算盘子叶、板蓝根、千里光、罗芙木叶、苦楝树叶各100克。水煎外洗。

方7：黄芪、党参、山药各25克，当归、莲子、薏苡仁、荆芥、牛蒡子、蛇床子、地肤子、蝉蜕各20克，甘草10克。有感染者加生地15克、黄柏20克。水煎服，每日1剂，日服3次。老人、儿童用量酌减。

方8：硫黄、枯矾各50克，煅石膏150克，青黛30克，冰片20克，雄黄10克。共研末，茶油调敷患处。

方9：雄黄8克，硫黄15克，冰片10克，轻粉6克，海螵蛸10克，凡士林50克。研粉调膏敷患处。

12. 醋朗（癣）

【国际音标】ra^2 lak^7

【主症】由致病真菌寄生在人体的光滑皮肤（除手、足、毛发、甲板及股阴部以外的皮肤）上，夏季多发病。好发于面部、躯干及四肢近端，可引起很轻的炎症反应，发生红斑、丘疹、水疱等损害，继之脱屑。常呈环状。

【单方验方】

方1：米醋100毫升、铜板（锭）1块。将铜板（锭）放在炉上烧红，趁热夹出放入米醋内，趁米醋沸腾时，用鸭毛蘸药液涂患处。

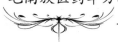

方2：蜂房1个，蜈蚣2条，明矾适量。将蜂房、蜈蚣置于阴阳瓦上焙干，上药共研末，以麻油调和敷患处。

方3：明矾250克（火锻成枯矾），松香150克，猪板油适量。将松香放在猪板油内煅烧，冷后加枯矾末，调匀敷患处，反复使用药敷，用纱布固定，不能用塑料布，忌食鱼、虾、蟹、酒、羊肉等。

方4：独头蒜50克，食醋200毫升。将蒜捣成糊状，用醋调匀，敷患处，每日1次。

方5：野菊花、苦楝根皮、苦参各适量。煎水外洗局部。

方6：活蜈蚣3条（入茶籽油内浸7日），五倍子适量（入水浸7日）。将两药入锅内煮透，以水洗头癣，再用两药液交换涂。

方7：草乌适量。微火炙炮研末，食醋调涂患处。

方8：鸡蛋1个，陈醋适量（泡腌蛋为度）。将蛋放入醋内浸7天，取出后捣烂与醋混合，涂于患处。

方9：鲜嫩丝瓜若干个。捣烂取汁，外涂患处。

方10：生大蒜6瓣，花椒30粒。先将花椒炒焦并研成粉，与大蒜捣成糊状，涂于患处并固定，每日换药1次。

方11：主治脚癣、股癣。苦参、百部、紫草各20克，明矾、丁香、地肤子各10克。水煎洗。

方12：主治足癣红肿、溃烂化脓感染。鲜嫩杨柳叶200克，水200毫升。水煎，连渣浸泡。

方13：韭菜1把。放于盖好的开水瓶中加盖约15分钟，取出浸泡足癣。

方14：乌梅500克，水煎，浓缩成250克的药膏，每次5克，外涂患处，每日3次。

方15：主治顽癣。花椒（干）、蒜（生）各30克，酒100毫升。蒜捣烂，两药共浸泡5日，外涂患处。

方16：主治干湿顽癣。①文蛤（炒）、硫黄各50克。共研末，米醋调糊，先以穿山甲略去顽皮。敷药膏一层，以皮纸外贴固定，经过一夜后揭开，敷多次后可痊愈。②米糠皮烧油搽之，或温汤洗软，再用韭菜外搽。③雄黄、青黛、轻粉各等量。共研为末，湿癣干涂，敷药后上贴清凉膏，内出黄水，7~8后水干自愈。④艾叶不拘多少，醋煎如膏，先以穿山甲片刮破癣后外涂之。⑤芦荟15

克，硫黄、五倍子各 5 克，枯矾 20 克，轻粉 30 克。共研为末，先用土大黄根涂，痒处用陈醋蘸药涂。

13. 汾严（银屑病）

【国际音标】fin³ nən⁶

【主症】一种常见的慢性炎症性皮肤病，其皮肤损害特征是起初出现红斑丘疹，表皮覆盖一层层银白鳞屑，皮肤干枯，脱屑结痂，有的皮肤症状连成一片。

【单方验方】

方 1：生石膏 30 克，知母 12 克，生甘草、玄参各 10 克，粳米 30 克。水煎服，每日 1 剂，日服 3 次。

方 2：当归、生地、熟地、黄芪、瓜蒌仁、麦冬、五味子、红花各 6 克，天冬 9 克，黄芩 5 克，升麻 2 克。水煎服，每日 1 剂，日服 3 次。

方 3：桃仁、补骨脂各 12 克，红花、当归、生地、牛膝各 9 克，川芎、桔梗各 5 克，赤芍、枳壳各 6 克，柴胡、甘草各 3 克，鸡血藤 18 克。水煎服，每日 1 剂，日服 3 次。

方 4：当归 9 克，白芍 12 克，熟地、白鲜皮各 15 克，川芎、防风、荆芥各 6 克，薏苡仁 18 克。水煎服，每日 1 剂，日服 3 次。

14. 江简白（白癜风）

【国际音标】cak⁷ cen¹ phok⁷

【主症】白癜风以白斑为主要外在表现：皮损多为圆形或不规则的脱失斑，表面光滑，没有鳞屑，边界明白，白斑边缘有色素沉着。白癜风患者的皮肤对日光的反应比正常人要敏感，稍晒太阳即发红，随着患病情况持续的发展，白斑会不断地扩展，颜色也会不断地加深，达到一定程度时便停止蔓延。

【单方验方】

方 1：生地 10 克，当归、赤芍、红枣、白鲜皮、蝉蜕、川芎各 6 克，荆芥、防风各 4.5 克，薄荷、独活、柴胡各 3 克。水煎服，每日 1 剂，日服 3 次。

方 2：熟地 30 克，干姜、麻黄各 2 克，鹿角胶 9 克，白芥子 6 克，生甘草 3 克。上药加水酒同煎服，每日 1 剂，日服 3 次。

方 3：主治面积小的白癜风。鲜生姜洗净切片，火煨热用切面涂患处，每日涂数次，涂至发热为止。

方 4：鸡蛋 1 个，将鸡蛋打开去蛋黄，加适量米醋调成糊状，将蛋糊涂于患

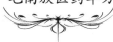

处，每日反复涂数次。

方5：主治汗斑。①硫黄50克（加醋煮一日），海螵蛸2个。上药共研为末，先洗浴，后以生姜蘸药热涂患处，又用知母末调醋涂患处。②密陀僧、干葛、硫黄、川椒、海螵蛸各适量。共研为末，先用老姜切片涂患处，再以药涂之，后用浮小麦煎水洗即消。

15. 勒诺（冻疮）

【国际音标】lak^8 no^1

【主症】有肢体末端皮肤发凉、肢端发绀、多汗等表现。皮肤损害多发于手指、手背、面部、耳郭、足趾、足缘、足跟等处，常沿两侧分布。常见损害为局限性瘀血性暗紫红色隆起的水肿性红斑，边界不清，边缘呈鲜红色，表面紧绷有光泽，质柔软。局部按压可褪色，去压后红色逐渐恢复。严重者可发生水疱破裂，形成糜烂或溃疡，愈后存留色素沉着或萎缩性瘢痕。痒感明显，遇热后加剧，溃烂后疼痛。

【单方验方】

方1：生姜适量，放在火中烤热，涂于患处，消肿止痒。

方2：荆芥、紫苏叶、桂枝各15克，用水2000毫升煮沸清洗面部。

方3：独头大蒜1个，放在火内煨熟，取出涂患处。

方4：新红辣椒50克，白酒100克。将辣椒切碎，加白酒浸7日后外涂于患处。

方5：干红辣椒数克，凡士林若干。将辣椒末与凡士林搅匀，加热融化后，涂于患处。

方6：红皮花生50克，醋100克，樟脑2克，酒精少许。将花生焙干炒黄并研末，加醋调成糊，加入樟脑，用酒精调匀，敷于患处并加以固定，每日换药1次，3~5日可愈。

方7：白米辣椒10个，独头大蒜2个。加水两碗煎开，浸泡熏洗，每日2~3次。

方8：萝卜1个，煮熟趁热搽患处。

16. 穷点甫（水、火烫伤）

【国际音标】coŋ^5 tiɛŋ^1 pu^3

【主症】皮肤上出现红肿、水疱、脱皮和发白的现象，面积不大，但创面

143

深。严重者甚至会造成深部组织坏死，如处理不当，会发生溃烂。

【单方验方】

方1：连翘、赤芍、羌活、防风、当归、山栀子、甘草各3克，大黄（炒）6克，灯心草20根。上药加水400毫升，煎至200毫升，分2次空腹服或者1次服，每日1剂，10日为1个疗程。

方2：羊脂、猪脂、松脂各25克，蜡15克。将羊脂、猪脂放在砂锅内煎沸3~5分钟，再下松脂和蜡混合加热，待冷却后涂敷患处，每日3次。

方3：韭菜叶、赤石脂各30克。两味药捣碾湿敷，伤处愈后无疤痕。

方4：鸡蛋清、京墨适量（视伤口大小而定）。用鸡蛋清磨京墨涂于患处后，用三层湿纱布覆盖则不起泡，感觉冷如冰则见效。

方5：主治烧伤、烫伤、皮肤溃疡。麻子仁（碾）100克，杨白皮、柳白皮、山栀子（碎）、白芷、甘草各60克，猪脂500克。上药煎三上三下，去渣，敷创面。

方6：2%黄连或黄柏溶液，甘草30克。煎成浓膏，待温淋洗创面以清洁为度。

方7：主治水、火烫伤初期。地榆、大黄、虎杖、火炭母各适量。共研末，用麻油调敷，也可用鸡蛋清加冰片少许或炼蜜混合，清洗创面后敷患处。

方8：主治水、水烫伤中期。黄连、黄柏、姜黄各9克，当归尾15克，生地黄30克。将上药混合，加香油600毫升榨枯后去渣，加黄蜡120克，溶化，将油滤净，倒入磁碗内，用柳树枝不时搅拌，待凝为度，涂敷于患处。

方9：主治水、火烫伤后期。牡丹皮、黄芩、黄连、黄柏、山栀子各9克，金银花12克。水煎服，每日1剂，日服3次。

方10：将家中每天喝剩下的茶叶连渣倒入小缸内储存，约3个月后可用，越存久越好。若遇上热水烫伤，立即将患处浸入陈留的茶叶液中数小时，可止痛不起泡，取出后将旧茶叶渣敷在患处。

方11：寒水石、蛤蚧粉、冰片、轻粉各等量。共研为末，加香油调和涂敷患处。

方12：寒水石、牡蛎、朴硝、青黛各适量。共研末，加香油调和涂敷患处。

方13：活蚯蚓10条，洗净，装入碗内，加白糖60克，混合后以溶化的糖水敷患处。

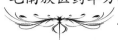

方14：虎杖1000克，黄连、黄柏、地榆、黄芪各50克，冰片（研末）30克。上药加水6000毫升，煎成1000毫升后，加入冰片即成。使用时涂于患处，每小时涂1次。

方15：石榴皮500克。加水1000毫升煎至250毫升，用纱布浸湿敷于患处。

方16：虎杖、酸枣树二层皮各250克，土黄连、落地生根各500克，苦参250克。上药加水4000毫升煎浓缩至1000毫升，外用清洗并敷于患处。

方17：两面针根皮适量。上药水煎2次，过滤去渣浓缩成膏，加蛇油适量搅匀，外敷患处，每日敷3次，连敷5日即愈。

方18：黄芩30克，川黄连50克，黄柏、石膏各20克，冰片1克。共研为末，春、夏季用水调匀，秋、冬季用香油调匀，涂敷于患处。

方19：鲜杨柳叶适量。炒焦碾末，调鸡蛋清外敷。

方20：浓茶叶汁适量。将其涂在创面上，止痛效果好，利于伤口愈合。

方21：豆腐、白糖视患处面积大小而定，一般用豆腐100克、白糖20克。共搅烂，伤口溃破可加大黄3克、地榆末10克，涂敷于患处。

方22：丝瓜叶粉适量，调香油，涂敷于患处，可清凉退热、消肿止痛。

方23：菜油或者豆油适量，涂患处。

方24：五眼果树皮3份，两面针1份。共研为末，用食油调匀，涂创面。

方25：金樱根1000克。水煎为浸膏涂患处。

方26：虎杖（土黄芩）1000克，黄柏500克。共煎为膏状，涂于患处。

17. 星成结醋那 （痔疮）

【国际音标】sig³ tshɯm² che⁴ ra² na⁴

【主症】主要表现为便血。便血的性质可为无痛间歇性便后鲜血，便时滴血或手纸上带血，便秘、饮酒或进食刺激性食物后症状加重。单纯性内痔无疼痛，仅有坠胀感，可出血，发展至脱垂，合并血栓形成、嵌顿，感染时才出现疼痛。

【单方验方】

方1：柴胡、黄芩、升麻、大黄、甘草、大枣各6克，生姜3片。水煎服，每日1剂，日服2次，10日为1个疗程。

方2：桑葚子60克，粳米240克。先将上药煎汁去渣，再加粳米煮熟食用，2次服完，隔日1次，连续服10日。

方3：主治痔疮出血如注。秦艽、当归、苍术、黄柏各12克，桃仁、炙黄芪各18克，大黄3克（后下）。水煎服，每日1剂，日服2次。

方4：秦艽、黄柏、槟榔、羌活各12克，桃仁、皂角（炮）、苍术、防风、当归、泽泻、大黄（后下）各9克。水煎服，每日1剂，日服2次。

方5：苦参60克，鲜鸡蛋2个，红糖100克。水煎苦参，过滤取汁，再将此汁与鸡蛋和红糖煮熟，食蛋喝汤，日服1次，连续服10日为1个疗程。

方6：主治痔疮伴有脱肛或出血。新鲜松叶（松针）100克。加水300毫升煎至150毫升过滤去渣，一次吞服，日服1剂，5日为1个疗程。

方7：主治内痔、外痔。槐角、黄酒各250克。上药加水500毫升，煎至200毫升，分2次服，每日1剂，连服5日为1个疗程。

方8：主治痔疮出血。白椿芽木根白皮30克，红花、当归、灯心草、淡竹叶、甘草各3克，红糖50克。水煎服，每日1剂，日服2次。

方9：主治痔疮出血。老丝瓜1个。将老丝瓜焙干后研末，每次6克，以黄酒送服，每日1剂，日服2次。

方10：鲜泥鳅适量。用酱油或黄糖混合泥鳅煮熟食用，日服1次，连服5日。

方11：槐角15克，胡黄连5克。水煎服，每日1剂，日服3次，连服5日。

方12：槐角150克。焙干研末，每次服9克，空腹以米汤送服，日服3次。

方13：生地黄、马齿苋各15克，苦参10克。水煎服，每日1剂，日服3次。

方14：地榆、鸡冠花各15克，大黄10克。水煎服，每日1剂，日服3次。

方15：主治痔疮便血，肛门坠重作痛。防风、秦艽、当归、川芎、生地、白芍、茯苓、连翘各3克，槟榔、甘草、山栀子、地榆、槐花、槐角、白芷、苍术各2克，便秘者加大黄6克。水煎服，每日1剂，日服3次。

方16：海藻、白头翁、地榆各9克。水煎服，每日1剂，日服2次。

方17：主治内痔出血。茄子适量。烧成灰研细末，每次服1克，日服3次，以温开水送服。

方18：主治痔疮出血。桑枝、地锦草各30克，黄芩9克，地榆15克。上药水煎2次，后将两次煎汁混合浓缩，去渣取汁，日服2次。

方 19：鲜蒲公英全草 100~200 克（干品 50~100 克）。水煎服，每日 1 剂，日服 3 次。出血者微炒黄再加水煎服。

方 20：丹皮、糯米各 500 克。上药共研为末，搅匀，每日取 100 克，用水调和成拇指头大的小饼，加茶油灶上烤成微黄色。早、晚各服 1 次，连服 10 日。如留久干硬，用水蒸软后再服。

方 21：乌梅、五倍子、射干、炮穿山甲、火麻仁各 10 克，苦参 15 克，煅牡蛎 30 克。水煎服，每日 1 剂，日服 3 次。

方 22：主治痔漏。①五倍子 500 克，水煎至如糊状，再加入黄糖 900 克制成丸，每日空腹服 15 克，日服 3 次。忌食鹅肉、猪肉、羊肉、鱼肉等食物。②木耳 30 克，砂糖 60 克。水煎食用，日服 2 次。③猪大肠（七寸处）一段，辣椒叶一把，同煮熟食。④豆腐渣适量。炒焦研末，每次取 15 克与红糖汤调服。⑤柿饼数个。加水煮烂，当点心吃。⑥无花果 1~2 个。水煎空腹服，每日 1~2 次。⑦甲鱼头一个。煅成性，研末，加冰片适量，以麻油调匀涂于患处。⑧白芷适量研为末，每次取 10 克，以米汤送服，外用可煎汤熏洗。⑨象皮、槐花各 500 克。上药炒至淡黄色，共研为末，加蜜炼为丸，早上服 15 克，晚上服 10 克，以淡盐汤送服。

方 23：木鳖子、五倍子各等量。共研为末，每次取适量调和直接外敷于患处。

方 24：五倍子、朴硝、桑寄生、荆芥各 30 克。水煎，先熏洗后坐浴。

方 25：槐花、苦参各 30 克，芒硝、枳壳、黄柏、苍术各 15 克，虎杖 20 克，猪蹄（甲）50 克。水煎，先熏洗后坐浴，每日 2 次。

方 26：马齿苋 500 克，木鳖子 5 枚。上药捣烂取汁，与木鳖子混合外用湿敷于患处，每日 2 次。

方 27：菊花、黄砂糖各适量。捣烂贴敷于痔上。

方 28：翠鸟（绿头鸟、鱼狗）1 只。用酱油煮熟食；或者焙干研粉末，调芝麻油外涂于患处，每日 2~3 次。

方 29：蜗牛数个，麻油适量。将带壳的蜗牛烤干，研为末，用麻油调和涂于患处，每日 2~3 次。

方 30：当归、地榆、大黄、黄柏各 30 克，朴硝 60 克。加水 2000 毫升，水煎去渣后，先熏洗后坐浴。

方 31：生石菖蒲 200 克。加水 2000 毫升，煮沸 10 分钟后去渣，先熏洗后

坐浴。

方 32：鲜鱼腥草 250 克（干品 100 克）。加水 2000 毫升，煎沸 10 分钟后去渣，先熏洗后坐浴。

方 33：鲜蒲公英 100~200 克（干品 50~100 克）。水煎，先熏洗后坐浴。

方 34：生半夏、白矾、柳树叶各 50 克。加水 2000 毫升，煮沸，先熏洗后坐浴。

方 35：金银花、苍术、五倍子、芒硝各 30 克，黄柏、苦参各 20 克。加水 3000 毫升，煮沸，先熏洗后坐浴。

方 36：白梅树皮、蒲公英、蛤蟆草各 30 克，透骨草 15 克，苦参 12 克，苏木 10 克，生川乌、生草乌、生甘草、生艾叶各 9 克。加水 3000 毫升，煮沸，先熏洗后坐浴。

方 37：黄连、黄芩、黄柏、大黄、防风、荆芥、苦参、芒硝、槐角、甘草各 20 克。水煎 40 分钟，先熏洗后坐浴，早、晚各 1 次，1 周可治愈。

方 38：槐花、滑石、槐角各 15 克，生地、金银花、当归各 12 克，黄连、黄柏、黄芩各 10 克，升麻、柴胡、枳壳各 6 克，甘草 3 克。上药水煎，先熏后洗，最后坐浴。

方 39：丹参、槐花各 20 克，赤芍、枳壳各 15 克，牡丹皮、桃仁各 10 克，地榆、蒲公英各 30 克，田七 5 克，甘草 6 克。每日 1 剂，水煎 1~2 次内服，然后再煎 3~4 次，用于熏洗及坐浴。

方 40：大黄 30 克，芒硝 50 克，苦参、白芷各 20 克，黄柏 25 克，红花、银花各 10 克。加水 1000 毫升煎煮，先熏洗后坐浴。

方 41：大蒜 3 个。捣烂后用纱布包好，加温，局部热敷。

方 42：蝉蜕 15 克，麻油 30 克，樟脑 6 克，金银花 20 克，土鳖虫、冰片各 12 克。将蝉蜕烧焦存性，加冰片共研为末，再加金银花、土鳖虫煎成汤，然后放入麻油、樟脑，先熏洗后坐浴。

方 43：瓜蒌仁、黄芩各 15 克，枳壳、杏仁、知母、玄参、党参各 10 克，黄芪 20 克，柴胡 12 克，升麻、甘草各 6 克。每 2 日服 1 剂，水煎分 3 次服，再煎 2~3 次用于熏洗及坐浴。

方 44：生大黄 40 克，乳香、没药、枯矾、生半夏、川乌各 30 克，马钱子、五倍子各 50 克。上药共研为末，局部外用。

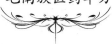

方 45：野菊花、野艾叶各 50 克。水煎，先熏洗后坐浴。

方 46：蜓蛐捣烂和陈墨敷之，有奇效。

方 47：主治痔痒痛如虫咬。菟丝子（炒）、苦参各适量。共研为末，以鸡子黄调和外涂。

方 48：隔年风干橙子皮，入桶内烧烟熏之。

18. 筛对（肛裂）

【国际音标】sai^1 tei^5

【主症】典型的临床表现为排便时疼痛、出血，后期便秘。排便时常在粪便表面或便纸上见到少量血迹或滴鲜血，大量出血少见。

【单方验方】

方 1：棕榈树初露的花粘子 500 克，蜂蜜（酒）适量。将药切片晒干研为末，以蜂蜜或酒送服，每次 5 克，日服 2 次。

方 2：韭菜叶 100 克。捣烂绞汁，每次 20 毫升，日服 3 次。

方 3：成熟的柿子 2 个，棉花籽 5~10 粒。用竹片切开柿子去柿核，把棉花籽塞入柿内，仍用柿蒂原样盖好，放在瓦上焙干存性后，共研为细末，每次 9 克，日服 1 次，以米汤送服。

方 4：血余炭（头发灰）、陈棕炭（棕榈外皮毛衣）各 9 克。水煎，以甜酒送服，日服 2 次。

方 5：生地、藕片各 24 克，地榆炭 12 克。水煎服，每日 1 剂，日服 2 次。

方 6：大蓟嫩白根、小蓟嫩白根各 60 克。水煎服，每日 1 剂，日服 3 次。

方 7：茄子适量，烧存性，每次 6 克，日服 3 次，以开水冲服。

方 8：白茄叶适量。水煎当茶饮。

方 9：茄子秆适量，烧成炭，每次服 9 克，日服 3 次，以米汤送服。

方 10：大青根 15 克，苦参 9 克。水煎服，每日 1 剂，日服 3 次。

方 11：棉花籽 250 克，槐角木 20 克，野菊花茶 120 克（溶汁）。将前两味药炒干，入茶汁内浸泡，3 天后取出，再反复炒多次，以汁干为度。共研为细末，每次服 9 克，日服 2 次。

方 12：茶叶 250 克，五倍子 2 枚（煅成性）。共研为末，每次服 6 克，日服 3 次。

方 13：绿矾 60 克（烧令赤），乌贼骨（炙微黄）、釜底灰各 30 克。共捣为末，加粟米和为丸，每丸 10 克，每日服 1 丸。

方 14：棉籽核（炒黑去皮）90 克，侧柏叶（炒黑）120 克，槐米（炒）30 克，柿饼（去核蒸烂）适量。共研末为丸，早晨以开水送服 12 克。

方 15：枫树寄生 10 克，水煎当茶饮。

方 16：蚯蚓 2 条（不用白头，寒者炒用，热者免炒），升麻 9 克。先将蚯蚓去泥捣烂，与升麻同炖，和瘦猪肉一次吃完，3~5 剂即可全愈。

方 17：黄柏、防风、地榆、金银花、甘草、川椒、芒硝各 30 克。水煎，坐浴。

方 18：乌梅、干姜、冰片各适量。上药按 5：4：3 混合，再按 1：5 加凡士林，放在纱布中敷于患处，可消炎、收敛止血。

方 19：轻粉、冰片各 30 克，乳香、没药各 20 克。上药共研为末，涂于患处，用纱布固定。

方 20：蜘蛛（去头、足）3 只。焙干研粉，加适量食油涂抹患处。

方 21：七叶一枝花适量，磨汁涂抹患处。

方 22：团鱼头，焙干磨汁，外涂于患处。

方 23：红麻嫩叶 50 克，百会处头发少许（烧成灰）。共捣烂，煨热，贴于百会穴上，收缩后用枯矾粉涂于肛周。

19. 筛缩（脱肛）

【国际音标】sai^1 sut^7

【主症】症状为有肿物自肛门脱出。初发时肿物较小，排便时脱出，便后自行复位。常有黏液流出，导致肛周皮肤湿疹、瘙痒。

【单方验方】

方 1：人参芦 3 克。水煎当茶饮。

方 2：蝉蜕（毛南语称火灰虫）15 只，蓖麻籽 15 粒。共捣烂，混合加热外敷，并固定保留，排便暂取。

方 3：大蜘蛛 2~3 只，粳米饭适量。共捣烂，并捻成饼贴肚脐，加以固定，保留 24 小时换药 1 次，3~5 次即愈。

方 4：黄芪 15 克，防风、升麻各 10 克，甘草 6 克，鸡蛋壳 9 克。上药水煎连服 3~5 剂，日服 3 次。另用五倍子焙干研成细末，撒在蓖麻叶上，将肛托起，3~5 次可愈。

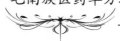

方 5：石榴皮、五味子、白矾各 30 克。水煎外洗，再用田螺蛳盐水外敷脱出部位，然后用蓖麻叶托上加以固定，每天换药 1 次。

方 6：推车虫 2~3 只，蝉蜕 20 只。上药置于瓦上焙干共研为末，调茶油涂于脱出部位，然后用罗裙带叶托上固定。

方 7：团鱼 1 只。将团鱼嘴用线固定拉紧，使团鱼头颈部伸出壳外，用刀猛砍近团鱼甲壳部位，将砍下的头和颈置于瓦背上焙干，用时磨水外涂脱肛部位，每日涂 2~3 次，也可研成细末撒在肛脱部位。

方 8：白颈蚯蚓 10 条（芭蕉根旁），蜂蜜 50 克。将蚯蚓洗净，浸泡在蜂蜜内一周，待其溶化后，用棉签蘸药液涂于患处。

方 9：大田螺 10 个，冰片 20 克。将田螺放在干净碗内，待其伸出头爬行时，把冰片撒在其身上，待田螺自流出水时，用药棉蘸药液搽患处，每日涂 2~3 次，3~5 日即愈。

方 10：向日葵秆的内心适量。焙干研成细末，早、晚各服 6 克，日服 3 次，连续服 3 日即愈。

方 11：蝉蜕、胡麻油各适量。将蝉蜕焙干研末，加胡麻油调匀，涂搽患处。

方 12：蜻蜓（大黑或者尾红色）3 只，麻油适量。两药放于瓷器内封紧，埋在土下 7 日后取出，涂搽肛脱处。

方 13：木贼适量，烧成炭研末，外涂肛脱患处。

方 14：冰糖、木耳各 500 克。共煲分 2 日服，日服 3 次，服后用蓖麻油涂于肛肠，用手推进，用气提升，反复 5~10 次，固定，不要走动，卧床 8 小时即愈。

方 15：韭菜 500 克。加水 2000 毫升，煎开后趁热熏洗，如此反复数次可收肛不脱。

方 16：鲜萝卜 1 个。捣烂，敷于肛门中固定，反复数次可愈。

方 17：主治脱肛不收。①蜗牛（桑树蜗牛更好）适量置于瓦上焙干，研末取 50 克，用猪油调敷，即见效。②甲鱼头 1 个。焙干研末，用麻油调敷或以纸托患处。③大螺蛳 1 个。入顶上梅花冰片一份，即时出水，敷之有神效。④赤石脂、伏龙肝、枯矾各适量共研为末，敷于患处。⑤煅鳖头 1 个，枯矾 2 克，煅五倍子 1 克。共研细末，外用。⑥五倍子 15 克，白矾少许。共研为末，加水一碗煎汤洗，即见效。若妇女产后脱肛，用五倍子研末涂之。⑦鱼腥草 150 克。捣烂

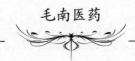

为泥，先以朴硝水洗肛门，再用芭蕉叶盛药坐之，肛即缩。⑧猪肉（炼去渣）50克，入蒲黄末 50 克，调匀，涂肛即缩。⑨芫荽适量，烧烟熏即愈。

20. **筛托晓宫提（疝气）**

【国际音标】sai¹ tok¹ jau¹ kuŋ³ tit¹

【主症】在腹股沟区，可以看到或摸到肿块，肿块可因腹部用力也可诱发出现，系由腹腔内的器官脱出到腹股沟所形成，脱出的器官以小肠居多，因此摸起来感觉柔软，退回去时常会伴有咕噜咕噜的杂音，其他如大肠、阑尾、大网膜等亦可能脱出。女性则以卵巢脱出较多，因此常可摸到似拇指大、较硬且多半有压痛的肿块。

【单方验方】

方 1：主治疝气。①荔枝果 5 枚。捣烂，滚水、酒冲服，纸盖片刻，饮之即显。②生姜 200 克，葱茎 10 克，石蒜（去皮）1 枚。共打烂敷患处，将麸皮炒极热，热敷于药外。③硫黄、荔枝核、陈皮各 30 克。共研为末，蜜饭为丸如黄豆大，以黄酒送服，每次 15 丸，空腹服，日服 3 次。④瓜蒌 1 个。研末，红糖拌服，日服 1 次。

方 2：沉香、紫苏、苏木、天南星各 25 克，多年香橼 1 个（切碎）。雄猪膀胱洗净，入药扎紧，加黄酒 2.5 升煮烂，捣糊为丸如梧桐子大，每次服 1 丸，日服 2 次，以酒送服 40 丸为 1 个疗程。

方 3：雄黄、甘草各 50 克，白矾 100 克。共研为末，加沸水 2.5 升冲和，洗患处良久，再暖洗至冷，候汗出自愈。

方 3：人参 25 克，白术、茯苓各 15 克，肉桂 1 克，橘核、白薇、甘草各 2.5 克，荆芥 7 克，半夏 5 克。水煎服，每日 1 剂，日服 3 次。

方 4：主治寒痛及偏坠肠痛。川椒 15 克，小茴香 2.5 克，木香、淡吴茱萸各 5 克。以长流水煎服，每日 1 剂，日服 3 次。

方 5：①血疝偏坠肿痛，状如黄瓜，在小腹两旁横滑两端，俗名便痈，以苏木黄酒送服。②取雄鸡翼毛，左患取左，右患取右，烧灰以酒调服。

方 6：主治木疝，即木睾丸。枸杞、昆布、吴茱萸（汤泡 3 次）各 200 克，天南星（汤泡 7 次）、制半夏、白芷、山楂（去核）、炒神曲各 100 克，炒滑石、盐炒苍术、橘核各 150 克。共研为末，加酒调糊，制丸如梧桐子大，每次服 1 丸，日服 2 次，空腹以盐汤送服。

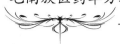

方7：主治小肠疝气。①青木香 200 克，白酒 1.5 升。两药同煎，日饮 3 次。②浮石研为末，每次取 10 克，加木通、赤苓、麦冬适量，煎汤调服。③浮石、香附各等量。研为末，每次取 10 克，日服 2 次，以姜汁调服。④荞麦仁（炒去尖）、葫芦巴（酒浸阴干）各 200 克，炒小茴香（研为末）50 克。加白酒糊为丸如梧桐子大，日服 1 次，每次 1 丸，空腹以盐汤送服。

21. 更勿毒能（无名肿毒）

【国际音标】kəm¹ wo¹ thu⁶ nəm²

【主症】肿毒骤然于体表局部发生红肿的一种证候，因无适当名称，故称为无名肿毒。症状或痛或痒，严重者焮赤肿硬，患部附近的淋巴结肿大。

【单方验方】

方 1：当归 400 克，白芷 200 克，夏枯草 100 克，僵蚕 50 克。轻者减量。颈以上肿毒者加川芎，膝以下肿毒者加牛膝。加水、酒各半煎服，每日 1 剂，日服 3 次。

方 2：大黄、黄芩、黄柏各 150 克，陈小粉 100 克。炒黑共研为末，加醋调敷。

方 3：硫黄、大椒、雄黄各等量，陈柏油烊化拭搽。

方 4：主治板疔。蜒蚰 25 克，银朱 5 克，雄黄 4 克，冰片 0.5 克。共捣涂患处即消，内服菊叶捣汁饮一盅。

方 5：主治发背。哺胎鸡子 1 枚，生半夏 50 克，鲜天南星 50 克。共研细末，加热糯米饭打烂和药调敷，药凉即易之，保持温热，夜换 10 余次，渐渐收小即愈。

方 6：人中白（即尿缸中之白垢）刮下于银炉中炼红，冷却取出，每次 5 克，铜绿 2.5 克，麝香 0.5 克。共研细末，涂洗红肿局部。

第三节　妇科疾病

1. 年吞更停调（月经不调）

【国际音标】nien² vən³ kəm¹ thiŋ⁶ theu⁶

【主症】不规则子宫出血，功能失调性子宫出血，闭经，绝经。

【单方验方】

方 1：当归、川芎、熟地（姜浸炒）、香附、乌药、砂仁各 5 克，白芍、甘草各 6 克，生姜 3 片，大枣 10 枚。气痛者加吴茱萸，痰盛者加二陈汤。水煎服，每日 1 剂，日服 3 次。

方 2：主治经水不调，久而不孕。当归、川芎、白芍各 15 克（酒炒），人参、阿胶（后下）、牡丹皮、肉桂各 5 克，吴茱萸 6 克，麦门冬（去心）、半夏、甘草各 7.5 克，生姜 3 片。水煎服，每日 1 剂，日服 3 次。

方 3：主治行经心腹腰肋疼痛。当归、川芎、白芍、生地、桃仁、红花、延胡索、莪术、青皮各 7.5 克。水煎服，每日 1 剂，日服 3 次。

方 4：主治经水过期，紫黑成块。红花、牡丹皮、青皮、香附、延胡索、当归、川芎、白芍、生地黄、桃仁（去皮）、甘草各适量。水煎服，每日 1 剂，日服 3 次。

方 5：主治经期过后作痛。当归、川芎、白芍、熟地、人参、白术、干姜、甘草各等量。水煎服，每日 1 剂，日服 3 次。

方 6：主治经水过多，久不止。当归、川芎、白芍、木香、熟地、茯苓、白术、砂仁、大腹皮、陈皮、厚朴、苏子、猪苓、木通、香附、延胡索、牛膝、甘草各等量。水煎服，每日 1 剂，日服 3 次。

方 7：主治错经妄行。当归、川芎、白芍、生地黄、山栀子、牡丹皮、阿胶、鹿角胶、白茯苓、麦门冬（去皮）、陈皮、黄芩各等量。水煎服，每日 1 剂，日服 3 次。

方 8：主治经水不调，心腹疼痛。当归、白芍、香附各 5 克，白术、茯苓、黄芪、陈皮、延胡索各 4 克，人参、砂仁、阿胶、沉香、川芎、熟地、小茴香各 3 克，吴茱萸、肉桂、甘草各 2.5 克，生姜 3 片，大枣 5 枚。水煎服，每日 1 剂，日服 3 次。

方 9：主治经脉不行，头痛恶心，腹中结块。当归（酒洗）、川芎、白芍（酒炒）、柴胡、枳壳各 5 克，黄芩 4 克，熟地黄（酒浸）、陈皮、莪术（醋炒）、三棱、白术、白芷、小茴香（水炒）、延胡索各 3 克，香附（童小便炒）1.5 克，青皮、砂仁、红花、甘草各 3.5 克，生姜 3 片，葱白叶 3 根。如有块不消，须与调经煎同服，若遍身疼痛者加羌活 4.5 克，咳嗽者加苦杏仁、五味子各 4.5 克，腹痛者加炒牛膝 6 克，发冷发热者加草果、常山适量，泄泻者去枳壳、加肉豆蔻。水煎服，每日 1 剂，日服 3 次。

方 10：主治月经过期。川芎、白芍、茯苓、党参、当归身、生甘草、生地、白术各等量。姜、枣为引,水煎服,每日1剂,日服3次。如性急多怒者,上方加炒香附、青皮各等量,水煎服。形瘦素无他疾,气血两虚者:党参土炒,茯苓、生甘草、当归身、川芎、白芍均酒炒,熟地、炙黄芪各5克,肉桂2.5克,姜、枣为引,水煎服。肥胖饮食过多者:党参、白术、茯苓、炙甘草、陈皮、当归身、制半夏、香附各5克,姜为引,水煎服。素多痰者:党参、川芎、砂仁、石菖蒲各25克,白术、茯苓、陈皮、莲肉、当归身各2.5克,炙甘草15克,真山药50克。共研为末,薄荷包末,煮饭为丸,以汤送服。

方11:主治月经未期先行。当归身、川芎各3克,赤芍、生地、知母、麦冬、地骨皮各5克,甘草2.5克,水煎空腹服。性急多怒者:香附炒研,当归身、川芎、赤芍、炒条黄芩、黄连各5克,生甘草2.5克。水煎服。如血燥热者:黄芩、黄柏、黄连各等量均炒,炼蜜丸,以白汤送服。形瘦者:当归身、白芍、党参、熟地、知母、麦冬各5克,川芎3.5克,生甘草2.5克,姜、枣为引。水煎,饭前服。肾虚血枯血少血闭之症者:熟地400克,山药、山茱萸各200克,白茯苓(去骨)、牡丹皮(去骨)、泽泻(去毛)各150克,炼蜜为丸,空腹以开水送服。误服辛热暖宫之药者:归身、赤芍、生地、知母、炒黄柏、木通各5克,川芎3.5克,生甘草2.5克。水煎服。形肥多痰郁者:当归身、川芎、生地各3.5克,陈皮(去白)、清半夏、云苓、生甘草各2.5克,炒条黄芩、香附、童小便、炒黄柏各5克,姜为引,水煎服。

方12:主治经水数月一行。党参、川芎、制半夏各3.5克,甘草2.5克,白术、云苓、陈皮、苍术(米泔浸)、当归身、香附(童小便炒)、枳壳各5克。共研为末,姜为引,姜汁搅末为丸,每丸10克,每日早、晚各服1丸。

方13:主治经期或前或后。人参15克,白术、茯苓、炙甘草各25克,白芍、当归身、陈皮、香附、牡丹皮各5克。水煎服,饭前服,每日1剂,日服3次。

方14:主治经行或多或少。①瘦人者:党参、川芎、白芍、当归身、生地、香附(童小便炒)、炙甘草各5克,姜、枣为引。水煎服,每日1剂,日服1次。②肥人经少者:陈皮、茯苓、当归身、川芎、香附(童小便炒)、枳壳各5克,制半夏4克,甘草2.5克,滑石2克,姜汁为引。水煎服,每日1剂,日服1次。③凡经来多,不问肥瘦者:当归身、白芍、知母、生地、条黄芩、黄连各5克,川芎、熟地各2.5克,黄柏3.5克。水煎服,每日1剂,日服3次。

方15：主治经水当断不断。条黄芩心 100 克，加醋浸 7 日，炙干，又浸，如此 7 次，研为末，加醋制为丸如梧桐子大，空腹以温酒送服，每 2 日服 1 丸。

方16：主治经水不调，久而不孕。当归、川芎、白芍（酒炒）各 15 克，人参、阿胶（烊化）、牡丹皮、肉桂各 5 克，吴茱萸 6 克，麦门冬（去心）、半夏、甘草各 7.5 克，生姜 3 片。水煎服，每日 1 剂，日服 3 次。

方17：主治每月经来两三次，点滴不止，面色青黄。炒阿胶、熟地各 5 克，艾叶 15 克，川芎 4 克，大枣 3 枚。水煎空腹服，连服 3 剂。再用陈皮 25 克，高良姜、枳壳、三棱、乌药各 4 克，槟榔、砂仁、红花、莪术各 30 克。共研为末，煮粥为丸如梧桐子大，每次服 1 丸，日服 3 次，总服 30~40 丸。

方18：主治经水色紫者。当归尾、赤芍、香附各 10 克，黄连、牡丹皮、甘草各 5 克。水煎，饭前服，每日 1 剂，日服 3 次。

方19：主治经水色淡者。茯苓 10 克，陈皮 5 克，薏苡仁、当归、制半夏、净白术、党参（米炒）各 7 克，炙甘草 2.5 克，煨姜 2 片。水煎服，每日 1 剂，日服 3 次。

方20：主治经水色淡或白。炙黄芪 10 克，党参（米炒）、茯苓、白芍（酒炒）、炒白术、当归各 7 克，熟地 15 克，肉桂（去皮）2 克，川芎、炙甘草各 5 克，生姜 2 片，大枣 2 枚。水煎服，每日 1 剂，日服 3 次。

方21：主治经来不止，重者昏迷，不省人事。潞党参 10 克，附子、白术各 5 克，浙芩、白芍、熟地、全当归各 15 克，川芎 7 克，炒甘草、肉桂片各 2.5 克。水煎服，每日 1 剂，日服 3 次。

方22：主治经水成块。川续断、阿胶、白芷、肉苁蓉、蒲黄（炒黑）、厚朴、熟地、吴茱萸、香附、当归、茯苓各 50 克，川芎、白芍各 40 克，甘草、干姜各 25 克。共研为末，炼蜜为丸（如梧桐子大），空腹以白汤送服。每次 1 丸，日服 3 次，连服 60 丸。

方23：主治经来时经常呕吐。①丁香、干姜各 2.5 克，白术 5 克。共研为末，每早以米汤送服 6 克。②朱砂、雄黄、木香各 25 克，硼砂、乳香、没药各 5 克，草果 1 枚，胡椒、绿豆各 35 粒。共研为末，乌梅肉制丸如杨梅大，每次含服 1 丸。

方24：主治经来半月不止。金毛狗脊、川断、阿胶、地榆、川芎、当归、白芷各 5 克，白芍、黄芩各 4 克，熟地 10 克。水煎服，每日 1 剂，日服 3 次。

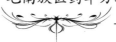

方 25：主治经来作痛，手足麻瘫。川芎、当归、白芍各 15 克，熟地 20 克，生姜 3 片，大枣 7 枚。水煎服，每日 1 剂，日服 3 次。

方 26：主治经来泄泻。人参、白术各 4 克，五味子、甘草各 1.5 克。水煎服，每日 1 剂，日服 3 次。

方 27：主治经逆上行，经从口鼻出。犀角、白芍、牡丹皮、枳壳各 5 克，生地 10 克，黄芩、桔梗、百草霜各 4 克，甘草 1.5 克，陈皮 3.5 克。水煎服，每日 1 剂，日服 3 次。

方 28：主治经水不通。用蒸饭垫布（越旧越好）烧成灰，用锅盖上漏出的蒸气水调敷下腹部，随敷随通。如无蒸饭布，用蒸托烧灰亦可。

方 29：主治老年行经不止。熟地、黄芪各 50 克，白术、当归各 25 克，木耳炭、阿胶珠、黑荆芥各 5 克，香附子 7.5 克，山茱萸 15 克。水煎服，每日 1 剂，日服 3 次，连服 10 日。

2. 提婆束𬂊（崩漏）

【国际音标】thi⁶ phuo² sut⁷ phiat⁷

【主症】以阴道出血为主要表现。来势急，出血量多的称崩。出血量少或血淋漓不断的称漏。西医的功能性子宫出血、女性生殖器炎症及肿瘤等所出现的阴道出血，皆属崩漏范畴。崩漏是妇女月经病中较为严重复杂的一种症状。

【单方验方】

方 1：主治血崩血流不止。莲蓬壳、黄绢、血余炭、百草霜、棕皮各适量，烧成灰，加山栀子、蒲黄、血竭各等量同炒黑。共研为末，每次服 10 克，日服 2 次，以米汤送服。

方 2：当归、益母草、黄柏各 15 克，熟地、白芍、肉苁蓉、杜仲炭、党参、白术（炒）各 10 克，防风、麻黄（炒黑）、牡丹皮、川芎各 5 克。用两碗水煎成 1 碗，每日分 2 次服。（此方也可用于产后出血不止）

方 3：铁马鞭、灶心土（伏龙肝）各 25 克，黄酒 20 毫升。加水煎至 100 毫升，每次以开水冲服 50 毫升，日服 2 次。

方 4：大红纸（烧成灰）7.5 克，枇杷花 100 克。用水 1 碗煎枇杷花成半碗，冲纸灰同服。

方 5：刀豆壳、玉米须各 25 克。共烧成灰研末，日服 2 次，以酒送服，也可以姜红糖水送服。

方 6：鸡内金（焙干）、头发灰（血余炭）各 25 克。日服 2 次，以开水冲服。

方 7：头发灰（血余炭）25 克，血竭末 15 克。以开水或冲少许醋吞服。

方 8：仙鹤草 30 克，阿胶珠 25 克，艾叶、地榆炭、荆芥炭各 15 克，甘草 10 克。水煎服，每日 1 剂，日服 3 次。

方 9：生北黄芪、归身、桑叶各 50 克，三七末 15 克。前三味药水煎后冲三七末同服。热者加姜 50 克。每日 1 剂，日服 3 次。

方 10：牛膝 15 克，五灵脂 5 克。共研为末，以黄酒送服。

方 11：棉花籽仁（炒黄）、甘草、黄芩各等量。共研为末，每次服 3 克，日服 2 次，以黄酒送服。

方 12：香附 20 克，五灵脂 100 克，当归尾 50 克。炒黄研末，每次服 10 克，日服 2 次，以酒送服。

方 13：童子发适量，焙干研末，每次服 2 克，日服 2 次，以黄酒送服。

方 14：狗头骨烧成灰，每次服 3 克，日服 3 次，以酒送服。

方 15：主治血崩淋漓，按腹疼痛。①阿胶、川芎、甘草各 100 克，艾叶、当归各 150 克，白芍、熟地各 200 克。水煎，饭前空腹服。②川芎 50 克，生地黄汁 1 盏。先用酒 5 盏煮川芎至 1 盏，去渣，下地黄汁，煎沸，分 3 次服。如不效，上方加生地 100 克、川芎 10 克，加酒、水合煎服。③核桃（连粗皮）适量，加黄酒煮数滚，取出嚼食，仍以黄酒送服。④干驴粪为粗末，入缸内烧烟，令血崩妇人坐其上熏烟，久而自愈。⑤郁李仁（炒黄）、黄芩、甘草各等量，共研为末，每次服 10 克，空腹以黄酒送服。⑥五灵脂、蒲黄、柴桂、雄黄、甘草各 5 克。共研为末，每次服 5 克，以姜汁调服。⑦当归、龙骨（煅）各 50 克，香附（炒）15 克，棕毛灰 25 克。共研为细末，空腹以米汤送服，每次 20 克，忌食油腻之物。⑧三七粉末适量。加淡白酒调 5~10 克，日服 3 次。⑨赤芍、香附各 10 克，盐 1 捻，水 1 盏。煎沸，温服。

3. 肯严（带下）

【国际音标】nəm[1] ȵin[3]

【主症】妇女带下病是指女性白带量多，色、质、味异常，有的伴有全身或局部症状者。

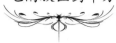

【单方验方】

方1：主治白带腹痛。椿根皮（酒炒）、当归各10克，白芍30克，橘红、川芎、茯苓（去皮）、黄柏各3克，甘草2克，半夏3.5克，知母、川贝母各4.5克，熟地、白术各5克，生姜3片。水煎服，每日1剂，日服3次。

方2：当归、川芎、白术、山药、杜仲、香附、青黛（减半）、人参、牡蛎、破故纸、续断、枸杞皮各适量。腹痛者加延胡索、小茴香，去人参；胸闷者加砂仁，去人参；夏日加黄柏；冬日加干姜；胖人加羌活、半夏；瘦人加酒炒黄柏。水煎服，每日1剂，日服3次。

方3：主治白带过多。茉莉花25克，冰糖50克。茉莉花水煎成汤，冲冰糖口服。

方4：扁豆根200克，猪脚1个。将药和猪脚共炖，食肉喝汤。

方5：主治经水不调。当归（酒洗）、白术、白芍（酒炒）、白茯苓（去皮）、陈皮、知母、贝母、香附（童小便炒）、地骨皮（去骨）、麦门冬（去心）各4.5克，薄荷、柴胡（酒炒）、甘草各3克，煨生姜5片。水煎服，每日1剂，日服3次。

方6：主治赤白带下，困倦无力。乌骨鸡1只，人参25克，当归（酒洗）、熟地（姜汁浸焙干）、白芍（酒炒）、白茯苓（去皮）、香附（童小便浸炒）各50克，川芎、陈皮、秦艽、延胡索、贝母（去心）、牡丹皮各35克，甘草25克。上药研末备用。用黄芪研粉拌饭喂乌骨鸡至肥后，将鸡溺死，去毛破开取去内脏，再用上药放入鸡内，用线缝好，煮鸡烂熟，捞出焙干，将鸡研成粉末，用此汤汁做面麦糊为丸，每次服5丸，连服5日，以米汤送服而愈。

方7：主治妇女经期兼带下。当归、续断、干姜、阿胶、甘草、川芎各50克，白术、吴茱萸、附子、白芷、芍药、官桂、地黄各75克。共研为细末，和面糊为丸如梧桐子大，每次服1丸，以温酒或盐汤送服，饭前每日服3次，连服50丸。

方8：藕节400克，赤茯苓、白茯苓、赤茯神、白茯神、柏子仁（去油）、益智仁（盐水炒）各50克。共研为末，金樱子膏为丸（如梧桐子大），每次服15克，饭前以清汤送服。

方9：鸡冠花（醋炙）、红花（酒炒）、荷叶灰、白术、茯苓、陈壁土、车前子各10克。共研为末，加酒或米汤调敷脐上，可利湿热。

方10：主治带下兼湿热。伏龙肝、艾叶、川芎各7克，赤石脂、麦冬各2克，干姜2.5克，当归15克，肉桂5克，甘草、熟地各10克，大枣2枚。水煎服或研为末，以米汤或酒送服。

方11：主治孕妇白带过多，形肥而患痰湿。苍术、条黄芩各50克，黄连、黄柏各25克，白芍、白芷、椿白皮、山茱萸各20克。共研为末，以酒或开水送服。

方12：主治孕妇带久不止。鹿角霜、茯苓、白术各50克，白芷、山药各30克，煅龙骨、赤石脂（童小便煅碎）各20克，煨姜10克。共研为末，调醋为丸，空腹以米汤送服。

方13：主治肾虚带下。破故纸（炒燥研末）10克，鸡蛋1个。鸡蛋开一孔，装入药末，每次4克，搅匀，用纸封闭，饭上蒸熟，空腹服之。

方14：主治内热血热带下。土沙参不拘多少，炒燥为末，每次15克，日服2次，以白汤送服。

方15：主治白带年久不愈。贯众（全用）1个，搽去毛及花萼，以米醋蘸湿，慢火炙熟为末，每次服10克，日服3次，空腹以米汤送服。

4.醋停年香（闭经）

【国际音标】ra^2 thɛŋ^2 nien^2 vən^3

【主症】月经出现中断，有时伴有发热、盗汗、烦躁、乏力、厌食、嗜睡和失眠，体形消瘦，反应迟钝，内分泌失调，神经衰弱等。

【单方验方】

方1：红帽顶200克。根切片炒干，用黄酒500克泡至呈酒红色，早、晚各服30毫升，连服半个月。不饮酒者可冲少量红糖水饮。

方2：五灵脂、桃仁各25克，蒲黄、延胡索各20克，生军（醋炙）15克。水煎服，每日1剂，日服3次。

方3：当归、川芎、白芍、生地、香附各50克，牡丹皮、知母各40克，柴胡、黄柏、黄芩、牛膝各30克，桃仁、红花各10克。水煎服，每日1剂，日服3次，连服10剂。

方4：柴胡、黄芩各4克，牡丹皮7克，白芍、生地、当归、陈皮、白术、香附各5克，甘草2克。水煎服，每日1剂，日服3次。

方5：当归、川芎、白芍、益母草、香附、熟地、山茱萸、白茯苓、山栀

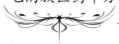

子、小茴香、陈皮各 12 克。水煎服，每日 1 剂，日服 3 次。

方 6：香附 600 克，当归、白芍、生地、牡丹皮各 100 克，干姜、肉桂、红花、桃仁各 50 克，延胡索 30 克，没药、半夏、阿胶、川芎、茯苓、白芷各 50 克，小茴香 15 克，莪术、甘草各 25 克。研末制蜜丸，每丸 10 克，每次服 1 丸，早、晚各 1 次。

5. 登年吞奇（痛经）

【国际音标】təŋ³ nien² vən³ cit⁷

【主症】每次月经来潮即感到小腹坠胀与痉挛性疼痛，严重者伴有恶心与呕吐，疼痛区可放射至后背部与大腿内侧。疼痛时间持续 48~72 小时不等，月经量多，有血块与组织物，排出后疼痛多能缓解。

【单方验方】

方 1：主治带下痛、月经痛。当归、川芎、白芍、人参、阿胶、牡丹皮、吴茱萸、肉桂各 5 克，麦门冬、半夏、甘草各 3 克，生姜 5 片。水煎服，每日 1 剂，日服 3 次。

方 2：主治经水过期作痛。川芎、甘草各 3 克，当归、香附、苏木、白芍、熟地各 5 克，桃仁 6 克，红花、肉桂各 2 克，木通 4 克。水煎服，每日 1 剂，日服 3 次。

方 3：主治经前腹痛。当归、川芎、白芍、生地、黄连、香附、桃仁、延胡索、牡丹皮、莪术各 12 克，红花 6 克。水煎服，每日 1 剂，日服 3 次。发热者加柴胡、黄芩各适量。

方 4：主治行经作痛。当归、川芎、白芍、生地、桃仁、红花、延胡索、莪术、青皮各 9 克。水煎服，每日 1 剂，日服 3 次。

方 5：主治经水不行，胸胁肿胀作痛。当归、川芎、砂仁、木香、小茴香、乳香、枳实、厚朴、桃仁、红花、丹皮、肉桂、香附、延胡索、牛膝各 9 克。水煎服，每日 1 剂，日服 3 次。

方 6：主治月经不调、腹痛，白带如鱼脑，错乱不分，淋漓不尽。川芎、熟地各 4 克，白术、白茯苓、黄芪、当归、白芍、香附、陈皮、延胡索各 3 克，人参、砂仁、阿胶、沉香、小茴香、吴茱萸、肉桂、甘草各 2 克，干姜 3 片，大枣 5 枚。水煎服，每日 1 剂，日服 3 次。

方 7：主治经量少、色红，腰膝酸痛。熟地黄 24 克，山药、山茱萸肉各 12

克，泽泻、茯苓、牡丹皮各9克。水煎服，每日1剂，日服3次。

方8：主治血经不通，结成肿块。大黄、礞石各300克，巴豆、蜀椒各50克，代赭石、柴胡、水蛭、丹参、土瓜根各150克，牛膝、川芎、干姜、虻虫、茯苓各100克。共研为末，炼蜜为丸（如梧桐子大），日服2次，每次2丸。

方9：主治月经不通六七年，腹胀作痛。虻虫、干地黄、牡丹皮、牛膝、芍药、牛膝、桂心各20克，吴茱萸、桃仁、黄芩、牡蛎、海藻各25克，水蛭15克，芒硝12克，人参50克，葶苈子30克。水煎服，每日1剂，日服3次。

6. 宫勒托（子宫脱垂）

【国际音标】kuŋ³ 1ak⁸ tok⁷

【主症】子宫自阴道脱出，轻者仅于久站、久蹲和劳累时，大便用力后脱出，经平卧休息后能自行还纳；严重者需用手还纳，不能自行回缩。

【单方验方】

方1：灯笼泡、蓖麻秆各100克。水煎，分2次服；将蓖麻籽2粒打烂如膏，加少量甜酒拌匀，用桐油搽骶骨，搽后将蓖麻膏贴在尾骶骨。

方2：燕子窝25克。加水1碗煎成半碗，每日1次，1次服完，连服4日可愈。

方3：闹羊花50克。打烂炒热敷头顶心（百会穴），连敷3日可愈。

方4：蓖麻籽10克，焙干研成末，烧烟熏鼻；再用白矾25克，煎水洗子宫脱位患处。

方5：脚鱼（鳖鱼）1只。将鳖鱼整个头割下，烧成炭研末，以酒冲服，每次服5克，连服4次。

方6：椿芽木（去外皮，取红皮）、桑白皮各400克，荆芥100克，藿香150克。水煎洗患处。

方7：党参200克，北黄芪50克，升麻15克，小母鸡1只。将小鸡去毛、内脏，与药同煎服汤，以三花酒冲服。

方8：田螺肉、鸡头花冠、鸡冠果、密蒙花、仁头果各适量。焙干研末，和猪肉100克煮食。

方9：朝天罐（干）10克，黄花倒水莲、杜仲各15克。上药煨鸡或炖肉食。

方10：地牯牛7只，山蜂蛾1只，满天星25克，鸡蛋2个。水煎服。

方11：姜汁60克，蜜糖50克。调匀敷患处。

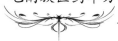

方 12：雄黄 10 克，冰片 7.5 克，轻粉、乌头（煅）、藜芦各 2 克。用麻油调涂患处。

方 13：红鸡冠花根、红蓖麻根、红牡丹根各 50 克，猪肉 100 克。煲服。

方 14：蛇床子 25 克，乌梅 50 克。水煎浓汁频服。

方 15：红丝线、夜关门叶各 50 克，金钱吊、葫芦根各 25 克，鹤虱 10 克，鸡内金 1 个。上药与猪肚煨食。

方 16：黑鱼头（白前）、土牛膝、山栀花、毛木香、桔梗、沙参、天花粉各 50 克，山茄、土大黄各 25 克。水煎服，每日 1 剂，日服 3 次，连服 3 日可痊愈。

方 17：山螺壳（烧成炭）10 克，野葛根、倒扣草（土牛膝）、鱼腥草各 25 克。水煎服，每日 1 剂，日服 2 次。

方 18：山螺 1~3 个（烧存性），石菖蒲、倒刺草（土牛膝）、鱼腥草各 15 克。水煎服，每日 1 剂，日服 3 次。

方 19：鲜金樱根 500 克。加水 2 升，煎至 200 毫升，日服 2 次，每次服 100 毫升。

方 20：蓖麻嫩叶 10 张（或蓖麻籽 9 克），鲜土牛膝 50 克。将两药共捣烂，取一半药温敷前囟门处。先将白矾 15 克研为末，用开水溶化后冲洗患处；然后将另一半药物托起脱垂子宫并固定，待稳固后，再将囟门上的药物去除。

7. 者裹者索（乳腺炎）

【国际音标】tse^5 lo^1 tse^5 rok^8

【主症】乳房胀痛不适或有积乳的块物。局部可出现红肿、疼痛、压痛和痛性肿块。感染严重者，炎性肿块增大，可有波动感，并可出现腋下淋巴结肿大、疼痛和压痛，全身表现有寒战、高热、白细胞增多等症。

【单方验方】

方 1：瓜蒌、牛蒡子（炒研末）、天花粉、黄芩、山栀子、连翘（去核）、皂角、金银花、甘草、陈皮各 5 克，青皮、柴胡各 3 克。水煎服，每日 1 剂，日服 3 次。

方 2：蛇衣（烧成灰研末）30 克，蝉蜕壳、青黛各 15 克，细辛 12 克。共研为末，每次服 9 克，日服 3 次，以黄酒送服。

方 3：珍珠母 1 个，炉甘石 90 克，血竭 9 克，粉儿茶 30 克。共研细末，撒

于患处。

方4：青皮、瓜蒌、桔叶、连翘、桃仁、皂角、柴胡、甘草各15克。水煎服，每日1剂，日服3次。

方5：皂角（烧研细末）、蛤蜊粉各等量。每次服2克，日服3次，以酒调服，并用手揉患处使软为度。

方6：当归、生地、山栀子、赤芍、白芍、柴胡、川芎、甘草、贝母、牡丹皮、天花粉、连翘各15克。水煎服，每日1剂，日服3次。

方7：乳痈外用方。①黑脚蕨菜（全草）50克，冰片3克。两药共研细末，水调成糊状，加温，湿敷患处。②乳香、没药、大黄、蜂房各10克，蜂蜜适量。前四药共研为末，炼蜂蜜调成膏敷患处。③鲜蒲公英50克，鲜仙人掌20克，明矾末10克。将药捣烂如泥，用鸡蛋清调匀敷患处。④鲜萝卜、鲜车前草各50克，生仙茅根20克。捣烂后敷于患处。⑤生蒲公英100克，全瓜蒌1个。水、酒各半煎服或外敷。⑥蒲公英适量，酒糟1杯。捣烂炒热敷患处。⑦蒲公英、红薯叶、黄糖各适量。捣烂后加湿敷患处。⑧爬山虎适量。将药装在内衣袋内，3~5日疮自愈。⑨金银花、蒲公英各20克，甘草10克。外敷患处。⑩一支箭适量。取叶与酒糟共捣烂，蒸热敷患处，每日换药1次，5日可痊愈。

方8：主治乳痈。①初起时，葱汁加酒冲服即散。②蔓荆子末5克，以酒冲服。③水杨梅根（生）捣烂贴之，其热如火，重复贴用。④玉竹花根擂酒冲服，渣外敷。⑤白芷、当归身、制乳香、制没药、川贝母各5克。水煎，冲酒服，每日2~3次可愈。

方9：主治乳痛。①初起用青皮、石膏、生甘草节、瓜蒌、橘络、皂角刺、金银花各适量。水煎服，每日1剂，日服3次。②瓜蒌1个（研碎），当归25克，蒲公英15克，乳香、没药（各去油）各5克，生甘草10克，鲜橘叶适量。水、酒各半煎，每日1剂，日服3次。

方10：主治乳疖初起。蒲公英35克，金银花25克。水、酒各半煎服，每日1剂，日服3次。

方11：葱白1把。捣烂炒热敷于乳上，待冷重敷。

8.晓者汾吞（乳腺增生）

【国际音标】jau¹ tse⁵ fin³ dət⁷

【主症】乳房疼痛常为胀痛或刺痛，乳房肿块可发于单侧或双侧乳房内，单

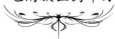

个或多个，肿块形状有片块状、结节状、条索状、颗粒状等，肿块边界不明显，质地中等或稍硬韧，活动好，与周围组织无粘连，常有触痛。肿块大小不一，小者如粟粒般大，大者直径可逾3~4厘米。少数患者可出现乳头溢液，为自发溢液，草黄色或棕色浆液性溢液。

【单方验方】

方1：丹参、生牡蛎、贝母各30克，海浮石、玄参、昆布、海藻各15克，三棱、莪术各10克。水煎服，每日1剂，日服3次。

方2：麦芽（炒）、山楂、五味子、制乳香、制没药各15克，延胡索10克。水煎服，每日1剂，日服3次，10日为1个疗程。

方3：柴胡、海藻、王不留行、昆布各12克，白花蛇舌草、山楂、生牡蛎、丹参、玄参各30克，橘核、荔枝核各10克，郁金、当归各15克，半夏9克。水煎服，每日1剂，日服3次。

方4：当归、白芍、柴胡、夏枯草各10克，茯苓、白术、橘红核、丝瓜络各15克。水煎服，每日1剂，日服3次，1个月为1个疗程。

9. 别者对（乳头皲裂）

【国际音标】phie^3 tse^5 tei^5

【主症】乳头表面有大小不等的裂口和溃疡，或皮肤糜烂。有时沿着乳头基部发生裂痕很深的环状裂口，使乳头几乎从乳晕上脱落下来，裂口中分泌物干燥则结成黄色痂皮，故发生干燥性疼痛。严重时乳头可部分断裂。

【单方验方】

方1：冰片0.5克，鸡蛋4个。将鸡蛋煮熟，取出蛋黄放入锅内，用火烤出鸡蛋油，加冰片末混合，用棉签蘸油涂于患处。

方2：白芷15克，蒲公英、苦参、硼砂、生甘草各9克。水煎，湿敷患处。

方3：丁香末调膏状敷之。

方4：胭脂和海蛤粉水调敷患处。

方5：鸡蛋白炒干研末，每次服5克，每日2次，以黄酒送下。

方6：主治乳头生疮。生鹿角、生甘草各2克，鸡蛋（去蛋黄）1个。调匀，置器皿中炙热温敷，日用2次。

方7：秋茄子切开，阴干煅末，水调敷。

方8：主治乳头肿硬。鹿角尖烧灰存性研末，以酒调服5~10克。外用鹿角

石磨汁涂之。

10. 其他乳腺病

【单方验方】

方 1：主治乳汁不通。鲤鱼头 1 个（烧灰）。每次 5 克，每日 2 次，以酒调敷。外用橘叶、葱头煎汤洗 3~5 次，忌食生冷物。

方 2：主治乳胀及乳眼不通。用青蛤蜊壳于新瓦上煅焦研末，与青黛等份拌匀，冰片少许，每次服 15 克，每日 2 次，以酒冲服。

方 3：主治乳胀不回，乳房肿胀。①老丝瓜、近蒂莲子烧灰存性为末，以酒冲服。②麦芽（炒）150 克，水煎服。③葱头（连须）500 克，鲜萝卜 5 个（无生萝卜用其籽 200 克研碎），老生姜 250 克。共捣烂，留渣去水，加烧酒炒热，用布分两包，于心胸或肋下痛处顺熨灸之，干则用渣并酒再炒、再敷，出汗而自愈。④初生毛黄鸡 1 只，生姜 200 克。共捣烂，微炒温摊胸前结实处，外用布固定，半日感觉腹中热燥即解去，便以手揉之。⑤香附、莱菔子各 25 克，麸皮、生姜、葱白各 50 克，盐 20 克，丁香 10 克，酒曲 2 粒。切捣炒热以布包之，趁热熨灸胸下。

方 4：主治胸旁生疮，凡大人、小儿胸前两旁生红白瘰泡，糜烂痛痒。用端午节人们常用挂窗口的蒲黄（或石菖蒲）连叶、根切碎，置于瓦上焙干研末，加香油调涂患处。

11. 𨁈束弄别（外阴炎）

【国际音标】ra^2 ruk^7 $lo\eta^5$ pia^3

【主症】外阴的皮肤或黏膜所发生的炎症病变，如红、肿、痛、痒、糜烂等。

【单方验方】

方 1：云香草（鲜）250 克，清水 1500 毫升。水煎，先熏后洗。止痒。

方 2：鲜凤仙花（全草）200 克。水煎，先熏后洗。止痒。

方 3：榧子肉 15 克，使君子、乌梅各 12 克，雷丸、白蔹各 10 克，当归 9 克，甘草 5 克。水煎口服或外洗。

方 4：蒲公英（干）、蛇床子各 100 克。水煎外洗。

方 5：土茯苓、苦参、五味子、蛇床子各 20 克，雄黄、白矾、狼毒、黄柏、花椒、轻粉各 25 克，水 2000 毫升。水煎，先熏后洗。

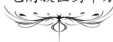

方6：虎杖100克，苦参、土槿皮各50克。水煎，先熏后洗。

方7：蛇床子、百部各30克，苦参50克，明矾15克，生大蒜3个。水煎，先熏后洗。

方8：苦参、黄连、黄柏、黄芩、百部、苍术各50克。水煎，先熏后洗。

12. 宫勒烙（盆腔炎、附件炎）

【国际音标】kuŋ³ lak⁸ lot⁷

【主症】下腹痛，发热，阴道分泌物增多，腹痛为持续性，活动或性交后加重。严重者可有寒战、高热、头痛、食欲不振。月经期发病者可出现经量增多，经期延长。

【单方验方】

方1：丹参、败酱草、赤芍、延胡索、茯苓各15克，桃仁、牡丹皮、香附各6克。水煎服，每日1剂，日服3次。

方2：主治附件炎。丹参、昆布、生牡蛎各30克，黄芪20克，川芎、桃仁、三棱、莪术、皂角刺各15克。水煎服，每日1剂，日服3次。

方3：主治盆腔炎。土鳖虫、蜈蚣、全蝎各3克。上药研末，早、晚各服3克。

13. 肯汾蚨肯烙（阴道滴虫、阴道炎）

【国际音标】khwn¹ fin³ ta³ khwn¹ lot⁷

【主症】阴道分泌物增多，白带有鱼腥臭味及外阴瘙痒灼热。

【单方验方】

方1：淮山40克，萆薢20克，莪术、车前子各10克，黄柏15克，白果5颗，芡实40克。水煎服，每日1剂，日服3次，连服4剂。

方2：龙胆草、穿心莲、蒲公英、白鲜皮、牡丹皮各25克，蛇床子、地肤子各10克。水煎服，每日1剂，日服3次。

方3：蛇床子、生矾、花椒、土槿皮、百部各25克，黄连、黄柏、黄芩、苦参各20克。水煎，先熏后洗。

方4：主治宫颈糜烂。儿茶、铜绿、乳香、没药各25克，轻粉10克，黄丹15克，冰片5克。上药共研为末，用液体石蜡油调成糊，涂抹于纱布，用消毒棉签擦净分泌物，塞入阴道内，每日放2次。

14. 得勒汾病（妊娠综合征）

【国际音标】diək^7 lak^8 fin^3 phεŋ^6

【主症】孕妇出现头晕、高血压、抑郁、暴躁等现象和行为，即妊娠综合征，俗称"孕期综合征"。

【单方验方】

方1：主治妊娠中风，手足麻木。防己、羌活、防风、羚羊角、麻黄、松节各30克，桂心、荆芥、桑寄生、甘草、人参各15克。水煎服，每日1剂，日服2次。

方2：主治腰腿肿痛。茯苓、白术各120克，炮干姜、甘草各60克，苦杏仁（去皮）90克。研末，每次12克，日服2次。

方3：主治尿闭腹胀。人参、白术、当归、白芍、陈皮、半夏、炙甘草各15克。水煎服，每日1剂，日服3次。

方4：主治小便不通。白茯苓、琥珀粉、赤苓、当归各6克，升麻4.5克，川芎3克，苎麻根9克。水煎服，每日1剂，日服3次。

方5：主治小便淋漓不尽。生黄芪15克，当归12克，升麻、柴胡各6克。水煎服，每日1剂，日服3次。

方6：主治胎漏腹痛。当归、川芎、人参、阿胶各15克，大枣2枚。水煎服，每日1剂，日服3次。

方7：主治恶心、胎气不安、呕吐。香附、藿香、甘草各10克。水煎，入盐少许服下，每日1剂，日服3次。

方8：主治孕妇肝气滞逆，胀满不安。藿香、陈皮、制厚朴、茯苓、白芍（酒炒）、苏梗各5克，砂仁3.5克。水煎服，每日1剂，日服3次。

方9：主治孕妇血不养胎或胎动不安。当归（酒炒）15克，白芍7克，白术（蒸熟）、杜仲（盐炒）各10克，熟地20克。腹痛多寒者加川椒2.5克、沙姜1片，热燥者加黄芩5克。水煎服，每日1剂，日服3次。

方10：主治孕妇血痢并下血。炒阿胶100克，烧酒500毫升。煮化服。

方11：主治胎前痢。黄芩、黄连、白芍、炙甘草、橘红、红曲、枳壳、莲子、升麻各5克。水煎服，每日1剂，日服3次。

方12：主治大肠热结，胎气虚弱闭塞。熟大黄10克，枳壳5克。水煎服，每日1剂，日服3次。

方 13：主治孕妇水道不通。①韭菜籽（研末）5 克，灯心草适量。煎汤送服。②冬葵子 7 克，茯苓 10 克。研末服。③葱白 20 根。细切与盐炒，敷熨脐下。

方 14：主治孕妇腰痛。乌毛豆炒熟，白酒泡饮其汁。

方 15：主治孕妇中风口噤。①白术、独活各 7 克，炒乌豆 15 克。水煎服，每日 1 剂，日服 3 次。②紫苏、陈皮、川芎、大腹皮（酒洗）、当归身、白芍（酒炒）各 5 克，党参（去芦，米炒）3.5 克，炙甘草 2.5 克，生姜 3 片，葱白约 7 厘米长。水煎服，每日 1 剂，日服 3 次。

方 16：主治孕妇四肢浮肿。大腹皮（酒洗）、生姜皮、桑白皮、五加皮、茯苓皮、白术各 7 克，大枣 2 枚。水煎，加磨木香少许冲服。

方 17：陈皮、白茯苓、制半夏、阿胶（蛤粉炒珠）、麦冬（去心）、桑白皮各 5 克，细辛 2 克，干姜、炙甘草各 2.5 克，生姜 2 片。水煎服，每日 1 剂，日服 3 次。

方 18：主治孕妇泄泻。党参（去芦，米炒）、净白术、茯苓各 7 克，砂仁 2.5 克，黄芩 3.5 克，炙甘草 5 克。不宜凉者去黄芩。水煎服，每日 1 剂，日服 3 次。

方 19：主治孕妇小便少而隐痛。当归、生地、滑石、麦冬（去心）、党参（去芦，米炒）、木通各 5 克，竹叶 10 片，甘草梢 3 克，灯心草 1 团。水煎服，每日 1 剂，日服 3 次。

方 20：主治妊娠 3 个月之后，足气发肿。天仙藤（洗略炒）15 克，香附、陈皮、乌药各 5 克，川木瓜、生姜各 3 片，苏叶 4 片，甘草 3 克。水煎服，每日 1 剂，日服 3 次。

方 21：主治孕妇心惊胆怯，烦闷不安。川芎 2.5 克，当归、黄芩、熟地、麦冬（去心）、白芍（酒炒）、茯苓各 5 克，竹叶 5 片。水煎服，每日 1 剂，日服 3 次。

方 22：主治孕妇满腹胀，遍身浮肿，小便不利。当归、白芍（酒炒）、净白术各 5 克，茯苓 7 克，橘红 2.5 克，生姜 5 片，鲤鱼一尾（约重 250 克）。先将鲤鱼去鳞煮熟，去鱼用汁，加入上药，煎约 1 盅，空腹服。当有胎水未下尽或胎死腹中，胀闷未除，再服 1 剂，即水尽腹而消。

方 23：主治孕妇血虚受风，忽然口噤反张。羚羊角（先煎）、钩藤各 10

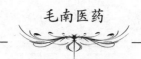

克，党参（去芦，米炒）4克，白茯神、防风各3.5克，独活5克，当归、桑寄生各7克，炙甘草2.5克。如因怒动肝热者，加净白术7克，当归10克，白芍（酒炒）、茯苓、柴胡各7克，薄荷2克，炙甘草3.5克，生姜1片。水煎服，每日1剂，日服4次。

方24：主治胎动不安。①丝瓜2个。煎水服。②苎麻根（如足大趾粗）30多厘米长。切片，水煎，去渣服。

方25：主治胎动如重物所附。益母草25克，川芎15克。水煎服，每日1剂，日服2次。

方26：主治胎漏下血不止。①生地250~300克。水煎，浓服。②阿胶50克。炒为末，酒煎化匀，分2次服。血热者，加生地100克，煎汁和匀服。

方27：主治因跌扑而伤胎者。续断、杜仲各100克。加枣肉捣为丸（如梧桐大），每次服1丸，日服3次，共服50丸，以米汤送服。

方28：主治胎动欲坠、闷乱喘促，大汗不止。白扁豆散10~15克。以新汲水调服，日服2次。

15. 安勒、保勒（安胎、保胎）

【国际音标】on³ 1ak⁸、pau¹ 1ak⁸

【主症】妊娠期出现腰酸腹痛，胎动下坠，或阴道少量流血，称为"胎动不安"。胎动不安可以通过药物的调理来安胎和保胎。

【单方验方】

方1：人参、甘草各7.5克，白术、香附、乌药、橘红各15克，生姜5片。睡时呕吐者加丁香1.5克。水煎服，每日1剂，日服3次。

方2：保胎足月生产。茯苓120克，黄芪、白术、香附、益母草各60克，延胡索、红花、没药各15克。上药研细末，炼蜜为丸，每丸10克，日服3次，每次服1丸。

方3：主治妊娠5个月后，举动惊厥，胎动不安，腹痛，便痛，甚至见血者。当归、阿胶（炙）各10克，人参9克，大枣4枚，陈皮6克。水煎服，每日1剂，日服3次。

方4：主治因劳或怒气，调养不节，房室所伤。知母、杜仲、木香、续断、香附、陈皮、乌药、白芍、川芎、当归、白术各等量。水煎服，每日1剂，日服3次。

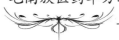

方5：补血安胎。当归30克，熟地黄60克。加水600毫升，煎至200毫升，日服2次。

方6：熟地（姜炒）15克，杜仲（姜炒）、白术（土炒）各120克，川芎、陈皮、续断各30克（酒炒），当归（酒洗）、黄芩条（炒）、益母草、香附（酒、醋、盐浸泡两日）各60克。上药共研为末，枣肉为丸，每丸10克，每次服1丸，日服3次，以米汤送服。

方7：主治习惯性流产。菟丝子200克，桑寄生、续断、阿胶各100克。前三味药共碾末，水煎，加阿胶化水调成丸，每丸5克，妊娠4个月后每次服3粒，日服2次，连服5日，停药1日，再按上方服完1剂。

方8：当归、白术各15克，白芍20克，川芎、紫苏叶、香附各10克，甘草、陈皮、砂仁各7.5克。水煎服，每日1剂，日服3次。

方9：当归、白术各10克，川芎7克，生地、益母草、白茯苓、紫苏梗各5克，黄连、砂仁各4克，香附3克，甘草2克，生姜3片。水煎服，每日1剂，日服3次。

方10：黄芪、人参、白术、当归、川芎、白芍、干姜、阿胶、五味子、杜仲、木香、甘草各适量。水煎服，每日1剂，日服3次。

方11：主治妊娠恶心不止。当归、白芍、陈皮、香附、白术、半夏、白茯苓、藿香、神曲、砂仁各12克，甘草3克，大枣2枚。水煎服，每日1剂，日服3次。

方12：主治先兆流产，胎漏下血，心腹胀痛。当归尾、川芎各5克。加白酒煎后加少量童小便同煎服，日服3次。

方13：菟丝子24克，阿胶15克，桑寄生、川续断各12克。肾阳虚者加杜仲、补骨脂各12克；肝虚热者加生地、苎麻各30克，黄芩2克；血虚者加党参、黄芪各30克，白术12克；血瘀者加三七粉5克；宫缩频繁、腹痛者加鹿角霜30克。水煎服，每日1剂，日服3次。

方14：人参、川芎各2.5克，黄芩、当归头各3.5克，白芍、黄芪各3克，白术、熟地、炒蛤粉、阿胶各5克，炙甘草1.5克。水煎服，每日1剂，日服3次。腹痛者加杜仲（去粗皮）、炒续断丝、砂仁各2.5克，怒躁郁结者加紫苏、香附各2.5克。

方15：川芎、当归、白芍、黄芩各200克，白术、阿胶各100克，人参50

克，砂仁 50 克。共研为末，制糊为丸（如梧桐子大），每次服 1 丸，日服 2 次，共服 50 丸，空腹以米汤送服。

方 16：川芎、牛膝（酒浸一宿）各 3 克，全当归（酒洗）、益母草、冬葵子、白术（米泔浸炒）各 7 克，车前子（炒研细）6 克，炒枳壳 2.5 克，大腹皮（酒洗）2 克，炙甘草、广木香（研末）各 1.5 克，姜 2 片。腹痛者加白芷、沉香各 2.5 克。水煎，饭后服，每日 1 剂，日服 3 次。胎至 9 个月后，服 10 余剂。

方 17：人参、蜜炙黄芪、川续断、黄芩各 5 克，酒炒白芍、熟地各 4 克，川芎、炙甘草、广砂仁粉各 2.5 克，炒白术、糯米各 10 克。用泉水煎，每日 1 剂，日服 3 次。

方 18：当归身（酒洗）、菟丝子饼、川芎各 7 克，姜汁炒厚朴 3.5 克，酒炒白芍 6 克，炙甘草、羌活各 2.5 克，枳壳（麦炒）3 克，荆芥（炒黑）、炙黄芪各 4 克，川贝母（去心）5 克，姜 3 片。水煎服，在妊娠 6~7 个月时服，临月服 3~5 剂。

16. 常远卷辟（习惯性流产）

【国际音标】tshiŋ⁶ juon⁴ cot⁷ dɯn²

【主症】指连续自然流产二次及二次以上者。

【单方验方】

方 1：主治孕后胎动不安。人参、黄芩、砂仁各 10 克，黄芪、当归、白芍、白术各 12 克，川续断 15 克，川芎、炙甘草各 6 克，熟地 18 克，糯米 50 克。水煎服，每日 1 剂，日服 3 次。

方 2：主治小腹作痛。人参、白术、枸杞子各 10 克，熟地 20 克，炒山药、山萸肉、炒扁豆各 1.5 克，炙甘草 3 克，炒杜仲 30 克。水煎服，每日 1 剂，日服 3 次。

方 3：主治连续流产，腰部酸痛。人参 20 克，黄芪 30 克，当归、白术各 15 克，橘皮、柴胡各 9 克，升麻、炙甘草各 3 克。水煎服，每日 1 剂，日服 3 次。

方 4：主治怒多胎动。人参、酒当归、炒芡实各 9 克，白术 30 克，熟地、白芍各 15 克，酒炒黄芩 6 克。水煎服，每日 1 剂，日服 3 次。

方 5：主治小产胎盘残留出血。炙磁石 18 克，藿香、佩兰、白芍、牛膝、

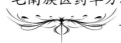

桃仁、大黄各 9 克，佛手 6 克，延胡索粉 4.5 克（冲服），桂枝 3 克。水煎服，每日 1 剂，日服 3 次。

方 6：主治行房不慎小产。熟地、白术各 15 克，人参、当归、山茱萸、杜仲各 9 克，茯苓 6 克，甘草、远志各 3 克，五味子 10 克。水煎服，每日 1 剂，日服 3 次。

方 7：主治习惯性流产。①益母草（烧存性）、莲蓬壳（烧存性）、艾叶各 15 克，食醋适量。上药共研为末，用醋调如泥，敷于脐上，用带子固定，每日换药 1 次。②芒硝、板蓝根、浮萍、海蛤粉各 6 克。上药共研为末，加黄酒调成膏状，敷于脐上，固定好，每 2 日换药 1 次。③水井底的泥土（焙干）、老灶心土（伏龙肝）、青黛各 15 克。上药共研为末，加黄酒适量调成膏状，敷于脐上，固定好，每日换药 1 次，7 日为 1 个疗程。

17. 仰欸（超时间妊娠）

【国际音标】ŋɛŋ⁴ ran⁴

【主症】过期妊娠是指妊娠达到或超过 42 周，其胎儿围产病率和死亡率增高。因此，必要时要采取手段中止过期妊娠。

【单方验方】

方 1：当归 18 克，川芎、桂枝各 12 克，潞党参 15 克，黄芪 30 克，龟板 1 只（30~50 克），血余炭 10 克。水煎服，每日 1 剂，日服 3 次。

方 2：当归 30 克，川芎、龟板各 15 克，血余炭 10 克。水煎服，每日 1 剂，日服 3 次。

方 3：益母草（农历五月初五采茎阴干，忌铁器）50 克，车前子 10 克，冬葵子、枳壳、牛膝各 5 克。上药共研为末，炼蜜为丸，每丸 15 克，日服 3 次，每次服 1 丸，临产以白酒和童小便溶化送服，米汤亦可。体气不顺、腰痛、血先行太多、欲产未产者，加川芎、当归、生地各 10 克，煎汤，再磨木香 10 克入药；虚晕者，加人参 15 克；夏月热产者，加滑石 7 克、甘草 1.5 克。水煎服，日服 4 次；冬月冷产者，加官桂 7.5 克，水煎服，日服 4 次。

方 4：催生（当羊水频下时服）。人参、乳香（焙去油）各 5 克。研末，以白酒或米汤送服。

18. 勒晓龙更正（胎位不正）

【国际音标】1ak⁸ jau¹ loŋ² kəm¹ tsiŋ⁵

【主症】正常的胎位应为胎体纵轴与母体纵轴平行，胎头在骨盆入口处，并俯屈，颏部贴近胸壁，脊柱略前弯，四肢屈曲交叉于胸腹前，整个胎体呈椭圆形，称为枕前位。除此之外，其余的胎位均为异常胎位，也叫胎位不正。年龄在30~45 岁的妇女，经过产科检查，确实有胎位不正者方可用药，否则不能用。

【单方验方】

方 1：当归、川芎、枳壳各 6 克，甘草 9 克。水煎服，每日 1 剂，日服 2次，5 日为 1 个疗程。

方 2：当归、菟丝子各 9 克，升麻、川芎、枳壳、黄芩、续断各 6 克，人参、甘草各 3 克。水煎服，每日 1 剂，日服 3 次，10 日为 1 个疗程。每个疗程结束后检查 1 次，直到纠正胎位正常后为止。

方 3：紫苏叶、黄芩各 6 克。水煎，于妊娠的第八个月服，每日 1 剂，连服 2 日。

方 4：当归、白芍各 12 克，白术、茯苓各 15 克，川芎 6 克。水煎服，每日 1 剂，日服 2 次，5 日为 1 个疗程。

方 5：党参、白术、当归、泽泻各 10 克，川续断 12 克，桑寄生 15 克，川芎 6 克。水煎服，每日 1 剂，早、晚各服 1 次，3 日为 1 个疗程。嘱孕妇服药后要闭目仰卧 1 小时，1 周后复查，未矫正者，再服第 2 个疗程。

19. 鈸勒者更通（产后乳汁不通或不足）

【国际音标】raŋ⁴ 1ak⁸ tse⁵ kəm¹ thoŋ³

【主症】指产妇在哺乳期乳汁分泌少，不足以喂饱婴儿。可通过观察婴儿的吸乳吞咽程度来判断，婴儿在吃奶时 10~20 分钟无明显的吞咽声一般表示乳汁不足甚至不通。

【单方验方】

方 1：瞿麦、麦门冬（去心）、王不留行、龙骨、穿山甲各 15 克。上药共研为末，每次 3 克，日服 3 次，以热烧酒送服；或用猪蹄煮成膏适量服用。服药后用木梳分别将左乳、右乳从上至下梳 30 次以上。

方 2：王不留行、穿山甲（炒）各 9 克，天花粉、当归身各 4.5 克，木通、甘草各 9 克。加猪蹄一个煮烂服用，外用旧木梳烤热后从上到下梳乳房，每次梳

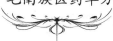

36 次。

方 3：鸡睾丸 4 个，去掉外膜捣碎。加甜酒适量、水约 300 毫升煮，煮开后冲入捣烂的睾丸即可服用，服时可加适量黄糖。

方 4：紫背金牛（干品）、瘦黑公猪肉各 50 克。药洗净，猪肉切块，加水 750 毫升煲至 300 毫升左右，每日服 1 剂，分 2 次饮汤食肉。

方 5：党参 20 克，白酒 250 毫升，川椒适量。将川椒碾末，与白酒混合装入壶中，以文火煮沸，将酒壶口对准乳头，用热气熏蒸，可使乳络通畅。

方 6：主治乳汁不通，结成乳痈。莲须、葱白各适量。捣烂成浆，加热敷患处，汗出立消。

方 7：橘红、瞿麦、柴胡、天花粉各 5 克，通草 3.5 克，青皮、白芷、木通、赤芍、连翘、甘草各 3 克。水煎，随意服，并连续按摩，则乳汁自通。

方 8：木通、当归、川芎、王不留行、天花粉、白芍、生地各 15 克，猪蹄（连脚）200 克。煎汤炖服，并用葱白汤洗乳房。

方 9：穿山甲、白僵蚕、白豆蔻各 20 克，皂角 25 克，胡桃仁 200 克，黑芝麻 250 克。焙干研为细末，每次服 20 克，日服 2 次。

方 10：葱叶 200 克。捣烂如泥成饼状加热，摊敷在乳腺肿块处，可消炎止痛。

方 11：胡荽 30 克。水煎，分 2 次服。

方 12：穿山甲 3 片，核桃肉 21 克，红糖 30 克。将药研末与红糖放入碗内，加开水并碗，隔水蒸半小时，取出后喝汤吃核桃肉，连服 3 剂。

方 13：炮穿山甲 5 克，核桃肉 16 克，红糖适量。将药研末与红糖混合，用烧酒调和内服；亦可加黄芪、通草各 3 克，水煎服。

方 14：黑芝麻、核桃肉、红糖各 30 克。上药共捣如泥，每次服 10 克，乳汁即多。

方 15：黄芪 30 克，当归 15 克，白芷 9 克，穿山甲 6 片。炖猪蹄服。

20. 者闷（回乳）

【国际音标】tse⁵ bət⁸

【主症】孩子断奶后，使母亲的乳房不再分泌乳汁，回归正常妇女的身体状态。

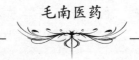

【单方验方】

方1：炒麦芽10克，怀牛膝15克，生大黄6克。水煎服，每日1剂，日服3次。

方2：茯苓、牛膝各30克，苍术、滑石、泽泻、瞿麦、扁蓄草、车前子各15克。水煎服，每日1剂，日服3次。

方3：陈皮30克，柴胡10克。水煎服，每日1剂，日服3次。

方4：麦芽60克，蝉蜕15克。水煎服，每日1剂，日服3次。

方5：麦芽100克。水煎服，每日1剂，日服3次。

方6：当归、麦芽各30克。水煎服，每日1剂，日服3次。

方7：花椒15克，红糖30克。水煎服，每日1剂，日服2次。

方8：神曲、蒲公英各60克。水煎服，每日1剂，日服3次。

21. 提婆艾佬病都渗（女性更年期综合征）

【国际音标】thi⁶ phuo² ei³ 1au⁴ phεη² tu¹ tsham⁵

【主症】女性更年期综合征是在女性卵巢功能逐渐衰退至完全消失的过渡时期，由于生理和心理改变而出现的一系列临床症状，常见有烘热汗出，烦躁易怒，心悸失眠或忧郁健忘等。

【单方验方】

方1：主治头晕目眩，腰膝酸软，烦躁失眠。熟地30克，山药、山茱萸各15克，茯苓、泽泻、牡丹皮各10克。水煎服，每日1剂，日服3次。

方2：主治精神不振，头晕心悸，四肢沉痛。茯苓、白芍、生姜、附子各9克，白术6克。水煎服，每日1剂，日服3次。

方3：主治心烦心悸，失眠多梦，头晕耳鸣，腰酸背痛。熟地240克，淮山、枸杞子、鹿角胶、菟丝子、杜仲各120克，山茱萸、当归各90克，肉桂60克，制附子100克。制成蜜丸，每丸9克，每次服1丸，日服2次。或按此方剂酌情减量，水煎服，每日1剂，日服3次。

方4：主治心悸怔忡，健忘不眠，虚热盗汗，食少体倦。当归、远志各3克，生姜5片，大枣3枚。水煎服，每日1剂，日服3次。

22. 勒别更得勒（女子不孕）

【国际音标】1ak⁸ biek⁸ kəm¹ diək⁷ 1ak⁸

【主症】育龄夫妇同居一年以上，有正常的性生活，在没有采用任何避孕措

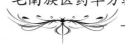

施的情况下未能成功怀孕，称不孕症。

【单方验方】

方1：柴胡、赤芍各12克，泽兰、鹿角膏、人参、千年红各10克，鸡血藤25克，紫河车、肉苁蓉、路路通、益母草各15克，炮穿山甲6克。水煎服，每日1剂，日服3次。可通管助孕。

方2：茯苓20克，人参、黄芩各12克，山栀子、香附各10克，生地25克，甘草6克，陈皮8克。水煎服，每日1剂，日服3次。除燥化湿。

方3：当归、吴茱萸各20克，川芎8克，熟地、香附各10克，白芍（酒炒）、白茯苓、陈皮、牡丹皮、延胡索各15克。若经水过期色淡属血虚有寒者加山楂、干姜、艾叶各10克，月经提前色紫者加知母15克、生姜3片。水煎睡前温服，停经之日起始服，连服4剂。

方4：宫腹冷痛，因而无子，服之有孕。黄芪、人参、白术、赤茯苓、当归、川芎、白芍、肉桂、附子、香附、干姜、胡椒、小茴香、补骨脂、艾叶、乌药各100克，吴茱萸150克，苍术200克，甘草50克。取白毛雌鸡1只，重500~1000克，吊死，去皮，将内脏、头、脚、翼去掉，以黄酒同煮，熟烂为度，除去骨头。将上药纳入锅或罐内，同焙干研成末，用煮鸡药酒打成糊膏状，制成丸，每次服10克，日服3次，以黄酒送服。

方5：主治四肢消瘦、身体疲乏导致不孕。白薇、柏子仁、白芍、当归、桂心、附子、萆薢、白术、吴茱萸、木香、细辛、川芎、槟榔各15克，熟地60克，泽兰、牛膝各25克。焙干研末，炼蜜为丸，每丸9克，每次服1丸，日服3次。

方6：主治经水不调、腹痛腰酸致不孕。人参、白术、萆薢、芍药各60克，川芎、炙甘草各3克，当归、熟地、菟丝子各60克。研末，炼蜜为丸，每丸9克，每次服1丸，日服3次，以姜水送服。

方7：主治经期不准而不孕，调经种子。续断、水参、杜仲、当归、香附、益母草、川芎、橘皮各6克，砂仁1.5克。水煎服，每日1剂，日服3次，连服4剂。

方8：主治月经不调而不孕。熟地45克，白茯苓、当归各30克，川芎、延胡索各25克，白芍、生地各15克，丹参、牡丹皮各12克，红花、陈皮、白术、香附各9克。水煎服，每日1剂，日服3次。

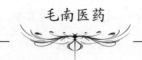

方9：主治月经不调而不孕。五灵脂、赤芍各6克，延胡索、川芎、白芍、当归、蒲黄各9克，丹参3克，桂心1.5克，干姜1克，小茴香（酒炒）9粒。水煎服，每日1剂，日服3次。每月经期来时连服3日，连服至受孕为止。

方10：主治烦躁不安，久而不孕。当归12克，白芍、柴胡、生地、麦冬、肉苁蓉、阿胶（烊化）各9克，黄芩、山栀子各6克，五味子、川芎各4.5克，广木香2克。水煎服，每日1剂，日服3次，7日为1个疗程。

方11：主治子宫寒冷，久不受孕。潞党参、黄芪、当归、杜仲（炒）、桂枝各15克，茯苓9克，阿胶（后下）6克，大枣3枚，炙甘草3克。水煎，以姜汁送服，每日1剂，日服3次。

方12：主治月经正常但不受孕。当归、熟地、制香附各4.5克，川芎、酒白芍、延胡索、云苓、牡丹皮、陈皮各2.4克，吴茱萸3克，生姜3片。色淡者加艾叶、肉桂各3克，色紫者加黄芩2.4克。水煎，分3次服，忌吃生冷之物及绿豆、面粉类。

方13：主治子宫虚寒不孕。制香附、菟丝子各90克，当归21克，茯神15克。共研为末，炼蜜为丸，每丸9克，早、晚各服1丸，以米汤送服。

方14：主治妇人消瘦，久而不孕。槟榔60克，干姜、附子、当归尾各30克。共研为末，每丸9克，每次服1丸，日服2次。

方15：主治妇人年壮，经期不调致不孕。当归、白术、茯苓、白芍、川芎各9克，续断12克，桃仁、红花各6克，红鸡冠花15克，炙甘草3克。水煎服，每日1剂，日服3次，7日为1个疗程。

方16：主治宫冷不孕。吴茱萸、川椒各240克。共研为末，制丸，每丸9克，用纱布包裹塞入阴道内，每晚换1次，1个月后，子宫温暖可受孕。

方17：可通经散瘀达到受孕。当归、蒲黄、赤芍、益母草、大黄、小茴香、桃仁各9克，泽兰、炮姜、延胡索、五灵脂、肉桂、乌药、牡丹皮各6克，吴茱萸4.5克，没药、川芎各3克，沉香1.5克。水煎服，每日1剂，日服3次。

方18：不孕症敷脐法。五灵脂、白芷、生食盐各6克，公丁香5克。将药共研为末，加面粉适量调成膏，置于脐上，用纱布固定3日，每日用艾条烤灸3次，10日为1个疗程。

方19：生食盐30克，花椒、熟附子各15克。药、盐共研末调和，置于肚脐眼上，用生姜3片盖上，点燃艾条灸至发热为度，再用胶布固定，每日换药1

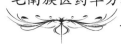

次，7 日为 1 个疗程。

方 20：人参、五味子各 15 克，白及、吴茱萸（去皮）各 50 克，白附子（火炮）60 克，细辛（去头）、乳香（另研）各 25 克，酒浸当归 15 克。共研细末，炼蜜为丸（如梧桐子大），每次服 15 丸，每日 3 次，空腹以温酒送服。

方 21：白茯苓（去皮）50 克，大枣（去皮、核，取肉）400 克，胡桃肉（泡去粗皮）300 克，白蜂蜜 3 千克。入锅熬滚，搅匀，再用微火熬滚，倾入缸内，用糯米白酒 10 升，共入蜜缸内。黄芪蜜炙、人参、白术（去芦）、川芎、白芍（炒）、生地、熟地、小茴香、枸杞子、覆盆子、陈皮、沉香、柴桂、砂仁、甘草各 25 克，乳香、没药、五味子各 15 克，共研为细末，加入蜜缸内搅匀，封口，用火煮 15 分钟取出，埋于土中去火气。每日凌晨 3 时，男、女各饮数杯，勿令大醉，服之添髓驻精，保出调经。

方 22：九香虫（黄酒洗焙）50 对，五味子 200 克，百部（酒浸一宿，焙干）、肉苁蓉（酒洗）、远志（去心）、炒杜仲、防风、茯苓、蛇床子、酒巴戟（洗去心）、柏子仁（去油）各 50 克。共研为细末，炼蜜为丸（如梧桐子大），每次服 1 丸，日服 2 次，共服 50 丸，饭前以温酒或盐汤送服。

方 23：取明亮雄黄，研为细末。待妇人月经至时，雄黄末用黄酒送服 2.5 克，每日 1 次，以经停为度。

方 24：主治妇人肥胖致子宫冷淡不受孕。鸡蛋 1 个。用艾包裹，用火煨烧，待艾烧尽，去艾灰，去蛋壳食蛋，并食无灰酒 30~50 毫升，日服 1 次，服完 49 只蛋，可受孕。

第四节　儿科疾病

1. 卡贡毒怕（小儿白喉）

【国际音标】kha^1 khoŋ^4 thu^6 pha^3

【主症】白喉是由白喉杆菌所引起的一种急性呼吸道传染病，亦可为原发性，以发热，气憋，声音嘶哑，犬吠样咳嗽，咽、扁桃体及其周围组织出现白色伪膜为特征。严重者可并发心肌炎和神经麻痹，全身中毒症状明显。小儿白喉多见于 1~5 岁儿童。

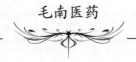

【单方验方】

方1：熊胆适量。开水冲服，每次服 0.2 克，日服 1 次。

方2：苦杏仁 3 克，麻黄、甘草、桑白皮各 1 克，生石膏 5 克。水煎服，每日 1 剂，日服 3 次。

方3：连翘、薄荷、山栀子、大黄、甘草各 1 克，芒硝、黄芩各 2 克，生石膏 5 克。水煎服，每日 1 剂，日服 3 次。

方4：蛇胆 1 个。加入少量姜汁调匀，滴入鼻咽部，每日 3 次，连用 7 日。

2. 勒结汾美（小儿疳积）

【国际音标】lak^8 ce^1 fin^3 mei^3

【主症】小儿疳积是小儿时期，尤其是 1~5 岁儿童的一种常见病症，是指由于喂养不当或因多种疾病的影响，使脾胃受损而导致全身虚弱、面黄肌瘦、发枯等慢性病症。

【单方验方】

方1：草决明 50 克（研末），鸡肝（不湿水）1 具。用烧酒蒸食，每次服 10 克，轻者服 3~5 次，重者服 10~15 次即愈。

方2：地龙（焙干）适量。研末，每次用 5~10 克，与瘦猪肉蒸食，每日 1 次。

方3：珍珠草适量，猪油 10 克。将药焙干研末，每次用 5~15 克，与猪油蒸食，日服 1 次。

方4：蟑螂 3 只。焙熟去头翘和肠内屎食之，3~5 次可愈。

方5：野菊花 5 克，鹅不食草 3 克，球兰 3~5 克。水煎服，每日 1 剂，日服 3 次。

方6：草决明 15 克，水蛭 6 克，消积草 20 克，猴考草 25 克，甘草 1 克。水煎服，每日 1 剂，日服 3 次。

方7：红花、山栀子各 10 克，蜂蜜 50 克，阿魏 6 克，葱白 20 厘米，麝香 0.3 克（冲服）。水煎服，每日 1 剂，日服 3 次。

方8：榧子、使君子各 30 克，白糖适量。水煎服，早、晚各服 1 次。

方9：鸡内金、山楂、枳壳、白术各 20 克。水煎服，每日 1 剂，日服 3 次。

方10：使君子、槟榔各 15 克。水煎服，每日 1 剂，日服 2 次。

方11：山楂、神曲、槟榔、鸡内金、山药、白术、使君子、凤凰衣各 20 克。水煎服，每日 1 剂，日服 3 次。

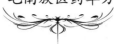

方 12：鸡内金 30 克，砂仁 6 克，荔枝核 3 克。水煎服，每日 1 剂，日服 2 次。

方 13：朱砂 0.1 克，鸡肝 1 具，蟾蜍 1 只。水煎服，每日 1 剂，日服 2 次。

方 14：鸡肝（不湿水）1 具，冰糖 200 克，胡桃 500 克。共研为末，每次服 10 克，日服 2 次。

方 15：赤石脂、牡蛎、海螵蛸、滑石各 45 克，黄丹 30 克，朱砂 10 克。上药共研为细末，水飞晒干，每次取 1.5 克，用鸡肝或猪肝 1 片，用竹刀切开掺药入内，加米汤煮熟，食肝喝汤。

方 16：皮硝 15 克，苦杏仁 10 克，生山栀子 7 克，酒精 10 毫升，葱头 7 个（约长 3 厘米），白灰面 15 克，大红枣（去核）7 枚。共入石臼内，捣烂成泥，用白布 2 块，约宽 16 厘米，将药在布上摊匀，一贴贴肚脐上，另一贴贴背后正对肚脐之处，用带扎好，3 日内见青色即愈。如未见青色再换药 1 次即愈。

方 17：主治烂赤疳，以肛门或阴囊边红晕烂起，渐至皮肤，眼梢口旁亦红。①绿豆粉 50 克，瞟珠 5 克，轻粉 7 克，冰片 1 克。共研为末，用鹅毛蘸敷（雪水、甘草汤、灯心草汤均可）。②水飞滑石、赤石脂、生石膏各 15 克，青黛 5 克，冰片 1 克，白蜡 5 克，穿山甲 2.5 克。共研为末，搽患处。③川黄连、甘草各 15 克，胡桃 7 个（连壳打烂）。水煎 2 次，滤清，熬成膏，日服 4~5 次，每次 4~5 匙。④轻粉 1 克，孩儿茶、麝香各 0.5 克，青黛 1.5 克。共研为细末，按疮大小贴患处。

方 18：主治鼻疳蚀烂。胆矾烧烟尽研末，搽之。

方 19：主治疳积眼瞎。雄黄、滑石、煅海螵蛸（去壳）各 2.5 克，煅石决明 7 克，炉甘石（加童小便泡一昼夜，烧透，以能浮水为度）2.5 克。共研为末，加冰片少许，再研，或三四分，或五六分，不湿水鸡肝 1 具，用竹刀切破，上开下连，涂药在内，线扎紧，加淘米水入砂罐内煮熟连汤食尽。

方 20：主治走马疳牙床腐烂，渐呈烂龈脱牙。以绿豆煎浓汁频饮，使毒随小便排出。外以人中白 2 克，铜绿（醋制）、苦杏仁各 1.5 克，梅片少许。共研细末，敷于患处，病重者加量。

方 21：主治走马牙疳。桐油涂之。

方 22：光板猫叶草（火煅存性为末）适量，冰片少许，青黛、胡黄连各 2.5 克。共研细末，搽牙根。

3. 勒结难烙（小儿发热）

【国际音标】lak^8 ce^1 nan^4 lot^7

【主症】正常小儿的基础体温为 36.9~37.5 ℃。一般当体温超过基础体温 1 ℃以上时，可认为发热。其中，低热是指体温波动在 38 ℃左右，高热是指体温在 39 ℃以上。连续发热两个星期以上，称为长期发热。

【单方验方】

方 1：鱼腥草 20 克，车前草 15 克，生石膏 50 克。水煎当茶饮。

方 2：草决明、鲫鱼胆各 15 克，穿心草 10 克。水煎服，或研末服，每次 6 克，日服 2 次。

方 3：生鸡蛋白 3 个。涂搽手、足、心、背、脐等部位，1~2 小时可热退。

方 4：主治邪已入里，或乳食停滞，内成郁热，见烦热口渴，少睡多啼，胸满而赤，便秘。以鸡蛋去黄取蛋清盛碗内，加入麻油（与蛋清等量），再加雄黄末 5 克搅匀，复以妇女头发一团，蘸所配药液于小儿胃口涂抹，用火烘暖，不可冷用，自胸中推至脐口，约推半小时，仍以头发敷于胃口，用布扎之，一炷香后取下，热自退。若心无热不用加蛋清。

方 5：鸡蛋清调水 100 毫升，涂小儿胃口及两手心，用酿酒小曲饼 10 个，研烂，以热酒和，做两饼，分别贴两足心，用布扎紧，其热散于四肢，逐心凉而啼止。

4. 勒结今（小儿惊风）

【国际音标】lak^8 ce^1 ndiən^3

【主症】指小儿突然发病，出现高热、神昏、惊厥、喉间痰鸣、两眼上翻、凝视或斜视，可持续几秒至数分钟。严重者可反复发作，甚至呈持续状态而危及生命。

【单方验方】

方 1：龙胆草 22 克，牛黄 7.5 克，龙齿 22 克。共研末，加麝香 6 克，炼蜜为丸（如黄豆大），每次服 1 丸，日服 2 次。

方 2：黄芪 45 克，党参、酸枣仁各 9 克，白术、甘草、当归、白芍各 6 克，山萸肉 3 克，枸杞子 6 克，补骨脂 3 克，核桃（去皮）1 个。水煎服，每日 1 剂，日服 3 次。

方 3：川芎、羌活、人参、白茯苓、白僵蚕、蝉蜕各 30 克，陈皮、厚朴各

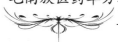

20克。上药共研为末，每次服4克，日服2次。

方4：胆南星、羌活、独活、防风、天麻、人参、川芎、荆芥、钩藤、全蝎各等量。共研为末，炼蜜为丸（如黄豆大），每次服3丸，日服2次，以薄荷汤送服。

方5：胆南星50克，黄芩25克，朱砂、全蝎各7.5克，僵蚕15克，天竺黄17克，牛黄2克，琥珀、雄黄各12.5克，麝香1克。将上药共和匀，炼蜜为丸，每丸2.5克，以朱砂为衣，用黄蜡封固。每次服1丸，日服2次，以温开水送服。3岁以下儿童减半。

方6：天麻、全蝎各5克，桑叶15克，菊花10克，钩藤20克。水煎服，每日1剂，日服3次。

方7：琥珀、全蝎各5克，胆南星、天麻各6克。上药焙干共研为末，每次服1~3克，日服2次。

方8：天麻、人参、钩藤各10克，石菖蒲、水菖蒲各20克，蝙蝠3只，胆南星12克。上药焙干研末，每次服5克，日服2次。

方9：偷油婆（蟑螂）4只。焙干研末，以开水冲服。

方10：主治高热痰多，并发抽搐。熊胆0.9克，梅片0.3克。以热开水送服，痰吐即醒。

方11：金竹叶、金不换根各25克，水煎。大蚯蚓（白颈蚯蚓最佳）1条，砍成两段，急惊风用头段，慢惊风用尾段，或者急惊风用跳得快的那段，放在碗内捣烂，冲上药液口服。

方12：肝风草、惊风草、半边莲各15克。加水1碗，煎成1杯，日服2次。

方13：山花椒根、过山虎、千层纸根、算盘子根、路边菊根、千日红根、马仔根各5克。肚痛者加穿心草，风急者加大风根，吐风者加雪根，吐白沫者加白背枫，发热者加出山虎，无汗者加荆芥。水煎服，每日1剂，日服3次。

方14：主治外感风寒变为高热抽搐。钩藤、车前子、天麻、地龙、决明子各15克，蝉蜕、麻黄、白附子各5克，天南星、千层纸、甘草各3克。水煎服，每日1剂，日服3次。

方15：葱白、生姜各100克。捣烂放盆内，用半盆开水冲泡，待温适，洗全身（适用于初病儿童）。

方16：白头蚯蚓 5~7 条，捣烂冲开水服（亦可焙干研末备用）。

方17：鲜芦根水（取法与竹沥水取法相同）20 毫升，川贝母末 3 克。日服 2 次，1 个月为 1 个疗程。

方18：培元固本，引火归原。先用热药冲开寒痰，再进温补，逐寒荡惊。①胡桃、炮姜、肉桂片各 20 克，丁香 5 粒，窑心黄土 150 克。煎水澄清，用澄清水煎药至半茶杯量，频频灌之。后续温补方：熟地 15 克，焦白术 7 克，当归、炙黄芪、补骨脂、大枣（炒研）、枸杞子各 5 克，炮姜、山茱萸、炙甘草、肉桂各 2.5 克，生姜 2 片，大枣 2 枚，胡桃 1 个（打碎为引），窑心土 150 克。煎水澄清煎药，取浓汁 1 杯，量儿大小，数次灌服，再随症加减。②大红芙蓉花 1 朵。将花心紧贴小儿肚脐，再用鸡蛋 1 个，煎饼，置花蒂上，一时即好转。③胡桃、山栀子各 7 粒，飞面一撮。共研为末，再加鸡蛋清半个，调匀摊青布上，贴患儿心窝上，一昼夜后除去，有青黑即愈，愈后常服补脾药。

方19：主治急惊之后，身热面赤，抽搐上视，牙关紧硬，多是心先有热，后发惊搐，此属阳症。①连翘（去心研末）、柴胡、地骨皮、龙胆草、钩藤、黄连、山栀子（炒黑）、酒黄芩、麦冬（去心）、木通、赤苓、车前子、炒枳实各 2 克，甘草、薄荷各 1 克，滑石末 4 克，灯心草一团，淡竹叶 3 片。水煎服数次。如服后痰热未除，则用加减凉膈散：连翘、酒黄芩、炒黑栀仁、炒枳实、前胡各 2.5 克，酒炒大黄 5 克，薄荷、甘草各 1 克，水煎服。宣风散：陈皮（去白为末）、槟榔末各 25 克，甘草末 12.5 克，黑牵牛 25 克，炒生半夏（取头研为末）60 克。共和匀，1~2 岁服 1.5 克，2~5 岁服 2.5 克，5 岁以上服 3.5 克，俱用蜜水调服。②石菖蒲洗净，连根捣汁，少许饮之；生天南星、半夏、猪牙皂角各等量，研细末，吹鼻中取喷即愈。③大山栀子 1 枚（研末），鸡蛋 1 个（去蛋黄，用蛋白）。调匀，涂儿腹的四周。④明雄黄 25 克，砂仁 3 克，炒山栀子 5 枚，冰片少许。共研为末，以鸡蛋敷肚之四周，如碗口大，按脐眼，加入麝香少许，棉纸盖好，再以棉线扎之，一昼夜后用温水洗去。⑤甜杏仁、桃仁各 6 粒，黄栀子 7 个。共研烂，加烧酒、鸡蛋清、白干面，据患者年岁，制丸如胡桃大小，置于手足二心（男左女右），用布条扎紧。一周后，手足心均呈青兰色者，即病已除。

方20：主治小儿惊风。①用白颈曲蟮，用刀截两段，跳急者治急惊，慢者治慢惊；加麝香 0.5 克，捣烂后贴于脐，外以膏药盖之。②朱砂、轻粉各等量。

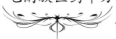

水调研细，在秋分后寒露前取青蒿根内之虫，不拘条数，以足和药为度，和上两味药末为丸，制丸如粟米大。每日2丸，以人乳化服，吐痰即愈。③白丝毛鸡1只。以鸡尾粪门贴近小儿肚脐上，无风者鸡必远去，有风者鸡必贴紧吸拔风毒，1小时即愈。愈后须用麻油灌入鸡口，以解其毒。

方21：主治小儿惊痛。犀角水磨成浓汁，煎服，立效，取末服之亦可。

5. 勒结翁门（小儿麻疹）

【国际音标】1ak^8 ce^1 uk^7 mɔn^2

【主症】（1）潜伏期6~18日。曾经接触过麻疹患儿或在潜伏期接受被动免疫者，可延至3~4周。在潜伏期内可有轻度体温上升。

（2）前驱期也称发疹前期，一般为3~4日。表现类似上呼吸道感染症状：①发热见于所有病例，多为中度以上发热。②咳嗽、流涕、流泪、咽部充血等，以眼症状突出，结膜发炎、眼睑水肿、眼泪增多、畏光、下眼睑边缘有一条明显充血横线（Stimson线），对诊断麻疹极有帮助。③麻疹黏膜斑，在发疹前24~48小时出现，为直径约1.0毫米的灰白色小点，外有红色晕圈，开始仅见于对着下臼齿的颊黏膜上，但在一天内很快增多，可累及整个颊黏膜并蔓延至唇部黏膜，黏膜疹在皮疹出现后即逐渐消失，可留有暗红色小点。④偶见皮肤荨麻疹、隐约斑疹或猩红热样皮疹，在出现典型皮疹时消失。⑤部分病例可有一些非特异性症状，如全身不适、食欲减退、精神不振等，但体温稍有下降。婴儿可有消化系统症状，如呕吐、腹泻等。

（3）出疹期多在发热后3~4日出现皮疹。体温可突然升高至40~40.5℃，皮疹为稀疏不规则的红色斑丘疹，疹间皮肤正常，出疹顺序也有特点：始见于耳后、颈部、沿着发际边缘；24小时内向下发展，遍及面部、躯干及上肢；第3天皮疹累及下肢及足部。病情严重者皮疹常融合，皮肤水肿，面部水肿变形。大部分皮疹压之褪色，但亦有出现瘀点者。全身有淋巴结肿大和脾肿大，并持续几周，肠系膜淋巴结肿大可引起腹痛、腹泻和呕吐。阑尾黏膜的麻疹病理改变可引起阑尾炎症状。疾病极期特别是高热时常有谵妄、激惹及嗜睡状态，多为一过性，热退后消失，与以后中枢神经系统合并症无关。此期肺部有湿性啰音，X线检查可见肺纹理增多。

（4）恢复期出疹3~4日后，皮疹开始消退，消退顺序与出疹时相同；在无合并症发生的情况下，食欲、精神等其他症状也随之好转，体温减退，皮肤颜色发暗。疹退后，皮肤留有糠麸状脱屑及棕色色素沉着，7~10 日痊愈。

【单方验方】

方 1：主治麻疹已出或未出，烦躁口渴，睡卧不安。当归尾、生地黄、红花、牡丹皮、赤芍、桔梗、木通、大腹皮、连翘、川芎各 6 克。水煎服，每日 1 剂，日服 3 次。

方 2：主治疹出 3~4 日不退，疹块大小不均。紫草、牡丹皮、甘草、连翘、川黄连、柴胡、地骨皮、赤芍、桔梗、荆芥、红花、蝉蜕、山栀子、羌活、黄芩、糯米、淡竹叶、石膏各 10 克。水煎服，每日 1 剂，日服 3 次。

方 3：主治麻疹出透，发热咳嗽，大便秘结。石膏、党参、生地黄、赤芍、贝母、瓜蒌各 3 克，麦门冬（去心）4.5 克，甘草 2 克。水煎服，每日 1 剂，日服 3 次。

方 4：主治发热咳嗽，烦躁口渴。升麻、葛根、前胡各 15 克，桔梗、木通、连翘、牛蒡子、苦杏仁、淡竹叶各 10 克。水煎服，每日 1 剂，日服 3 次。

方 5：主治麻疹虽退，但热毒未消。天门冬（去心）、麦门冬（去心）、知母、贝母、桔梗、款冬花、甘草、牛蒡子、苦杏仁（去皮）、马兜铃、桑白皮、地骨皮各 10 克。水煎服，每日 1 剂，日服 3 次。

方 6：主治麻疹日久不出。空心泡、灯心草、淡竹叶、竹茹、芦根、薄荷、防风、石膏各 10 克。水煎服，每日 1 剂，日服 3 次。

方 7：三豆汤。马料豆、绵豆、赤小豆各 500 克（生用），生甘草 150 克（切片）。将豆淘净，同甘草加雪水或井水煮豆熟为度。去甘草，将豆晒干，又入汁再浸再晒以汁干为度，逐日取豆任意，小儿常食之。

方 8：主治小儿痘痛后余毒结成。马齿苋（汁）、猪油、白蜂蜜各 5 克，涂下即显效。

方 9：主治麻疹后肺痈，久咳不止，口吐白沫。初用天冬、麦冬、熟地、生地、桔梗、款冬花、贝母、薏苡仁、瓜蒌仁、沙参、紫菀、甘草各适量，后用清肺饮：麦冬、天冬、知母、贝母、桔梗、山栀子、苦杏仁、款冬花、桑白皮、地骨皮、马兜铃、甘草各适量。水煎服，每日 1 剂，日服 3 次。若久咳引起胸痛，或吐脓血成痈者，宜用贝母、枳壳、苦杏仁、栝楼根、生黄芪、防风、桑白皮、米仁、知母、地骨皮、甘草皮、葶苈子、五味子、姜（引）各适量。初起去黄芪、五味子，咳甚加百合，身热者加柴胡、黄芩，小便不畅者加木通、灯心草，

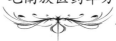

大便不畅者加川军，烦躁咯血者加茅草根，胸痛甚者加人参、白芷。水煎服，每日1剂，日服3次。

方10：主治麻疹后壮热。黄连、当归、茯神、石菖蒲各5克，全蝎（酒洗）7只。共研为末，捣猪心血为丸，朱砂为衣，以灯心草汤送服。

方11：急惊者，用荆芥、防风、薄荷、前胡、桔梗、苦杏仁、山栀子、僵蚕、蝎梢、黄芩、知母、木通各适量。慢惊者，脾胃损弱，中气不足，宜用人参、炒白术、茯苓、陈皮、半夏、木香、天麻、胆南星、藿香各适量。水煎服，每日1剂，日服3次。

方12：主治出麻疹后发痒。用白蜜调水涂之。

6. 勒结摆龙（小儿腹泻）

【国际音标】1ak^8 ce^1 pai^3 1oŋ^2

【主症】（1）轻型腹泻：主要表现为食欲减退，偶有溢乳或呕吐，大便呈黄色或绿色稀便，每天5~6次（一般不超过10次）。没有明显的全身症状，孩子体温为正常或稍微偏高。

（2）重型腹泻：起病急，腹泻频繁（每天10次以上），排便时向外溅射，为水样便或蛋花样便，呈黄绿色，有较多黏液，肛门周围皮肤发红或表皮脱落。多有发热，脱水症状明显，如口干、皮肤干燥，严重时会脉搏细弱，四肢冰凉，少尿或无尿。

（3）迁延型：腹泻迁延，久治不愈，这种多见于营养较差的非母乳喂养的孩子。病儿消化功能低下，食欲不振，精神萎靡，消瘦，抵抗力较低，容易继发皮肤、泌尿道、呼吸道等部位的感染。

【单方验方】

方1：主治小儿久泻。党参、白术、茯苓、葛根各6克，藿香3克，木香、甘草各1.5克。水煎服，每日1剂，日服3次。

方2：主治婴儿腹泻。山楂（炒）、车前子（炒）各5克，淮山6克，木香（煨）、白术、儿茶、鸡内金各3克。水煎服，每日1剂，日服3次。

方3：主治虚弱腹泻。人参、白术、茯苓、半夏、陈皮、木香、诃子、肉豆蔻、公丁香、炮姜、大枣、甘草各9克。水煎服，每日1剂，日服3次。

方4：主治夏秋腹泻。车前子30克，水煎服；或者炒干研末，每次服2克，日服3次。

方 5：淮山 10~30 克。煮粥代乳喂用。

方 6：丁香、肉桂适量。研末调和加温湿敷脐上。

方 7：主治久泻不愈。党参、芡实、乌梅各 9 克，白术、诃子、茯苓各 6 克，葛根、陈皮各 5 克，淮山、神曲、扁豆各 12 克。水煎服，每日 1 剂，日服 3 次。

方 8：伏龙肝（灶心土或窑心土）约 100 克。加水 500 毫升煮滚 10 分钟后取出，留沉淀，取上清液口服，日服 3 次。

方 9：肉苁蓉、炮姜、苍术各 6 克，公丁香 5 克，伏龙肝 30 克（用布包好），参须 3 克，扁豆 10 克。水煎服，每日 1 剂，日服 3 次。

方 10：炒白术、白扁豆各 5 克，车前子 6 克。水煎服，每日 1 剂，日服 3 次。

方 11：石榴皮 9 克，砂仁、木香、炙甘草各 2 克，党参、白术、茯苓、藿香各 6 克，葛根、车前草各 10 克。水煎服，每日 1 剂，日服 3 次。

方 12：莲子肉 15 克，山楂肉 10 克，诃子肉 7.5 克，乌梅肉 3 克，大枣肉 20 克。水煎服，每日 1 剂，日服 3 次。

方 13：鲜一点红全草 100 克。洗净后水煎服。

方 14：主治小儿吐泻。苍术（米泔浸）、厚朴（去皮姜汁炒）、山楂肉各 3 克，陈皮（去白）、青皮、炒青芽、米炒香附、砂仁（研细）、川芎各 2 克，甘草 1 克，生姜 3 片。水煎，分 2~3 次缓服。若虚寒呕吐不止，用党参、砂仁（研炒）、制半夏各 2 克，白术（土炒）、茯苓各 2.5 克，藿香、陈皮各 1.5 克，炙甘草 1 克，煨姜（去皮）3 片。水煎热服。吐多而胃气欲绝者，用老生姜 50 克煨热去皮研烂，陈米 2 把，水 1 碗，入瓦罐煎好，候温缓服。

方 15：主治暑月水泻，小便赤涩或不通。猪苓、赤苓、泽泻各 5 克，木瓜、白术各 3 克，木通 4 克，炒车前子 2 克，灯心草 1 团。水煎加盐少许，饥时服。

7. 勒结结肝（小儿便秘）

【国际音标】$1ak^8 ce^1 che^4 nŋan^5$

【主症】患儿排便次数减少，粪便干燥、坚硬，排便困难和肛门疼痛，有时粪便擦伤肠黏膜或肛门出血，而大便表面可带有少量血或黏液，自觉腹胀及下腹部隐痛、肠鸣及排气多等。

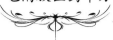

【单方验方】

方1：蒲公英（全草）30~100克。水煎服，服时适量加蜜糖。

方2：胖大海10~15克。加入100~150毫升开水，泡胀后当茶饮。

方3：银花1克，菊花20克，甘草10克。水煎当茶饮。

方4：大黄5克，银花10克。水煎当茶饮。

方5：主治初生便秘。甘草、煨枳壳各5克。水半盅煎沸，当茶饮。

8. 勒结汾帛（小儿盗汗）

【国际音标】lak^8 ce^1 fin^3 nŋaŋ^5

【主症】小儿由于新陈代谢旺盛，神经系统发育还不健全，调节功能欠完整，当熟睡时出现自我出汗的现象。分生理性盗汗和病理性盗汗。

【单方验方】

方1：郁金粉0.5克，牡蛎粉0.3克。外敷两乳房。

方2：五倍子5克。研末，用食醋调糊，敷于肚脐上固定。

方3：五倍子、煅龙骨各5克。共研为末，水调糊状，敷肚脐上固定。

方4：五倍子、五味子各15克。共研为末，调成糊状，临睡前贴在腋窝下。

9. 勒结尿穷（小儿遗尿）

【国际音标】lak^8 ce^1 ndeu^5 choŋ^2

【主症】是指5岁以上的孩子还不能控制排尿，夜间常尿湿自己的床铺，白天有时也有尿湿裤子的现象。

【单方验方】

方1：桑螵蛸15克。煨焦研末，以开水冲服。

方2：主治夜尿多，遗尿不尽。炒淮山90克。每次服6克，日服3次，开水冲服。

方3：乌梅20克，桑螵蛸9克。水煎服，每日1剂，日服3次。

方4：桑螵蛸15克，益智仁12克，麻黄、石菖蒲各9克。水煎服，每日1剂，日服3次。5~9岁每日服1/2剂，9~15岁每日服1剂。

方5：龙骨50克，新鲜鸡蛋1个。先煎龙骨去渣，把鸡蛋打入汤内，煮熟吃蛋喝汤，10日为1个疗程。

方6：淮山、益智仁、乌药、枸杞子各10克，鸡蛋2个。上药和鸡蛋用水500毫升煎煮，蛋熟后，将蛋皮打破，放到药液内再煮干，取蛋食用，日服 1 次。

方 7：补骨脂、益智仁、菟丝子、桑螵蛸各 15~30 克，炙黄芪、淮山各 20 克，五味子、石菖蒲各 10 克，生麻黄 5 克。水煎服，每日 1 剂，日服 3 次。

方 8：补骨脂、金樱子、防风、藁本、浮萍、石菖蒲各 10 克，甘草 5 克。水煎服，每日 1 剂，日服 3 次。3 岁以上小儿用此方。

方 9：新鲜鸡肠 30 克，菟丝子、鸡内金、牡蛎各 6 克，五味子、附子片各 5 克，黄芪 3 克，党参 9 克。水煎服，每日 1 剂，日服 4 次。

方 10：补骨脂、金樱子各 10 克，北黄芪、巴戟天、升麻、益智仁、桑螵硝各 9 克，黑豆 20 克。水煎服，每日 1 剂，日服 3 次。10 岁以上用此方。

10. 勒结单双鹅（小儿急性扁桃体炎）

【国际音标】1ak^8 ce^1 tan^5 suay^5 ŋŋo^6

【主症】（1）全身症状：起病急，可有畏寒、高热、头痛、食欲下降、疲乏无力、周身不适、便秘等。小儿患者可因高热而引起抽搐、呕吐及昏睡，婴幼儿可因肠系膜淋巴结受累而出现腹痛、腹泻。

（2）局部症状：剧烈咽痛为其主要症状，常放射至耳部，多伴有吞咽困难，婴幼儿表现为流口水。部分出现下颌角淋巴结肿大，可出现转头受限。炎症波及咽鼓管时则出现耳闷、耳鸣、耳痛甚至听力下降。葡萄球菌感染者，扁桃体肿大较显著，对幼儿还可引起呼吸困难。

【单方验方】

方 1：金银花、菊花、蒲公英、地丁草、龙胆草、鱼腥草各 9 克，穿心莲 15 克。水煎服，每日 1 剂，日服 4 次。

方 2：十大功劳、朱砂根、岗梅、山栀子、淡竹叶、木通、射干、甘草各 15 克。水煎服，每日 1 剂，日服 4 次。

方 3：一枝黄花、白毛鹿含草各 15 克。水煎服，每日 1 剂，日服 4 次。

方 4：儿茶、树霜各 15 克，冰片 1 克，枯矾 6 克。共研为末，用甘油调成糊状，外敷下颌。

方 5：射干、山豆根、鹅不食草、桔梗、金银花、玄参各 15 克。水煎服，每日 1 剂，日服 4 次。

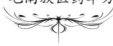

11. 诣百香（小儿百日咳）

【国际音标】ɲik⁸ pek⁷ vən³

【主症】早期患儿有流泪、流涕、咳嗽和低热等症状，3~4 天后咳嗽日见加重，经 1~2 周后咳嗽逐渐加重而进入痉咳期，此时出现典型剧烈的痉挛性咳嗽，每次发作要连咳十几声甚至几十声，痉咳期一般持续 5~6 周，也有的长达 3 个月。此后，咳嗽逐渐减轻而进入恢复期，恢复期有 2~4 周的过程。

【单方验方】

方 1：土牛膝、鹅不食草、马兰各 50 克。水煎服，每日 1 剂，日服 3 次。

方 2：紫皮大蒜 50 克，捣烂冷开水一碗浸泡 6 小时，取出浸液，加适量冰糖，3 岁以下每次服 5 毫升，3 岁及以上服 10 毫升，日服 3 次。

方 3：马兜铃、百部各 10 克，大蒜 3 头。放在碗内蒸熟，去渣取汁服，日服 3 次。

方 4：川贝母 5 克，青黛 2.5 克，白果 3 克，生石膏 20 克，朱砂 1 克。开水冲服。

方 5：马兜铃 9 克，杏仁、阿胶（烊化）、牛蒡子、百合各 6 克，糯米 50 克，甘草、天花粉各 3 克。水煎服，每日 1 剂，日服 3 次。

方 6：柚子（鲜品）、蜜糖各 100 克。将柚子青皮去掉，取内层皮 500 克水煎，煎至 250 克，加蜜糖冲服，日服 3 次，连服 4 剂即愈。

方 7：柴胡 12 克，党参、黄芩、半夏、川厚朴各 6 克，橘皮、炙甘草各 3 克，竹茹 9 克，生姜 3 片，大枣 5 枚。加水 500 毫升，煎至 250 毫升，日服 3 次。

方 8：百部（去心）、百合各 9 克，白果（去壳后下）6 克，甘草 3 克。加水 500 毫升，煎至 250 毫升，日服 2 次，连服 3~5 剂。

方 9：荷叶 2 张，冰糖适量。水煎为汁，趁热冲服大柚子皮炭 15 克，日服 3 次，连服 3 日。

方 10：沙参、茶叶各 12 克，生姜 3 片，猪肺（切片）200 克。水煎服，每日 1 剂，日服 3 次。

12. 勒结汾麻漂（小儿鹅口疮）

【国际音标】lak⁸ ce¹ fin³ ma² phiau⁵

【主症】多为白色念珠菌感染所致，轻症可见口腔黏膜表面覆盖白色乳凝块

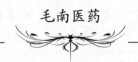

样小点或小片状物，可逐渐融合成大片，不易擦去，强行剥离后局部黏膜潮红、粗糙、可有溢血，不痛，不流涎，一般不影响吃奶，无全身症状；重症则全部口腔均被白色斑膜覆盖，甚至可蔓延到咽、喉头、食管、气管、肺等处，可伴低热、拒食、吞咽困难。取白膜少许放玻片上加 10% 氢氧化钠一滴，在显微镜下可见真菌的菌丝和孢子。

【单方验方】

大的蚯蚓（地龙）10 条，白糖 50 克。将蚯蚓洗净，置于玻璃杯中（不要弄断蚯蚓），再撒上白糖，用筷条轻轻搅拌，与白糖溶化在一起呈黄色，最后加少量酒蒸熟，取液备用，去渣后用棉签蘸药液涂于疮面上即可，1 日涂 2~3 次。

13. **勒结汾雅母**（小儿腮腺炎）

【国际音标】 1ak^8 ce^1 fin^3 ja^6 mu^5

【主症】 前期常有发热、食欲不振、全身无力、头痛、呕吐等，继而出现腮腺肿大，腮腺肿大先于一侧，然后另一侧也肿大，也有仅一侧肿大或腮腺无肿大的病例。肿大的特点是以耳垂为中心，向周围扩大，边缘不清，触之有弹性感及触痛，表面皮肤不发红。有些病例仅有颌下腺肿大而腮腺不大。腮腺管口可见红肿。

【单方验方】

方1：银花、蒲公英各9克，连翘、板蓝根各6克，玄参、青黛各3克。水煎服，每日1剂，日服3次。

方2：干丝瓜一个。将丝瓜烧成灰，用水调成糊状，加温湿敷患处。

方3：葱花全草，煎成浓汤洗。

方4：鲜牛肉适量，面粉适量，湿敷患处。

方5：鲜蚯蚓4条，白糖10克。将蚯蚓用水洗净，放入杯中加白糖搅拌，半小时后成糊状，用纱布固定敷患处。

14. **勒结汾头毒**（小儿水痘）

【国际音标】 1ak^8 ce^1 fin^3 thou^6 thu^6

【主症】 水痘是因水痘带状疱疹病毒初次感染引起的急性传染病，主要发生在婴幼儿，以发热及成批出现周身性红色斑丘疹、疱疹、痂疹为特征。本病潜伏期为14~15日。起病有急、轻、中度发热且出现皮疹，皮疹先发于头皮、躯干的

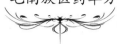

受压部分，呈向心性分布。在为期 1~6 日的出疹期内，皮疹相继分批出现。

【单方验方】

方 1：党参 15 克，黄芪、当归各 10 克，白术 7 克，炙甘草 5 克，陈皮 2~5 克，升麻、柴胡各 1.5 克。加姜水煎服，每日 1 剂，日服 3 次。

方 2：主治血虚者出痘。荆芥、牡丹皮、防风、云苓、山茱萸、生甘草各 5 克，熟地 20 克，山药 10 克，生姜 2 大片。以黄酒适量冲服。

方 3：补气血，散寒邪。熟地 25 克，白术、当归各 15 克，山药、黄芪、炙甘草、柴胡各 10 克，麻黄、肉桂、炮姜各 5 克，生姜 3 片。加灶心土，水煎服，以黄酒多次灌服。汗多者减麻黄。

方 4：主治痘症。熟地 25 克，党参、白术各 15 克，山药、杜仲、枣仁、枸杞、炙甘草、补骨脂、肉桂各 10 克，附子 5 克，生姜 3 大片，核桃仁 3 个（打碎为引）。如泄泻不止，酌加附子、龙骨、粟壳。加灶心土澄清水适量，煎服，每日 1 剂，日服 3 次。

方 5：主治不出痘，发热不退，口渴喜冷，小便赤短，大便秘结。石膏、木通各 10 克，当归 15 克，生地、枳壳、生甘草各 7 克。加灯心草汤引，水煎服。

方 6：苍术、大黄各适量。共捣细末，加红枣煮汤服；苍术、乳香烧烟熏患处。

方 7：主治痘中有紫色干硬，暴胀独大，脚无红晕，或痛或不痛者。紫草 15 克，雄黄 5 克。共研为末，以胭脂汁调，用银针挑破痘，再点药。

方 8：铜绿、雄黄、朱砂、银朱、人中白各适量。共研细末，以银针挑破痘，再点药。

方 9：绿豆、豌豆各 49 粒（烧存性），珍珠 0.5 克（入豆腐内同熬）。共研细末，加油发灰 1 克，研为极细末和匀，以银针挑破疼疗，去紫血，涂撒药末。

方 10：主治干痘。酒炒黄芪 7 克，酥炙鹿茸 3.5 克，炒穿山甲片（研末）2.5 克。水煎服，每日 1 剂，日服 3 次，2 剂后去炒穿山甲片。

方 11：主治无脓液疮痘。酒炒黄芪 4 克，川芎、白芷、牛蒡子各 2.5 克，肉桂（去皮）1.5 克，当归 7 克，酥炙鹿茸、酒炒生地各 5 克，白芍 3.5 克。水煎服，每日 1 剂，日服 3 次。

方 12：主治顶漏脓液痘。人参（去芦，米炒）、酒炒黄芪各 4 克，川芎、白芷各 2.5 克，炒白扁豆 5 克，丁香 1 克，怀山药、莲子心各 3.5 克，炙甘草、

龙眼肉各 2 克。水煎服，每日 1 剂，日服 3 次。

方 13：主治无血水痘。人参（去芦，米炒）、酒炒黄芪、酥炙鹿茸、当归各 4 克，炒白扁豆、炒怀山药、白术（饭上蒸）各 3.5 克，白芷 2.5 克，炙甘草 2 克，山楂 3 克，黄豆 20 粒。水煎服，每日 1 剂，日服 3 次。

方 14：主治干燥痘痂。白蜂蜜一小酒杯，滑石（研末）5 克。用汤和匀，以鹅翎蘸药，轻扫痛处，则易落无痕。

方 15：主治出痘时眼目红肿。①用人乳蒸热点之。②金银花、胭脂花，与人乳混合，以灯心草蘸药点外敷。③用细茶叶、绿豆、金银花等口嚼敷。

方 16：主治痘症溃烂脓水流出淋漓。①用多年盖屋茅草，洗净，焙干为末，搽之。②紫草、麻油熬成膏，和白蜡再熬数滚，取起外敷。③黄牛粪焙干研末，清油调敷，或松花粉外搽。

方 17：主治痘烂出蛆。桃叶不拘多少，揉软，盖在痘疮上，并热身睡下即消，或用真麻油滴点痘，或在嫩柳叶铺席上卧，蛆尽出。

方 18：主治烂痘破者。取黄牛粪在风中干者，焙成灰，取中心白者为末，以薄绢包盛于疮上扑之。如久不愈，墙上白螺蛳壳煅末敷之。

方 19：主治抓破面上者。密陀僧、滑石各 100 克，白芷 25 克。共研为细末，湿撒于创面，或用白蜂蜜外敷。

方 20：主治出痘大便不通。葱一把，捣作饼，敷脐上，用锡壶装滚水熨葱饼上即通。

方 21：主治出痘小便不通。细茶叶嚼成糊，用纸包敷脐上；或用樟树皮、葱姜、老艾捣烂炒热，敷小肚上（女童敷阴部上），即通。

方 22：主治痘症发热胡言乱语。兰靛脚汁一杯，燕窝泥调敷脐上；或用生萝卜捣烂和铝粉作饼，敷足心。

方 23：主治痘疮破烂。陈年松花，或干绿豆粉，或荞麦面，敷之即愈。

方 24：预防痘入目。牛蒡子捣酱涂小儿囟门，则痘可不入目。

方 25：预解痘毒。赤豆、绿豆、黑豆均可，适量，煎汤口服，不可久煎，因豆之功效在皮。

方 26：主治眼中生疮。用象牙磨水点眼，其痘自退；或人中白焙，与硼砂、儿茶共研为末搽舌上。

方 27：主治痘后风眼（或起翳）和红赤。经霜桑叶 7 片，冬至或立冬收蒸

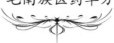

水半杯，加食盐少许，早、晚各洗 1 次。

方 28：主治痘后神昏乱语。木通、车前草、生地、麦冬、甘草、茯苓、石菖蒲、山栀子、人参各 20 克。或加牛黄 2.5 克，黄连 25 克，当归、炒栀子各 12 克。共研为末，入猪心血和匀为丸，朱砂为衣，以灯心草汤送服。若无真牛黄，则用川贝母、胆南星、琥珀代之。

方 29：主治痘后口疳。生半夏、香附各等量。置于瓦上焙干研末，加梅片、冰片少许，用鸡蛋清调敷足心（男左女右），用布扎紧。

15. 勒结病陆严（儿科杂症）

【国际音标】 1ak^8 ce^1 phɛŋ^6 1ok^8 ɳok^8

【单方验方】

方 1：用胡桃去皮嚼烂，以棉包如乳头样，使初生儿吮汁尽，待其脐内污物去尽，无疮毒之患。

方 2：先浓煎黄连、甘草为汤，用软棉或丝绵包指，蘸药抠出口中恶血气，或不及即以汤灌之，待吐出恶沫，然后让初生儿吮乳，能令其出痘稀少。

方 3：初生儿未哺乳之前，用淡豆豉浓煎服可下胎毒；哺乳后亦可服，且能养脾气，消化乳食。月内以猪乳哺儿则痘毒惊痫无患。

方 4：保婴各法。①初生小儿牙床上下唇有白点（俗名马牙脐米），即用银针挑破，取出白米，拭净恶血，再用百草霜或陈墨涂之。若日久则马牙脐米挑之不破，脐米切不可吞下，倘落肚中，疾病绵绵难治。②小儿生下时，欲断脐带，必以单艾做一小丸，用香油浸湿，熏烧至焦方断，其束脐须用软棉帕裹束，不可用湿尿布敷裹脐，预防脐风。③小儿生下不出声者，切不可断脐，以棉衣包儿，用火纸捻烧脐，待儿气转回，方可断脐。④初生小儿大、小便不通，以致腹胀欲死，急令人以开水漱口，吸吮小儿前后心并手足及脐下七处，5~7 次，以皮红赤色为度。⑤三潮浴儿法。用桑、板、榆、柳、桃嫩枝各适量，煎汤候温浴儿，可免疮疥；或用益母草 250 克，煎汤浴之。

方 5：儿科外治法。小儿发热，不拘风寒饮食时行痘疹。以葱一把捣烂，取汁，加少量麻油和匀，指蘸葱油按摩小儿的心口、头顶、背脊等处。按摩完后以衣裹之，蒙其头，取微汗，使邪气外出即可。

方 6：主治初生儿面红啼哭不止。吴茱萸 20 克，加好醋调敷两足心，日换数次，过一夜即安。

方7：主治夜哭不止（此邪热在心）。①灯花2~3颗，加灯心草汤调抹乳上吮之。②灯心草烧灰，涂乳上饲儿。③鸡窝中草安席下，勿令母知。④灯心草不拘多少，烧灰存性，用灯心草汤调服下或涂儿上腭。⑤牛黄1.5克，研极细，用乳汁调灌咽下，并在小儿脐下写一"田"字。

方8：主治曲腰啼哭，属寒腹痛者。淡豆豉、生姜、葱白适量，细切，与盐共炒热，以手中包熨，肚痛立止。

方9：主治遍身奇痒、叫啼不止。急用生姜捣烂，用布包搽甚效。

方10：主治胎毒瞎眼。①新产小儿，两目红肿，涩闭肿烂不开，以蚰蜒泥捣涂囟门，干则再换，不过3次即愈。②生天南星、生大黄各等量。共研为末，用醋调涂两足心。

方11：主治胎癞。①先用猪胆煎汤浴小儿，再用宫粉水调，涂于碗内，用艾熏至黄色，研为末，用绢布袋装扑之。②土茯苓100克，苦参（焙干研末）25克，陈芭蕉扇（炙）50克。用白油一杯调涂，可除根。

方12：主治疝。小儿初生长疝，只见啼哭，不见病形，至1~2岁，始知是疝。麻枥枝上鸳鸯果1对，荔枝核7枚（杵碎），平地木（即多年春芽根）15克。同煎饮，可愈。

方13：主治胎惊，或月内月外，忽然抽搐，1~2周时不止。①取鼠卵2枚，拌朱砂悬挂阴干，研末，用开水调送1~2匙，服之可愈。②猪乳一茶杯，朱砂研细，牛黄少许，调搽口中。

方14：主治胎垢，身如蛇皮鳞甲。白僵蚕去嘴为末，煎汤洗之；或加蛇蜕研末和入。

方15：主治小儿胎毒。①生麦面调涂，或捣烂叶涂，或用兰靛涂，或捣苎麻根汁频浴，均有效。②芸苔菜叶（即油菜）捣烂敷之，随手即消，如无生菜以干者为末水调涂。③阴地上蚯蚓粪1股，热皮硝2股。共研细，以井水浓调，厚封患处，干则再涂。④菠菜叶不拘多少，捣极烂取汁，敷患处，2~3次可愈。

方16：主治吐乳。白蔻仁、砂仁各7粒，炙甘草2.5克。共研为末，常涂入儿口中；或少许蜂蜜抹乳上，令食之。若直出不停留者，用小麦芽15克，橘红5克，丁香1.5克，水煎服，每日1剂，日服3次。

方17：主治囟门肿大，因热上冲而肿者，高而柔软。黄柏末水调，涂足心。

方18：主治囟门陷下。用水调半夏末，调涂足心；因病久气虚而陷者，用

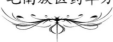

狗头骨炙黄为末，用鸡蛋清调敷。

方 19：主治颈软。生附子（去皮脐）、生天南星各 10 克。共研为末，姜汁调摊贴天柱骨上。

方 20：主治初生儿遍身红赤。浮萍、水苔各适量。捣取汁，调朴硝、赭石末敷之。

第五节　泌尿科疾病

1. 果膜墩（前列腺炎）

【国际音标】kuo^1 mo^2 tun^3

【主症】尿频，尿急，尿痛，排尿不畅，尿线分叉，尿后沥滴，夜尿次数增多，尿后或大便时尿道流出乳白色分泌物，腰骶部及会阴部放射痛等，偶尔并发性功能障碍，包括性欲减退、早泄、射精痛、勃起减弱及阳痿。

【单方验方】

方 1：黄柏、苍术、薏苡仁各 15 克，牛膝、虎杖、碧玉散各 10 克。水煎服，每日 1 剂，日服 3 次。

方 2：山栀子、泽泻、益智仁、白术、黄柏各 10 克，冬葵子、猪苓、地黄各 12 克，牛膝、萹蓄草、萆薢各 15 克，土茯苓 30 克，水蛭 3 克。加水 500 毫升，水煎服，每日 1 剂，日服 3 次，30 日为 1 个疗程。服药期间忌食辛辣、刺激性食物，宜清心寡欲（避免房事）。配合外用方：紫苏适量，研末，调麻油敷患处。

方 3：苦参 8 克，鬼针草 20 克。加水 500 毫升，煎至 300 毫升，外洗。

方 4：葱白 5 节，白矾粉 9 克。分别捣烂为糊状，贴敷肛门会阴穴位，包扎固定一小时后取出。

方 5：桃仁、大黄、赤芍各 20 克，丹参、黄芪各 30 克。水煎浓缩至 60 毫升，低压保留灌肠，连用 1 周。

2. 䐗亨果膜浮（前列腺增生）

【国际音标】ra^2 ωm^5 kuo^1 mo^2 vok^7

【主症】尿无力，尿等待，排尿困难，尿频，尿急，夜尿多，甚至血尿，尿潴留。直肠指检，见腺体可在长度或宽度上增大，或二者均有增大，表面光滑，边缘清楚，质地为中等硬度而有弹性，中央沟变浅或消失。B超检查提示腺体增大。

【单方验方】

方1：药袋法。肉桂30克，升麻15克，麝香0.3克。将上药研末拌匀，制成药袋，佩戴在小腹上，每5日换药1次，每晚用热水热敷药袋30分钟，连续2个月。

方2：湿敷法。生食盐500克，生葱250克。将生葱切碎，入砂锅内炒热，用纱布包好，温度适量，热烫小腹部，冷后加温，交替数次，连续几个小时，即可见效，尿出。

方3：药浴疗法。芒硝、益母草、天花粉、生葱各30克，大黄、白芷、艾叶、车前草各10克。用3升水煎至2升，去渣取汁，放入盆中，蹲在盆上先熏蒸，水温下降后用毛巾浸药液烫洗会阴部，水温下降到手可摸入时，坐盆内致凉为止。每次1剂，日用3次，经7~10日，以排尿正常为止。

3. 腾堵（肾炎）

【国际音标】dən² tun³

【主症】乏力，腰部疼痛，纳差，肉眼血尿，水肿，高血压，肾功能异常，尿量减少（部分患者少尿），充血性心力衰竭等。

【单方验方】

方1：葫芦茶、一点红各20克，石芥菜15克。水煎服，每日1剂，日服3次，连服10剂。

方2：赤小豆60克，土党参、五指毛桃根各30克，薏苡仁、见肿消、白茅根各20克，红糖适量。水煎服，每日1剂，日服3次，连服7~10日。

方3：蝼蛄（别名土狗子，去头足）50克，赤小豆（红饭豆）适量。蝼蛄用油炒熟，加赤小豆水煎同服。

方4：大蓟50克，石芥菜20克，积雪草、卷柏、车前草各25克。上药先煎，然后去渣取汁，最后加瘦猪肉若干炖，吃肉喝汤，分2次服。

方5：乳狗（未足月更佳）1只（去内脏），赤小豆250克，杜仲、怀山药各15克，小茴香3克。用水炖服，吃肉、食豆、喝汤。

方6：大蒜、田螺、车前子各等量。将三味药煮成膏，摊贴在肚脐上。

方7：葡萄藤嫩枝9克，蝼蛄（别名土狗子）1只。将蝼蛄去头去尾，焙干

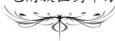

碾末，日晒夜露 7 昼夜，以酒调服。

方 8：白芝麻（或黑芝麻）苗 7 株，红萝卜根 5 个，马兰草 10 棵，苦竹灰 12 克（苦竹烧成末）。水煎服，每日 1 剂，日服 3 次。

方 9：蒲公英根（去皮叶）30 克，老冬瓜皮 60 克，生姜皮 15 克。水煎服，每日 1 剂，日服 3 次。盐尽量减少，服 2 剂后，如小便利畅肿消，再用蒲公英根，加白醋 9 克，煮猪肚或老母鸡服食。

方 10：西瓜（重不超过 1 千克）1 个，独头大蒜 9 枚。将西瓜皮洗净，挖出三角块 1 块，保留西瓜心，装入去皮的大蒜，再用三角块盖住，立在蒸笼内蒸熟。食用时吃瓜心容物和大蒜，去其籽和皮，1 次吃完或者 1 日吃完，连服 5~7 次为 1 个疗程。

4.齽尿更灯（排尿困难）

【国际音标】ra^2 ndeu^5 kəm^1 təŋ^3

【主症】小便不通，排尿不出。主要有以下两种情况：一种是阻塞性排尿困难，另一种是功能性排尿困难。

【单方验方】

方 1：野花生、海金沙各 25 克，萹蓄草 15 克。水煎服，每日 1 剂，日服 3 次。

方 2：蟋蟀 5 只。捣烂，煮沸或浸泡内服，日服 1 次，每次 1 只，连服 5 次。

方 3：老姜 25 克，酒饼、葱头、豆豉各 15 克，田螺 7 个。将上药捣成浆，炒热外敷患者脐部，约半小时，尿即出。孕妇忌用。

方 4：杨柳叶 100 克。将柳叶煎浓汤 1 碗，1 次服下；或者病者坐在半盆温柳叶水中，十分钟后尿通无阻。

方 5：葱白 1 根（约 10 厘米），白胡椒 7 粒。捣烂如泥，敷肚脐上并固定，3~4 小时见效。

方 6：主治妇女小便不通。桃仁（炒去皮）、当归尾（酒炒）各 50 克，牛膝（酒泡一宿）200 克，赤芍、生地（酒洗）各 70 克。水煎服，每日 1 剂，日服 2 次。

方 7：主治老人小便不通。琥珀 5 克。研末，浓煎人参汤，日服 3 次。

方 8：主治初生儿小便不出。葱白（约 10 厘米）捣烂，和乳拌入小儿口内，

再与乳吸吮咽下即通。

5. 笨尿更累（小便失禁）

【国际音标】btə^8 ndeu^5 kəm^1 dei^4

【主症】尿液不受身体控制，直接从尿道溢出来。

【单方验方】

方1：鸡肠1具，酒适量。将鸡肠用盐洗净，焙干研末，用温酒送服，每次6克，日服3次。

方2：牛膝30克，大枣20枚。将牛膝、大枣一起放在米饭上蒸熟，去掉牛膝，随时食用米饭和大枣。

方3：生山芋头（去皮）250克，赤小豆嫩叶500克。上药榨汁，加入葱、姜、蒜煮熟食之。

方4：肉桂心、北茴香各3克，桑螵蛸9克，韭菜籽、淮山、覆盆子各9克。焙干研成细末，临睡前用开水冲服。如小儿遗尿，去肉桂心和北茴香。

6. 尿虷（血尿）

【国际音标】ndeu^5 phiat^7

【主症】轻者尿液清淡，仅镜下发现红细胞增多，称为镜下血尿；重者尿液外观呈红色，或呈洗肉水样，或含有血凝块，称为肉眼血尿。

【单方验方】

方1：篱笆花树100克。水煎当茶饮。

方2：鲜白茅根30克，生石膏60克。将白茅根洗净切碎，加水以慢火煮沸，待生石膏沉下锅底，去白茅根，将生石膏再煎沸。日服3次，症状重者再酌情加生石膏。

方3：木通3克，滑石6克，黑牵牛15克。共研为末，每次服6克，日服3次，用灯心草或葱白煎汤送服。

方4：白萝卜叶50克（捣烂取汁），黄糖30克。加温煮沸，日服1次，连服3日。

方5：乌贼骨、生地、赤茯苓、侧柏叶、车前子各9克。将前三味共研为末，再煎后两味，去渣取汁，以药液送服，每次3克，日服2次。

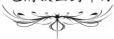

7. 尿伦柳恩（乳糜尿）

【国际音标】ndeu⁵ lωm³ liu³ ωm¹

【主症】尿液呈乳白色或酱油色，或夹杂有乳糜凝块，静置后上浮脂滴。多呈间歇性发作，严重者可呈持续性，每次持续数天或数周。常因高脂饮食、劳累、受凉后诱发或加重，出现单侧腰背部或双侧腰背部酸胀或钝痛。

【单方验方】

方1：射干15克。水煎后加白糖少许，分3次服。病程较长者可加川芎、赤芍各适量；有血尿出现者，加生地、仙鹤草各适量。10日为1个疗程。

方2：芭蕉根（根须）、瘦猪肉各200克。早晚分2次炖煲服用，喝汤吃肉，5日为1个疗程。

方3：鲜鱼腥草、车前草各60克，鲜白茅根100克。加水1000毫升，煎至600毫升，当茶饮。

8. 翁尿奇扭（尿路感染）

【国际音标】uk⁷ ndeu⁵ cit⁷ niu³

【主症】上尿路感染：起病急骤，寒战、畏寒，发热，全身不适，头痛，乏力，食欲减退，恶心、呕吐，尿频、尿急、尿痛，腰痛、肾区不适；上输尿管点压痛，肋腰点压痛，肾区叩击痛，膀胱区压痛。下尿路感染：起病多急骤，尿频、尿急、尿痛，或有黏液性分泌物，检查尿液有脓细胞、少量红细胞。

【单方验方】

方1：仙人对坐草、黄柏各30克，车前草15克。水煎服，每日1剂，日服3次。

方2：雷公根60克，钟乳石30克。水煎服，每日1剂，日服3次。

方3：山芝麻、马鞭草各30克，车前草20克，滑石、十大功劳各10克，仙鹤草、白茅根、土牛膝各15克，甘草6克。水煎服，每日1剂，日服3次。

方4：田螺20只，冬青叶30克。共捣烂，热敷膀胱。

9. 浮腹（浮肿）

【国际音标】vok⁷ vu³

【主症】初起多从眼睑开始，继而延及头面、四肢、腹背，甚者肿遍全身；也有先从下肢足胫开始，然后及于全身者。轻者仅眼睑或足胫浮肿，重者全身皆肿，肿处按之凹陷，其凹陷或快或慢皆可恢复。如肿势严重，可伴有胸腹水而见

腹部膨胀、胸闷心悸、气喘不能平卧等症。

【单方验方】

方1：大蒜50克，甜西瓜1个。将西瓜顶开一个孔，大蒜去皮，捣烂后放于西瓜内，用棍搅匀，再用生姜塞紧盖好，开水煮熟，取下食之，分3次服完。

方2：狗尾树根50克。将药切细片，用鸭蛋（不打烂）2个与药同煎，去药将蛋食完，1次1个，每日服2次，连服5日。

方3：郁李仁、茯苓皮、生姜皮、牵牛子、川椒、金银花各10克，陈皮1克，冬瓜子、桑白皮、甘遂、大腹皮、善鸡尾（鸡尾草）、威灵仙各15克。水煎服，每日1剂，日服3次。

方4：鸡瓜莲12.5克，水萝卜（葛薯）100克，独头蒜50克，地花生25克。将药切碎，放于砂锅内，加清水500毫升，煎至300毫升，分3次服，重者连服3剂。

方5：过山枫叶（羊角枫叶）250克，芙蓉叶200克，水蜈蚣、透骨消各300克。将药捣烂，加酒炒熟敷肚脐，每日换药1次，另用部分水煎外洗。

方6：主治心脏病水肿。菜豆250克，蚂蚁窝1个。将菜豆炒黄，蚂蚁窝水煎，饭前先吃菜豆100克，每日吃2次；蚂蚁窝汤每次服100毫升，早、晚各1次。忌吃牛肉、猪肉、公鸡肉、鱼肉、糯米及酸辣食物。

方7：主治四肢浮肿。茶蜡树叶、王不留行根叶各1500克。浮肿极胀，针刺少许皮肤孔使黄水流下，用上药煎水外洗浴，肿即消。

方8：主治肾炎腹水。泽泻7.5克，茯苓、猪苓、白术各6克，桂枝4.5克，茵陈、山栀子、大黄各3克。水煎服，每日1剂，日服3次。

方9：主治孕妇水肿和营养不良水肿。鲤鱼1条，赤小豆120克，陈皮60克。共煮熬烂，空腹食用，连服5日。

10. 线尿结团（泌尿系统结石）

【国际音标】xien⁵ ndeu⁵ ce¹ thui²

【主症】排尿痛，疼痛可向阴茎头、会阴部或直肠放射，结石引起尿道不全梗阻，可有尿线变细、分叉及射出无力，伴有尿频、尿急及尿滴沥，或有尿失禁，有时也出现血尿或脓尿。感染会有突发的腰部剧烈疼痛，并向会阴及阴囊处放射。

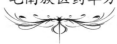

【单方验方】

方1：桑寄生、生地、川续断、车前草、金钱草各15克，补骨脂、杜仲、丹参、香附各10克，滑石30克。阴虚者加仙茅、仙灵脾各10克，阳虚者加何首乌、玉竹各10克，出血者加侧柏叶、芥菜花各10克。水煎服，每日1剂，日服3次。

方2：鲜积雪草、鲜天胡荽、鲜海金沙、鲜车前草各50克。水煎服，每日1剂，日服3次。

方3：急性子5克，王不留行15克，川郁金、威灵仙、石韦各30克，枳壳50克，鸡内金9克。水煎服，每日1剂，日服3次。

方4：干葵花根（粗根敲碎）100克，干南瓜藤100克（鲜品加倍）。南瓜藤以取瓜棚上的蔓为佳，爬地藤次之。上药切细，水煎当茶饮。服药后有浑浊状尿，有时尿中有颗粒结石出现，拉丝样尿液排出，证明结石已排出。服药治疗期间要忌食辣、酒和肥猪肉。

方5：鱼脑石180克，车前草30克。将黄姑鱼脑石研成细末，车前草水煎去渣取汁300毫升。每次用药末3克，以车前草汤100毫升冲服，日服3次。

方6：腊篱蛙（晚上爬在树上的青蛙）1只，白盐6克。捣烂冲开水服。

方7：蝼蛄5只，甘蔗3节。先将蝼蛄置于瓦片上，加适量食盐覆盖，用火煅至无烟，冷后取出，去盐后将蝼蛄研末；又将甘蔗煨热，去外皮打碎用一碗水煎，沸腾后5分钟，与蝼蛄粉冲服。蝼蛄粉每次服1克，日服3次，连服20日为1个疗程。

第六节　五官科疾病

1.睖琯勾更睛（夜盲症）

【国际音标】 ra^2 nda^3 ŋəm^5 kəm^1 du^6

【主症】 在夜间或光线昏暗的环境下视物不清，行动困难。

【单方验方】

方1：鸡眼草15~20克。焙干或炒黄研末，拌猪肝炖服，日服1次，连服3~5日可痊愈。

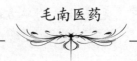

方2：将松树毛洗净，捣烂加等量水煎汁，日服3次，每次200毫升，连服3~5日。

方3：豨莶草20克，猪肝（或鸡肝）60克。将药焙干研成细末，每天取3克，与猪肝（或鸡肝）共蒸服用，日服2次，3~5日即愈。

方4：谷珍珠、钩藤各15克，猪肝30~50克，石决明、小茴香、姜黄各1克。用水炖服，连服3日。

方5：苍术120克，羊肝1具。苍术水煎取汁，加羊肝，用水炖服，隔天服，连服3次。

方6：黑羊肝1具，谷精草30克。水煎服，日服3次。

方7：白羊肝、猪肝各50克，石决明、夜明砂各6克。水煎服，日服1次。

方8：猪肝100克（不浸水）。放饭上蒸熟一宿，明晨淡冷吃，5~6次可愈。

方9：萝卜籽50克，猪肝250克（不浸水）。萝卜切碎，同猪肝入罐内煮熟，去萝卜籽，加莲肉49粒、灯心草一团，煮一炷香时间取出，空心淡食，2~3次可愈。

方10：主治肝虚生障。炉甘石、天花粉、谷精子各5克，木贼15克，川黄连2.5克。水煎服，每日1剂，日服3次。

2.眹更睹（暴盲症）

【国际音标】nda³ kəm¹ du⁶

【主症】眼外观端好，猝然一眼或两眼视力急剧下降，甚至失明。

【单方验方】

方1：铁落花、石膏、玄参各15克，龙齿、竹沥各30克，茯苓20克，防风、秦艽各10克。水煎服，每日1剂，日服3次。

方2：蜈蚣2条，全蝎6克，土鳖虫、壁虎各10克，白花蛇1条，麝香0.1克。将上药共研为末，每次3克，日服2次。

方3：三七、桔梗、地龙、黄芪、益母草、白花蛇舌草、丹参、川芎、虎杖、桃仁、红花各等量。共焙干研末，每次服6克，日服3次。

方4：天麻、白蒺藜、菊花、青葙子、荆芥、黄连、当归、木贼、羌活、防风、苏子、赤芍、龙胆草、大黄、蝉蜕、枸杞子、茯苓、桑白皮、牛蒡子、麦门冬、贝母、苦葶苈、草决明、旋覆花、桑叶、槐花、五味子、连翘、艾叶、石菖

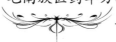

蒲、白芷、夜明砂、赤石脂、车前子各 50 克，黄芩、黄柏、山栀子、独活、川芎、白附子、生地、熟地、藁本、远志、薄荷、细辛、柴胡、桔梗、胡黄连、谷精草、苍术、天门冬、石膏、百部、杏仁、枳壳、朴硝、玄参、黄芪、青藤、大枫子各 25 克，槟榔、蔓荆子、石决明、苦参、木通各 35 克，甘草 50 克，地龙、水蛭、全蝎各 15 克，蜈蚣、壁虎各 20 克。水煎成膏，每次服 6 克，日服 2 次。

方 5：当归、川芎、白芍、生地、熟地、人参、山栀子、黄连、白芷、桔梗、蔓荆子、菜花籽、甘草各 15 克。水煎服，每日 1 剂，日服 3 次。

方 6：主治青光眼。车前子 60 克。水煎当茶饮。

方 7：主治双目失明。黄芪、党参各 20 克，当归、川芎、桃仁、红花各 9 克，鸡血藤 30 克，熟附子、女贞子、枸杞子、巴戟天、茺蔚子各 12 克，路路通、密蒙花、菟丝子、熟地各 15 克，升麻、柴胡各 6 克，甘草 3 克。水煎服，每日 1 剂，日服 3 次。

方 8：主治两目突然失明。取地表 1 米以下黄土搅水澄清煎洗之，有效。

方 9：主治倒睫。木鳖子 1 个。去核为末，棉裹塞鼻中，左眼塞右鼻，右眼塞左鼻。

方 10：主治倒睫。五倍子适量为末，以蜂蜜调敷眼皮上方，其睫自起。

方 11：主治飞蚊症。枣仁、青葙子花、元明粉、羌活各 50 克。共研为末，每次 10 克，日服 2 次。

3. 晓睃烙（结膜炎）

【国际音标】jau^1 nda^3 1ot^7

【主症】患眼有异物感、烧灼感，眼睑沉重，分泌物增多，当病变累及角膜时可出现畏光、流泪及不同程度的视力下降。结膜充血和分泌物增多是各种结膜炎的共同特点。

【单方验方】

方 1：白头翁 30 克，秦皮 12 克，黄柏、黄连各 9 克。水煎服，每日 1 剂，日服 3 次。

方 2：金钱草、夏枯草、龙胆草、千里光各 30 克，菊花 100 克。水煎服，每日 1 剂，日服 3 次。

方 3：板蓝根、白茅根各 60 克，菊花 30 克。水煎服，每日 1 剂，日服 3 次。儿童用量酌减。

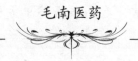

方 4：板蓝根、珍珠母各 30 克，草决明、青葙子、当归各 15 克，菊花、防风、龙胆草、山栀子、生地、生大黄各 10 克，蝉蜕 6 克。上药用水 800 毫升，煎至 400 毫升，分两次服；药渣再用水 1000 毫升煎 20 分钟，去渣，用药汁外敷眼部而愈。

方 5：桑叶 30 克，野菊花、金银花、千里光各 20 克。水煎，先熏后洗，每日 2~3 次。

4. 睐沙发（角膜炎）

【国际音标】nda³ sa⁵ fa¹

【主症】患眼有疼痛、羞明、流泪、眼睑痉挛和视力降低等发炎症状，不但有睫状肌充血，而且也有虹膜充血，严重患者的球结膜甚至眼睑都会发生水肿。

【单方验方】

方 1：蜂蛋 100 克，水蛭 15 条。将水蛭放在清水中 20 分钟后取出，再放入蜂蛋液中，5 小时后反复搅匀，待澄清后用此液滴眼用，每日 3 次。

方 2：主治眼中胬肉。蛇蜕 1 条，以麻油炒黄色，加绿豆 100 克、红砂糖 50 克，加水 2 碗，煎成 1 碗，日服 2 次。

方 3：主治小儿疳积眼生翳。草决明 200 克，晒干不见火，研细末。生鸡肝 1 具（不浸水）捣烂，与决明子末 15 克搅拌，放饭上蒸熟食，连服 10 日。

方 4：主治目中流血，月经不行。当归、生地、白芍各 10 克（均酒炒），黄连、黄柏、条黄芩各 10 克（均干炒），木通、侧柏叶、柴胡、桃仁（去皮尖）各 10 克，红花 5 克。水煎服，每日 1 剂，日服 3 次，饭前服用。

5. 引睐塞（中心性视网膜炎）

【国际音标】jin³ nda³ sək⁷

【主症】中心视力减退，有中心暗点，视物变形。眼底及玻璃体无炎性改变。眼底在黄斑部有黄灰色渗出性病灶及出血，呈圆形或椭圆形，边界不清，微隆起。

【单方验方】

菊花 30 克，猪心 1 具。先将菊花塞入猪心内，加水适量，以温火炖煲熟透，去菊花吃肉喝汤。

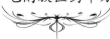

6. 引眵堵他塞（视网膜中央动脉阻塞）

【国际音标】jin³ nda³ tu¹ ta⁵ sək⁷

【主症】视力突然丧失，可仅存光感或无光感。眼底症状如下：①视盘色淡，边缘模糊，后期萎缩苍白；②视网膜动脉细如线状，血栓可呈节段状或念珠状；③视网膜后极部呈乳白色混浊水肿；④黄斑呈樱桃红色；⑤压迫眼球无动脉搏动出现；⑥发病数周后，视网膜水肿消退，血管更细且伴以白鞘或形成白线。

【单方验方】

方1：水蛭、炮穿山甲、丹参各90克，麝香3克。先将前三味药研末，再加麝香和匀，分成90包，日服4次，每次1包，连服20日。

方2：土鳖虫、壁虎各10克，麝香0.2克，全蝎6克，蜈蚣2条，白花蛇1条。上药焙干研为细末，每次5克，日服2次，以温开水送服。

7. 蚰道眹（虫入耳）

【国际音标】ta³ dau⁴ kha³

【主症】耳道内疼痛、出血或流液，听力下降。

【单方验方】

米醋、香油、韭菜、姜汁各适量，捣烂取汁滴入耳内，虫自然出。

8. 眹汾素（中耳炎）

【国际音标】kha³ fin³ rok⁸

【主症】耳痛、流脓，耳内闷胀感或闭塞感，耳鸣，听力下降，可有怕冷、发热、乏力、食欲减退等症。

【单方验方】

方1：人指甲适量。将指甲片放在瓦上焙干，研末，吹入耳内，日用1次，待耳流脓即干。

方2：新鲜猪胆、明矾、冰片各等量。将后两味药放于猪胆囊内，使其凝固，晒干后研成细末，用棉签蘸药末涂于耳内。

方3：蝉蜕10个。将蝉蜕焙干后研末，调麻油滴入耳内；或加水浓缩后滴入耳内。

方4：泥鳅或者野生塘角鱼的身上黏稠油液，滴入耳内。

方5：煅龙骨、炒五倍子、去油乳香、枯矾、血余炭各等量。共研为末，洗去脓液，置入耳内。

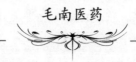

方6：胭脂花、蛀竹屑、炙石榴花瓣各10克，冰片0.2克。共研细末，滴入耳内。

方7：耳中出血，用龙骨研末吹之自愈。

方8：橘皮适量（烧存性），血余炭、龙骨、江鱼牙各等量，冰片少许。共研为细末，吹入耳内自愈。

方9：煅龙骨、枯矾各15克，海螵蛸、胭脂花各5克（烧灰），黄丹10克，冰片0.2克。共研细末，先以棉签抹干脓液，将药末吹入耳内自愈。

9. 气候变能烙（过敏性鼻炎）

【国际音标】chi⁴ hou⁴ piən⁵ nŋən³ lot⁷

【主症】阵发性喷嚏、清水样鼻涕、鼻塞和鼻痒，部分伴有嗅觉减退。尖鼻黏膜苍白、双下甲水肿，总鼻道及鼻底可见清涕或黏涕。

【单方验方】

方1：柴胡5克，防风6克，黄芪、诃子肉、干地龙、乌梅、豨莶草各10克，蜜糖30克（服药时冲糖）。水煎服，每日1剂，日服3次。

方2：黄芪20克，白芷、防风各15克，柴胡、苍耳子、五味子、乌梅各10克，甘草、麻黄各6克。水煎服，每日1剂，日服3次。

方3：鹅不食草100克。水煎当茶饮。

方4：黄芪、党参、白术、防风、当归、丹参、川芎、辛荑花、白芷、木通、牛蒡子各等量。水煎服，每日1剂，日服3次。

方5：黄芪、灵芝各20克，肉桂、细辛、甘草各6克，蜂房、辛荑花、苍耳子各15克，鹅不食草10克，麦冬12克。水煎服，每日1剂，日服3次。

10. 晓能拿烙（肥厚性鼻炎）

【国际音标】jau¹ nŋən³ na³ lot⁷

【主症】持续性鼻塞，嗅觉亦明显减退，常有头胀、头痛、精神萎靡、失眠、记忆力减退等症状。

【单方验方】

方1：苍耳子、辛荑花、白芷、桔梗、藿香、薄荷各10克，当归、黄芩各15克，细辛、麻黄、甘草各5克。水煎服，每日1剂，日服3次。

方2：苍耳子30克，香油50克。将香油加热，放入苍耳子煮后变成黑色，用纱布过滤，取液滴鼻。

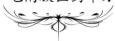

方3：制附子、巴戟天、山茱萸、防风、辛荑花各10克，肉桂5克。水煎服，每日1剂，日服3次。

11. 能觉勒（酒糟鼻）

【国际音标】ŋŋən³ laŋŋəŋ¹ lak⁸

【主症】起病之初，鼻面颊出现暂时性潮红，继之潮红不退；损害继续加重，将出现痤疮样丘疹、脓疱；再继续加重，鼻部结缔组织增殖，皮脂腺异常增大，鼻尖部充血而肥大。

【单方验方】

方1：大黄、朴硝各等量。焙干研末，水调涂于患处。

方2：当归、生地、川芎、赤芍、黄芩、赤茯苓、陈皮、红花、甘草各3克，生姜3片，五灵脂6克。研为细末，调酒涂于患处。

方3：当归、川芎、白芍、黄芩、熟地各3克，茯苓、陈皮各2.5克，大枣、红花各2克，五灵脂末适量，生姜3片。水煎服，每日1剂，日服3次。

12. 晓能短（鼻窦炎）

【国际音标】jau¹ ŋŋəŋ³ tn³

【主症】鼻塞轻重不等，脓涕多，鼻涕多为脓性或黏脓性，擤净，脓涕中可带有少许血液，明显局部疼痛或头痛，暂时性嗅觉障碍。常伴有慢性咽炎、恶心、咳嗽和咳痰，也可有耳鸣、耳聋等症状。

【单方验方】

方1：老刀豆根适量。放于阴阳瓦上焙干研末，每次10克，日服2次，以黄酒送服。

方2：老丝瓜（去皮去籽）1个。焙干研末，每次5克，日服2次，以黄酒送服。

方3：猪脑或牛脑、羊脑各2具，川芎10克，辛荑花、白芷各15克。用水2碗，煎至1碗，隔水蒸炖熟，吃药、喝汤、食脑，连服5日。

方4：山羊睾丸1对。用瓦片焙干研末，日服1次，以黄酒送服，连服5日。

13. 能衄（鼻出血）

【国际音标】ŋŋəŋ³ phiat⁷

【主症】鼻腔干燥，鼻腔流血。

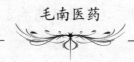

【单方验方】

方1：新鲜萝卜50克。捣烂取汁，以等量米酒送服，即止。

方2：独头大蒜1个。将大蒜捣烂如泥，做成蒜饼，贴在患者脚板心，可止血。

方3：韭菜根200克。将根洗净，切碎捣烂，水煎服，日服3次。

方4：人头发适量（烧成灰）。将发灰吹入鼻内，同时服6克发灰可止血。

方5：高丽参适量。每次生嚼（只能咀嚼，不能煎煮）30克，日服3次，连服5日。

方6：仙鹤草、旱莲草、白茅根各等量。水煎当茶饮。

方7：胎发、龙骨各等量。焙成灰，同乌梅炮炙研末吹入鼻。

方8：鼻血不止，白药无效，势甚危急，用灯芯草一根点清油烧灸少商穴，左流灸左手，右流灸右手，双流双灸，用此法立显效。如片刻后仍流血，仍按此法立止。如原处起泡，将泡刺破再灸，然后再口服以下药方：艾叶、柏子仁（去油）、山茱萸、牡丹皮各8克，生地15克，白莲肉（去心）、山药各10克，泽泻5克，鲜荷叶一大张。水煎服，每日1剂，日服3次。

方9：针扎中指根节止血法——左鼻出血则扎左手中指，右鼻出血则扎右手中指，两鼻孔同时出血则扎左手及右手的中指。

方10：山栀子烧成灰，吹入鼻腔。

方11：血余灰吹入鼻腔。男用母发，女用父发；或男用女发，女用男发。

14. 鹅讲更翁（声音嘶哑、失音）

【国际音标】nyo³ ca¹ kəm¹ uk⁷

【主症】声调低沉、声质粗糙至沙、嘶哑不等，逐渐加重致声嘶，甚至只能发出耳语声或失音。可伴有喉痛、喉部阻塞感、咳嗽、痰中带血等症状。

【单方验方】

方1：花生米10克，千层纸6克，冬瓜仁15克，白糖少许。水煎服，每日1剂，日服3次。

方2：石菖蒲15克，甘草6克，郁金、陈皮、枇杷叶各10克。水煎服，每日1剂，日服3次。

方3：胖大海、破故纸（千层纸）各6克。水煎服，每2日1剂，日服3次。

方4：川芎6克，款冬花、胡桃仁各10克，蜂蜜30克。水煎前三味药，去

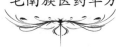

渣调蜂蜜，分3次服用。

15. 卡控奇（咽喉肿痛）

【国际音标】kha¹ khoŋ⁴ cit⁷

【主症】感觉咽喉疼痛、灼痛，可伴有中度发热或高热，甚至不敢吞咽食物，说话时声音嘶哑或有含水的声音，咽部有异物感或有被堵住的感觉，严重者会导致呼吸困难，出现扁桃体肿胀化脓。

【单方验方】

方1：当归、川芎、黄柏、天花粉各5克，熟地、白芍各3克，桔梗、甘草各15克，牡蛎10克。水煎服，每日1剂，日服3次。

方2：治单双蛾咽喉疼痛（急性扁桃体炎）。取壁上蜘蛛的白窝10个，置于瓦上焙干成炭，研末后，吹入咽喉部，肿痛即消。

方3：青蒿、樟脑、薄荷各20克，川椒15克。将上药放入碗内，用砂纸一张封在碗上，纸上用针穿少许孔，再用另一碗盖在上药碗上蒸半小时；取药后放在火砖上，下用豆油将砖烧约一炷香以上时间，用时以此药粉用纸筒吹入咽喉内，能穿破双蛾。如在此药中加牛黄、冰片，疗效更佳。

方4：雄黄10克，梅片2.5克，人指甲（焙干）、礞石、朱砂、胆矾各5克，硼砂15克，牛黄0.5克，麝香0.2克。共研细末，吹入喉内。

方5：桔梗20克，山豆根、射干、玄参、胖大海各15克，生地、连翘各10克，甘草5克，升麻2克。水煎服，每日1剂，日服3次。

方6：牛黄、麝香、蟾酥各0.5克，川黄连5克，天竺黄15克，明雄黄2.5克，梅片10克。共研为末，以水调丸如绿豆大，每次服5丸，日服3次。

方7：漏芦10克，升麻7.5克，连翘、青黛、生甘草、大黄、紫苏梗各5克，硼砂1.5克（冲）。水煎服，每日1剂，日服3次。

方8：牛黄5克，磨香1克，薄荷20克，硼砂15克，冰片2克。上药共研为末，装瓶密封备用，用药时卷纸成筒，吹入咽喉部，日用3次。

方9：鲜芝麻叶7张。嚼烂慢吞咽，每次7张，日服3次，连服5日。

方10：黄柏、黄连、黄芩、桔梗、白茅根、板蓝根、山豆根各9克。水煎服，每日1剂，日服3次。

方11：猫瓜草25克，绿豆50克。水煎服，每日1剂，日服3次。

方12：大沙梨1个（约150克），冰糖、川贝母各20克。将梨去皮、去核

心，将冰糖、川贝母放入口盅内，用锅煮熟，吃药喝汤。

方13：老黄南瓜500克，冰糖30克。水煎服，日服3次。

方14：凤凰衣（即鸡蛋内之白膜）9克，天冬15克，冰糖（或蜜糖）20克。放入碗内炖成汁，喝汤吃渣。

方15：鲜丝瓜汁60毫升，冰糖20克。蒸熟饮汤，日服2次。

方16：刀豆、绿茶叶、菊花、金银花、茉莉花各6克，蜂蜜50克。将上药用水500毫升浸泡半小时，去渣取汁，加蜂蜜取汁饮服，日服3次。

方17：香油（芝麻油）适量。每次5毫升，口含慢吞服。

方18：大黄20克。将药置于瓦上焙干研末，用食醋调成膏，将药贴脚心，男贴左边，女贴右边，固定包扎7小时即可。治小儿单双蛾。

方19：蒲公英、夏枯草、连翘、板蓝根各10克，前胡、桔梗、黄芩各5克，甘草3克。头痛、咽痛、红肿者加荆芥、薄荷，发热剧痛、化脓者加知母、川贝母、石膏、柴胡，头痛、口臭、烦躁、烦渴者加大黄、山栀子、青黛、石膏。水煎服，每日1剂，日服2次。

方20：射干、马勃、贝母、连翘、僵蚕、山豆根、甘草各6克，金银花、桔梗各10克。风热重者加牛蒡子、荆芥、薄荷，热盛者加菊花、板蓝根，阴虚者加玄参、麦冬、生地各适量。水煎服，每日1剂，日服3次。

方21：手指甲（焙干成性）、人中白、两面针、草鞋虫、蝙蝠根、壁钱、山豆根、虎杖各等量。焙干研粉，加少量冰片或麝香吹入喉中，效验如神。

方22：虎杖、黄柏各500克。加水1500毫升，煎至750毫升，置于玻璃瓶内盖紧，两个月后，去除上面霉斑块，取澄清药水，加适量梅片，口含咽下。

方23：皂角末5克。加鸡蛋清调如胶，咽下，吐痰即愈。

16.控娲更洛（喉蛾、化脓性扁桃体炎）

【国际音标】khoŋ⁴ wok⁷ kəm¹ loŋ⁶

【主症】咽部两侧咽弓、扁桃体肿胀、疼痛、糜烂，有黄白色脓样分泌物。伴咽喉疼痛、发热。

【单方验方】

方1：灯心草适量，蜘蛛窝（袋样，一般在木板、门背形成白色的如小袋样形状的窝）1个。上药用瓦焙成炭，研末，用纸卷如筒或者小竹筒，吹入咽喉部即可。

方 2：人指甲、虫蛀木头落下来的虫屎各等量。两药共焙成炭或灰，研末，吹入咽喉部。

方 3：沙梨 500 克。压榨取汁，加冰糖适量，溶化后分 2 次服完，日服 2 次。

方 4：生萝卜 250 克，元明粉 5 克。将萝卜榨压取汁，加入元明粉搅匀，分 2 次吞服。

方 5：主治咽喉红肿难进饮食。蚯蚓（以白头蚯蚓为佳）1 条。捣烂后以沸水泡去泥，待冷饮之，避风忌辛辣食物。

方 6：墙上蜘蛛窝在瓦片上烧灰存性为末，加冰片少许，吹入喉中。

方 7：冰片、麝香、皂角刺各 2 克。共研为末，放竹管内吹入喉中。

方 8：主治咽喉肿痛，或糜烂，或出血，大发寒热。井华水 3 碗，加松叶 150 克，煎至 2 碗，以人中白 15 克研极细末，每碗加入 5 克，调匀，能饮者饮之，不能饮者用汤匙渐滴患处，点之即效。

方 9：主治气急不通。僵蚕 7 个，大黄 7 克，共研为末。入沉香少许，金银花、夏枯草各 7 克。煎汤送服。

方 10：主治咽中生痈。文蛤、僵蚕、甘草各等量。共研为末，加霜梅肉和丸，含咽之自破。

方 11：于农历五月初五午时，把生矾盛猪胆内，以满为度，挂通风处阴干，愈久愈好。用少许研末吹入喉中，清痰吐出即好。

方 12：主治双单喉蛾（扁桃体炎）。马兰头草捣汁，用米醋含漱数次即愈。冬月无马兰头草可用山豆根 50 克，煎极浓汁同醋含漱即显效。

方 13：用桑螵蛸烧存性，以竹筒吹之，即穿破，血出立显效。

17. 东西塞控（异物哽喉）

【国际音标】toŋ³ se³ sək⁷ khoŋ⁴

【主症】进食时咽喉部有异物梗阻感，咯之不出，咽之不下，严重者呼吸困难，说话无力，口唇、面色青紫。

【单方验方】

方 1：主治骨头、鱼刺卡喉。将狗绑住后两脚，头朝地吊起，取狗涎 50 毫升，令嘱病人仰卧，口含狗涎慢咽下，喉部异物即脱出。

方 2：口含香油（芝麻油）适量，经口徐徐咽下，异物即出。

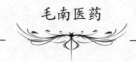

方3：骨头卡喉时，将两瓣大的蒜头去外皮，塞紧两侧鼻孔，不给漏气，待打出喷嚏时，异物即出。

方4：食醋30毫升，白糖20克。将醋放入锅中加温，再加白糖，待溶化后，取出慢慢咽下。

方5：山楂50克，白糖30克。同煎，取汤含咽下。

方6：生韭菜100克，蜂蜜30毫升。将韭菜捣烂，加蜂蜜调匀，慢慢吞服蜂蜜和韭菜液。

方7：非异物的咽喉梗塞。生鲜鸡蛋1个，糯米稻根须（洗净泥）15克，北沙参、石斛各5克，麦冬、甘草各10克。水煎服，每日1剂，日服4次。

18.醋艾哑（失声）

【国际音标】ra^2 ei^3 nŋa^1

【主症】突然不能说话或发不出声音。

【单方验方】

方1：青蒿25克，童小便30毫升。青蒿水煎后，冲童小便口服，日服2次，隔日1剂。

方2：芭芒、白茯苓各15克，香茅、千斤拔各50克。将上药焙干，共研为末，蒸猪心同食，每次服15克，日服2次。

19.醋叭严（口臭）

【国际音标】ra^2 pak^7 mjin^3

【主症】口腔有鱼腥味、臭肉味、烂苹果味、氨气味等。

【单方验方】

方1：丁香9克，川芎6克，白芷1.5克，炙甘草3克。共研细末，炼蜜为丸如手指大，放于口内含化咽下。

方2：升麻、青皮各15克，黄连、黄芩（酒炒）各60克，木香、檀香、生甘草各6克。共研细末，水浸蒸饼，炼蜜为丸，每丸6克，每日服1~2丸，不拘时间细嚼，以白开水送服。

方3：主治口臭难闻。每晚临睡前口含荔枝肉1~2枚，次早吐出，半月自愈。

方4：益智仁50克，甘草10克。共研为末，每次服10克，干吞。

方5：主治心气不足而口臭者。密陀僧5克，调醋漱口。

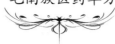

20. 叭麻的病（口腔溃疡）

【国际音标】 pak⁷ ma² ma² phεŋ⁶

【主症】 口腔黏膜或舌体形成直径为 2~4 毫米圆形或椭圆形且边界清晰的浅小溃疡。中心微凹陷，表面覆有一层淡黄色假膜，溃疡周围黏膜充血呈红晕状，局部有剧烈疼痛及可伴局部淋巴结肿大、发热等症状。

【单方验方】

方1：淡竹叶、川黄连、通草根各 10 克，生石膏 50 克，连翘、银花、焦山栀子各 15 克，灯心草 3 克。水煎服，每日 1 剂，日服 3 次。

方2：主治齿龈出血。①黄药子 30 克，青黛 0.3 克。共研细末，每次服 3 克，日服 2 次，以开水送服。②大蓟根鲜品 50 克。捣烂绞汁，以烧酒半杯调服；干品研成粉末，每次服 6 克，日服 2 次，以开水送服。

方3：主治舌下溃疡。黄芩、甘草各 30 克。共捣碎，每次服 9 克，水煎温服。五灵脂 30 克，研成细末，以米醋 400 毫升煎后含漱。

方4：主治口舌生疮、糜烂。黄连、黄柏、黄芩、山栀子、细辛、干姜各等量。研成细末，涂患处，也可内服。

方5：主治舌部疼痛难忍。地龙 10 条，吴茱萸 2 克。将药和白面粉少许。用醋调成糊状，涂患者两侧足心（涌泉穴），用纱布固定湿敷。

方6：主治舌部溃疡。白茅根、车前子、血余炭（人头发）各适量。共烧成灰，研为细末，涂于患处。

方7：主治舌部溃疡出血。血余炭（人头发）适量。火烧成灰，用米醋调成糊，涂于患处。

方8：主治复发性口疮。羊肉 120 克，绿豆 30 克，生姜 5 克，大枣 30 克。用 500 毫升开水共煮烂即服，儿童用量酌减。

方9：主治唇内生疮。紫花地丁、金银花各 50 克，白果 20 个，桔梗、生甘草、知母各 15 克。水煎服，每日 1 剂，日服 3 次。未溃者 3 剂，已溃者 5 剂自愈。

方10：主治口唇赤肿、发痒或破溃流黄水。铜青 25 克，宫粉 15 克，明矾 5 克，冰片 0.1 克，黄连 50 克。共水煎熬膏敷。

方11：主治口疳。橄榄核（烧存性）、人中白、凤凰衣（鸡蛋内的白膜）各 15 克，孩儿茶 10 克。共研为末，每次取 5 克，加冰片 0.1 克，吹于患处。

方12：主治口角四周红肿。松毛煮黄豆，约半日久，取黄豆贴敷口角四周，

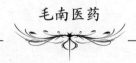

每日换 3~4 次，自愈。

方 13：主治口内上腭生痛肿，舌不能伸缩，口不能开合。急用食盐烧红、枯矾各等量，研为细末，以筷条头蘸药点灸痛肿处，每日 3~5 次，自愈。

方 14：主治口舌生疮。吴茱萸（去梗）研末，用好醋调为糊状，敷贴两足心（涌泉穴）。

方 15：主治小儿口疳。人中白（煅）、黄连（蜜炙焦）各等量，共研为末，冰片少许，青布拭净搽之。

方 16：主治小儿口疮，不能允乳。密陀僧末适量，以醋调涂两足心，自愈。

方 17：主治小儿口角流涎溃烂。将刚剥下的羊皮刮掉羊毛后，烧灰涂上，自愈。

21.鹽含鹽叭奇（口腔炎）

【国际音标】ra^2 nŋəm^3 ra^2 pak^7 cit^7

【单方验方】

方 1：茺蔚（益母草）根 200 克。水煎含漱。

方 2：马勃 100 克。开水浸泡含漱。

方 3：枸杞根 200 克。水煎含漱。

方 4：茵陈膏 30 克。用开水 250 毫升浸泡，水煎含漱。

方 5：仙鹤草 50 克。水煎含漱。

方 6：板蓝根 100 克。水煎含嗽。

方 7：蒲公英、金银花各等量。水煎含漱。

方 8：三月雪全草 15~30 克。水煎含漱。

方 9：节节花适量。水煎含漱。

22.鹽希奇（牙痛）

【国际音标】ra^2 hiu^2 cit^7

【主症】牙体或牙周反复疼痛，或遇冷、热、酸、甜等刺激时疼痛，但刺激解除时疼痛也就消失。可伴有头痛、低热症状。

【单方验方】

方 1：主治牙髓炎痛。夏枯草、萹蓄草各 30 克，玄参 15 克，细辛 5 克。水煎服，每日 1 剂，日服 3 次。

方 2：荜茇、冰片、细辛各 3 克，高良姜、延胡索各 9 克，檀香 6 克。共研

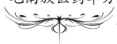

为末，成人每次口服 0.5 克，小儿用量减半。

方 3：主治虫牙痛甚。当归、生地黄、细辛、干姜、苦参、黄连、花椒、桔梗、白芷、乌梅、甘草各等量。水煎服，每日 1 剂，日服 3 次。

方 4：主治牙痛不可忍。黄蜂窝、白蒺藜、花椒、芡实、葱头、荆芥、细辛、白芷各 12 克。水煎加醋含漱。

方 5：主治牙周炎。山栀子、连翘、牡丹皮、猪苓、石膏、黄连、升麻、白芍、桔梗、藿香各 7 克，牛角（切成尘粉）、石斛各 10 克，生地、熟地、仙鹤草各 30 克，白茅根 50 克，白芍 15 克。加水 1000 毫升，煎至 600 毫升，日服 3 次。

方 6：通治牙痛方。玄参、生地各 50 克。心火盛者加黄连 2 克，肝火盛者加炒山栀子 10 克，胃火盛者加石膏 25 克，脾火盛者加知母 5 克，肺火盛者加黄芩 5 克，肾火盛者加熟地 50 克。水煎服，每日 1 剂，日服 3 次。

方 7：主治阴虚牙痛。枸杞子 50 克。蒸瘦猪肉适量，服 2~3 剂。

方 8：丁香 100 克。用水 500 毫升水煎，浓缩至 100 毫升滴入洞内。

方 9：细辛 6 克，荜茇 10 克。水煎含漱。

方 10：巴豆 1 粒，独头大蒜 1 个，神砂 2 克。前两味药研末调为膏，加神砂调匀，用纱布块包药塞入耳中，左牙痛塞左耳，右牙痛塞右耳。

方 11：芒硝 50 克，樟脑 15 克，冰片 5 克。上药研末，贮存密闭，用时将棉签蘸药涂牙体和牙龈处。

方 12：主治风火牙痛。露蜂房 20 克，水煎含漱。

方 13：樟脑 5 克，花椒 3 克，细辛 2 克。将上药研细末，装在铜器内为佳，密封后加温，待樟脑溶解后 15 分钟取出，涂于患处。

方 14：丁香粉少许，樟脑油适量。两药研末和成糊状外用。

方 15：骨碎补 60 克，食盐、桑葚子各 15 克。上药和成膏，涂入患处。

方 16：老南瓜 1 个。用盐水 50 毫升浸泡 2 小时，取出风干，牙痛时切一小块含于患处。

方 17：干蝉蜕、雄黄各适量。和老蒜共含于患处。

方 18：主治虫牙作痛。五倍子 1 个。钻一小孔填满盐，火焙干研末，用药末涂于牙痛处，涂数次自愈。

方 19：生乌头、雄黄、胡椒、麝香、蟾酥各等量。共研为末，用油绢包置于痛牙上，能快速止痛。

方 20：大梅片、飞神砂各 2 克，月石、马牙硝各 10 克。共研细末，涂于痛处。

方 21：主治牙缝出血（牙衄）。黄豆渣（豆腐渣）敷之。如无黄豆渣可用黄豆嚼融敷之。

方 22：辛荑、花椒、露蜂房、防风各等量，水煎含漱。

第七节　毛南族的卫生保健

1. 保命肥崖（延年保健）

【国际音标】pau¹ mey⁶ ve⁴ jai¹

【单方验方】

方 1：滋阴补阳，延年益寿。白茯苓 10 克，杜仲 20 克，牛膝、天门冬、麦门冬、神砂、朱砂、当归、小茴香、乳香、石菖蒲各 50 克，黄柏、补骨脂、熟地黄、知母、黄精各 100 克，黑桃仁、何首乌（要九蒸九晒）各 200 克。上药共研为末，炼蜜为丸，每丸 12 克，每次服 1 丸，共服 70 丸，以酒送服。

方 2：主治阴阳两虚，腰膝酸痛。黄精 400 克，天门冬 30 克，松叶 600 克，白术 400 克，枸杞子 500 克，红参 100 克，粟酒 3000 毫升。诸药放到粟酒浸泡 30 日即可，日服 2 次，每次 30 毫升。

方 3：主治肾阴亏损，肢体乏力。取生天门冬 5 千克，共捣烂绞汁，用酒 3000 毫升，蜂蜜 1000 毫升，煎煮 1 小时，日服 3 次，每次 30 毫升。

方 4：益肝明目，养阴活血，主治肝肾不足、视物昏花。桃花（农历三月初三摘）、蒺藜（农历七月初七摘）、菊花（农历九月初九摘）、枸杞叶（春天摘）、枸杞子（秋天摘）、枸杞根（冬天摘）各等量。阴干后研末，每次 10 克，日服 3 次，连服 3 个月。

方 5：健脾和中，益神固精。莲子、淮山、黑豆各 50 克，大枣、薏苡仁各 20 克，食盐少许，粳米 500 克，混合煮粥，1 日服完。

方 6：主治耳鸣耳聋，视物昏花。白术、菊花、白茯苓（去皮）、天门冬（去心）各 50 克，天雄（去皮）20 克。上药共研为末，每次 9 克，日服 3 次，以温酒送服。

方 7：养心安神，耳目明聪。石菖蒲、菟丝子、地骨皮、何首乌、远志、地

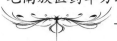

黄、牛膝各 100 克，用酒泡，春夏泡 5 日，秋冬泡 7 日，取出慢火焙干研末，炼蜜为丸，每丸 10 克，日服 2 次。

方 8：主治腰膝酸软，阳痿遗精。破故纸、杜仲、胡桃仁各 200 克。前两药共碾为末，用桃仁捣烂如膏，拌匀为丸，每丸 9 克，日服 2 次，以温酒或盐汤送服。

方 9：主治困倦无力，肺肾阴虚。黄精膏 250 克，地黄膏 150 克，天门冬膏 50 克，牛骨髓 100 克。上药盛于瓷器内加温，用竹器搅拌（不能用铁器），煎成膏，每次 10 克，日服 2 次，以温酒送服。

方 10：主治脾胃虚弱，脘腹冷痛。羊肉（约 1.5 千克），草果 5 枚，赤小豆（去皮）250 克，生姜 50 克，调葱花、盐油和匀食用，常食有益，青春永驻。用量按本人的消食量比例加减。

方 11：主治肝肾不足，头昏目眩。紫河车 1 具（水洗焙干），生地 400 克，五味子、覆盆子、诃黎勒、泽泻、甘菊花、石菖蒲、柏子仁、白茯苓各 150 克，巴戟（女人不用）、鼓子花、牛膝、石斛、远志、芙蓉（女人不用）各 100 克，苦杏仁（炒黄）、巨胜子、牛膝各 200 克。上药共研为末，炼蜜为丸，每丸 12 克，每次 1 丸，日服 2 次，以温酒或盐汤送服。

方 12：长寿延年。要纯白的公鸡和母鸡相配（不能与杂色鸡交配）待母鸡生蛋时，取出其中一个鸡蛋，用针穿出蛋两头各一小孔，把蛋清和蛋黄都倒出，把 10 克神砂放入蛋内，用蜡封好，又放回蛋窝，长寿蛋即成。将蛋皮和神砂焙干研末，炼蜜为丸，每丸 2 克，日服 2 次。

方 13：主治老年小便淋滴不尽。花椒（炒）、白茯苓（炒）、川乌（去皮）各 50 克，小茴香（盐炒）、甘草（炙）各 100 克，苍术 200 克（酒炒焙干），熟地（酒浸）、山花各 150 克。上药共研为末，炼蜜为丸，每丸 10 克，日服 3 次，每次 1 丸，以温酒送服。

方 14：主治久病虚损，益气养血。牛奶 500 毫升，山药 200 克，黄酒 250 毫升，童小便（去头尾取中间）250 毫升。上药共和在瓷器中，煎汤煮沸以滚出沫为度，取出后每次温服 50 毫升，日服 3 次。

方 15：主治心神不宁，头晕目眩。糯米酒（或粳米酒、小米酒）5 升，桂圆肉 500 克，桂花 200 克，黄糖 100 克。将药和汤置于坛中加固密封一年以上，越久越好，其酒味清美，可口甘甜，每次服 50~100 毫升，日服 2 次。

方 16：补肾益气，调和脾脏。肉苁蓉（酒浸）、小茴香（炒）各 100 克，破故纸、葫芦巴（炒）、巴戟（去心）、黑附子（炮）、川楝子、胡桃仁（面炒）各 200 克。上药除胡桃仁外，共研为末，再用胡桃仁捣为膏，与药末和匀，加酒调面糊为丸，每丸 10 克，日服 3 次，以盐汤或酒送服。

方 17：健脾胃，益肾精。芡实 500 克，高粱米 3 千克，莲子肉、薏苡仁、山药各 1 千克。将上药共研粉，用盐适量、白糖 800 克共研匀，每早调成膏粥样做早餐。

方 18：安五脏，补绝伤，益阳事。重 5 千克以下的公狗去头足骨，用青盐、酒、醋、水清洗，每 500 克肉用黄酒 50 毫升、食盐 25 克、大枣 5 枚、沙姜 3 克搅匀。冬瓜 1 个，切上一头，除去冬瓜心，将狗肉置于瓜内，然后将瓜盖合好，用竹签固定，不给漏气，用稻草固位，黄泥裹着，将冬瓜埋入火中，温煨一宿，任意食用，若无冬瓜可用砂罐，但要密封好。

2. 装肥那强（五官美容）

【国际音标】tsoŋ³ ve⁴ na¹ chiaŋ⁶

【单方验方】

方 1：主治面黑不净。丁香、沉香、钟乳粉、珍珠、玉屑、蜀水花、木瓜花、桃仁各 150 克，茶花、梨花、李花、红莲花、樱花、旋覆花各 200 克，麝香 0.15 克。上药共研成粉，用大豆末 150 克，混合研数遍，置在瓷盆中存放，常用之洗手、涂面。

方 2：主治面部感染。密陀僧 50 克。研成细末，用人乳和糖调和薄饧，用时略蒸，睡前涂面部，次早洗去。

方 3：主治黑斑多皱。蔓荆油 150 克，甘松油、零陵油各 50 克，辛荑、细辛各 30 克，白术 100 克，竹茹 50 克，淡竹叶、白茯苓各 20 克，芫花 15 克，羊骨髓 500 克，麝香 0.15 克。后九味药用白酒浸一宿，除去酒，与脂（油）同煎。经过两宿，到第三日许，药将成膏，再炼醋令白，蜡调成膏，软硬适度。睡前涂面，次早洗去。

方 4：主治面皱发黑。苏合香、白附子、芫花、蜀水花各 100 克，青木香 150 克，鸡血香 50 克，麝香 10 克。水煎取液，贮瓶备用，早、晚各涂面 1 次。

方 5：滋养肌肤。羊脂、狗脂各 250 克，白芷 120 克，乌药 50 克，甘草、半夏各 30 克。后四味药切细，与羊脂、狗脂盛入瓷器或铜器中煎，待白芷色黄

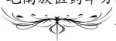

膏成，滤去渣，盛于瓷器中，早、晚各涂面1次。

方6：润白肌肤。苦杏仁、白羊骨髓各200克，白附子150克，密陀僧、胡椒各100克，珍珠10克，白蔹皮50克。共研为末，加酒适量，研调如膏，再放鸡蛋清8个调和，盛入瓷器中，每晚用浆水洗面，干涂1次。

方7：滋润肌肤。苦杏仁（去皮）、滑石、轻粉各等量。研末（蒸过），加入龙脑、麝香各2克，用鸡蛋清调匀，每天早上洗脸后涂面部。

方8：润面增白。新鲜鸡蛋1个（破顶去蛋黄、用蛋白），在鸡蛋内装满密陀僧末3~5克，用温砂纸糊顶，再用湿砂纸包裹，加温火煨，待干为度，取出后涂面。长期用药，颜容如玉。

方9：润肤白面。珍珠研成细末，以人乳和牛乳调匀，涂面用。

方10：增白面容。半夏适量，焙干研末，加米醋调和，不可见风，不计数片，从早到晚，如此三日，用皂荚汤洗面。

方11：润肌肤，养颜色。胡麻250克，此药做法如平常煮粥法，临熟时加蜜糖适量，空腹服，每次30克。

方12：主治面色萎黄。莲花350克，莲根400克，莲心450克。上药用砂锅蒸熟，晒干研末，炼蜜为丸，每丸12克，日服3次，每次1丸，以白汤送服。

方13：主治面黑、无光泽。桃花、乌鸡血各适量。于每年农历三月初三采桃花，阴干研末，农历七月初七取乌鸡血，调桃花末拌成膏，密封于瓶内，涂面及全身。

方14：润肤消斑。益母草500克，煅石膏100克，滑石、粟米各50克，胭脂100克。将益母草暴晒干，烧成白灰，以浓稠米汤和为丸，重新热灰煅，不宜大火，否则变黑，再加上其他药，早晚涂面。

方15：主治面黑疮斑。杨梅适量。用瓷器装腌一宿后，用布袋绞出汁，温火熬成膏，置于瓷器内存，再用适量蜜糖沸汤，涂于面部。

方16：去皱润肤。大猪蹄1个。将猪蹄洗净，用水2000毫升煎至1000毫升，煮成胶状，涂于面部。

方17：润肤去黑，除老皱纹。鹿角霜100克，牛乳1000毫升，白及、川芎、细辛、白芷、白附子（生用）、白术、山楂仁（水浸，去皮）各50克，天门冬（去心焙干）80克，蟾酥150克。上药共研为末，加入杏仁膏研匀，将牛乳和蟾酥加入砂锅中，温火熬成膏，每晚涂面1次，次早洗净。

方 18：祛风、润白。杏仁（水浸皮）150 克研成膏，鸡蛋清 3 个（最好是用白鸡鸡蛋），混合研匀，睡前涂面，次早洗净，反复多次有效。

方 19：祛皱、祛垢。白丁香、白僵蚕、白牵牛、白附子、白蒺藜、白及各 150 克，白芷 100 克，白茯苓 30 克，皂角（去皮）500 克，白扁豆 50 克。上药共研细末，睡前涂面，次早洗去。

方 20：活血润肤。春取桃花、夏取荷花、秋取芙蓉花各等量，阴干。上药共煎汤，经常涂面部。

方 21：除黑去皱。天然珍珠 5 克。研细末，口服，每次 0.1 克，日服 2 次。

方 22：去面斑。李子仁 100 克，鸡蛋清 3 个。将李子仁焙干研末，与鸡蛋清混合，调成膏状，贮于瓶内，每晚睡前涂面，次早洗去。

方 23：除面部黑斑、雀斑。羊胆、细辛、猪胰腺各 100 克。将羊胆划破，把细辛和猪胰腺入砂锅内煎三沸，滤渣取液，睡前搽患处，次早洗净。

方 24：除热减皱。黑牵牛、鸡蛋清各适量。将黑牵牛去壳研末，用鸡蛋清调匀，每晚睡前涂面，次早洗去。

方 25：除黑痣。巴豆 3 粒，糯米 5 粒，生石灰块 10 克。上药共研为细末，盛入瓷器内浸泡 3 天，浸泡后，用竹签挑其少许点在痣上，痣 3 日即落。

方 26：祛粉刺。蒲公英、金银花各 25 克，虎杖、山楂各 20 克，枳壳、大黄各 10 克。水煎服，每日 1 剂，日服 3 次。

方 27：治酒糟鼻。①凌霄花、山栀子各 50 克。共研为末，每次 10 克，日服 2 次，以开水送服。②冬瓜子仁（微炒）、柏子仁、白茯苓、葵子仁（微炒）、山栀子仁、枳实（微炒）各 10 克。上药共研为末，每次 10 克，日服 2 次，以开水送服。

方 28：除脸上疤痕。轻粉、黄芩、白芷、白附子、防风各 5 克。共研为末，每早洗面时用粉涂数次，数日即消痕灭迹。

方 29：除脸上雀斑。猪皂牙、紫背浮萍、青梅、樱桃各 50 克，鹰屎白（或鸽屎白）15 克。共研细末，早晚用少许放手心内水调浓涂面上半小时，以温水洗面，约 10 天后其斑皆去。

方 30：除脸上雀斑。用嫩苍耳草叶尖适量和食盐少许共捣烂，5~6 月搽数次而愈。

方 31：除脸上斑块。用蜗牛数只捣烂摊纸上，贴之有效。

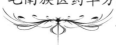

方32：除脸上粉刺。不痛不痒，用乌梅去核烧炭研末，加水调敷患处。

3. 引辫肥能（乌须养发）

【国际音标】jəm¹ piəm³ ve⁴ nəm³

【单方验方】

方1：马兰花500克，放在坛中密闭3日；又取马兰根500克，洗净切片，粟米（小米）1000克，用水煮成浆，用神曲200克，与马兰子和匀共煎，做酒待熟。另用马兰子根，用水煮十沸，入酒内搅匀密闭3日，去掉根花，适量饮酒，饮尽酒须发尽黑。

方2：粟米（小米）1500克，神曲60克，麦冬400克，天冬、牛膝、人参各50克，生地、熟地、何首乌各200克，枸杞子、当归各100克。共研为末，入面缸内，封缸待酒发酵成熟，约10日后，取出去楂，每日清晨服100毫升，忌白酒、萝卜、葱、蒜等食物。

方3：乌须黑发。每年农历十月壬癸日，面朝东向，采摘枸杞子1千克。捣烂后加黄酒1升，同盛于瓷瓶内，浸足22日，开封后加生地黄汁1.5升，搅匀，用砂纸三层封好口，浸至立春前30日，开瓶，空腹服100毫升。到立春后须发乌黑，年轻者精神抖擞，年老者耐老身轻。

方4：润泽须发。桑白皮适量，以水浸过为度，煮五至六沸，去渣，反复洗多次有效。

方5：治须发早白。槐子（农历十月初采果）适量。将槐子装在新瓷瓦瓮中，又用另一个新瓮口对口盖住，加密封，待7日后打开，洗去皮，从下一个农历月初一起服。第一日服1粒，第二日服2粒，第三日服3粒，直到第十日服10粒，待服完15粒后，按此周而复始，连服1年。当逢月大不加药，逢月小减去10日疗程，坚持服用1年后，可达到乌须黑发、长寿延年的目的。

方6：充益肌肤，耳目聪明。巴戟（天精）、玄母粉（日精）、甘菊花（月精）、干地黄（地精）、菟丝子（人精）、杜仲（山精）、五味子（草精）、石斛（石精）、人参（药精）、何首乌（明精）各等量。上药共研为末，每次15克，日服2次，最佳是空腹服，以小杯黄酒送服，30日为1个疗程。

方7：治须发早白。黄精100克（去须），干姜150克，桂心末50克。将黄精洗净，切碎，煮烂熟，取汁再煎脱水，再将干姜和桂心末同煎，看其颜色呈淡黄色时停煎，待冷装入瓷器内。每日空腹服其膏20克，日服1次，以温酒送

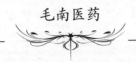

服，连服 3 个月，屑皮皆脱，颜色变嫩，头发变黑。

方 8：乌须黑发方。胡麻（黑芝麻）、苦杏仁（炒去皮）各 150 克，生地黄（捣烂绞汁）、黑豆各 100 克，桂心（去粗皮）50 克。将地黄汁煎沸黏稠，再加蜜糖 250 毫升，炼蜜为丸，每丸 10 克，早、晚各服 1 丸，以温酒送服。

方 9：乌须黑发，固齿明目。甘草、川芎、陈皮、白术、白芍、牡丹皮各 5 克，枸杞子 40 克，当归、生地、熟地各 20 克，黄芪 10 克，青盐 30 克，黑豆 2 千克。诸药一同煮透，晒干，去药服豆，每次服 50 克，每晚服 1 次，以温酒送服。

方 10：主治血虚脱发，可滋补肝肾。生地、熟地、鸡血藤、白芍、何首乌藤、桑葚子各 25 克，黄芪 50 克，川芎、旱莲草各 15 克，天麻、木瓜、冬虫夏草各 10 克。水煎服，每 2 日 1 剂，日服 3 次。

方 11：主治须发早白，可填精补髓。干枸杞子（红熟透）1 千克与烧酒 2500 毫升浸泡（夏浸 3 日，冬浸 6 日），然后用砂盆把药研细，用布袋绞汁取尽，与前烧酒混合，共熬成酒膏，盛于瓷器中蜜封，埋在黄土内 7 日，取出后重新煮沸，每次服 20 毫升，早、晚各服 1 次。

方 12：主治头发脱落，可促进生发外洗方。菊花 100 克，蔓荆子、侧柏叶、川芎、桑白皮（去粗皮生用）、白芷、细辛（去苗）、旱莲草（全草）各 50 克。将上药研成粗末，每次用 100 克，加水 3 碗，煎成 2 碗，去渣洗发。

方 13：养容颜面，促进生发。干侧柏叶 200 克，何首乌、地骨皮、白芷各 100 克。上药共研为精末，每次用 30 克，用水一大碗，加生姜 10 片，煎 5~7 沸，临睡时将须发淋洗即可。

方 14：主治须发脱落，可促进黑发生长。生姜皮（焙干）、人参各 50 克。将上药研为细末，每次用药时用生姜 1 片，刀切一头，蘸药末后，在落发处轻涂几分钟，隔日涂 1 次有效。

第八节　保健药茶

1. 茶齷托（消炎利胆去黄药茶）

【国际音标】tsha² ra² do⁶

【单方验方】

方 1：车前草、半边莲、茵陈各 25 克。水煎当茶饮。

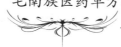

方2：排钱草30克，茵陈、积雪草、车前草各10克，小田基黄6克。水煎当茶饮。

方3：青蒿6克，茵陈30克，芦根40克，虎杖15克，蜂蜜适量。水煎当茶饮。

方4：贯众20克，甘草6克，独活10克。水煎当茶饮。

方5：山栀子根150克，茵陈100克。水煎当茶饮。

方6：茵陈、菊花各25克，白糖30克。水煎当茶饮。

方7：淡竹叶、茵陈各25克，通草5克。水煎当茶饮。

方8：薏苡仁根适量。水煎当茶饮。

方9：白茅根、六月雪根各100克。水煎当茶饮。

方10：鲜白茅根、鲜金银花各250~500克。水煎当茶饮。

方11：葛根50~100克。水煎当茶饮。

方12：鲜勃芥500克，金钱草60克，泽兰50克。水煎当茶饮。

2. 茶醋哒（治目疾药茶）

【国际音标】tsha^2 ra^2 nda^3

【单方验方】

方1：桑叶、金银花、车前草、千里光（叶、茎、花）各15克。水煎当茶饮。

方2：夏枯草25克。水煎当茶饮。

方3：桑叶、菊花各12克，枸杞子10克，谷精草3克。水煎当茶饮。

方4：木贼15克，枸杞子12克，菟丝子9克。水煎当茶饮。

方5：千里光、菊花、甘草各15克。水煎当茶饮。

方6：马兜铃、柴胡、茯苓各45克，玄参、桔梗、细辛各10克，菊花15克。水煎当茶饮。

方7：羚羊角粉3克，菊花20克，草决明25克，五味子15克。水煎当茶饮。

3. 茶醋奴更能（治失眠药茶）

【国际音标】tsha^2 ra^2 nun^2 kəm^1 nək^7

【单方验方】

方1：鲜竹叶30克，灯心草、麦冬各5克，五味子、枸杞子各10克。水煎

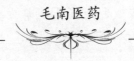

当茶饮。

方 2：决明子 120 克，菊花、夏枯草、橘红、何首乌、五味子各 20 克，麦冬、枸杞子、桂圆肉、桑葚子各 30 克。每次 15 克，以开水泡当茶饮。

方 3：龙齿、石菖蒲各 3 克。水煎当茶饮。

方 4：龙齿、淡竹叶、合欢皮各 3 克，小麦 10 克，麦冬 5 克。水煎当茶饮。

方 5：莲子心 2 克，浮小麦 15 克。水煎当茶饮。

方 6：桂圆肉、酸枣仁、芡实各 10 克。水煎当茶饮。

方 7：灯心草、山栀子（炒）各 2 克，玉竹 5 克。水煎当茶饮。

方 8：酸枣仁 30 克，金挺清茶 100 克（生姜汁浸变成黄色后）。水煎当茶饮。

4. 茶𨟠果奇（治头痛药茶）

【国际音标】tsha² ra² kuo¹ cit⁷

【单方验方】

方 1：川芎、茶叶各 6 克。水煎当茶饮。

方 2：香附子、川芎、茶叶、佛手各 3 克。水煎当茶饮。

方 3：菊花、生石膏、川芎各 9 克。水煎当茶饮。

方 4：葱白、老姜各 15 克，茶叶 9 克。水煎当茶饮。

方 5：蔓荆子、香附各 9 克，野菊花 12 克，草决明 15 克。水煎当茶饮。

方 6：薄荷、川芎、荆芥各 50 克，羌活、白芷、甘草各 25 克，防风、细辛各 10 克。水煎当茶饮。

方 7：白芷、远志各 25 克，香附、甘草、石菖蒲各 3 克，莲藕 5 克。水煎当茶饮。

5. 茶𨟠汾宜（止咳化痰药茶）

【国际音标】tsha² ra² fin³ ni³）

【单方验方】

方 1：桔梗、枇杷叶（去毛）、连翘、薄荷、前胡各 15 克。水煎当茶饮。

方 2：半夏、川贝母、橘红、沉香、肉桂、山楂、甘草各等量。上药共研细末，每次用 9 克，以开水泡当茶饮。

方 3：玄参、麦冬各 60 克，乌梅 25 克，桔梗 30 克，甘草 15 克，每次服 18

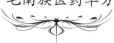

克，以开水泡茶饮。

方4：茅根 25 克，麦冬 50 克，冰糖适量。水煎当茶饮。

方5：草果 3 颗，鲜梨 2 个，茶叶 5 克。先泡茶去渣，后将鲜梨去皮切碎，连同草果同泡在茶叶汁内半小时，除去草果，将梨汁和梨渣同食用。

方6：人参、金银花、菊花、五味子各 10 克。水煎当茶饮。

方7：主治四季感冒，风寒头痛胸隔不宽，咳嗽吐痰。青皮（炒）、柴胡、槟榔、厚朴（麦芽炒）、葛根、秦艽、白芷、甘草、干葛、枳壳、薄荷各 25 克，神曲、苍术（炒）各 20 克，半夏曲 40 克，山楂 5 克，莱菔子（炒）、紫苏、独活、羌活各 35 克，升麻 12 克，麻黄 15 克，川芎 10 克，行钞茶 1000 克。共研为末，加姜汁适量，拌透晒干收贮，每次服 10 克，小儿用量减半，煎汤或加冰糖炒化服用。

6. 茶醋叭烙晕（治高血压眩晕茶)

【国际音标】tsha² ra² phiat⁷ lot⁷ vuoy³

【单方验方】

方1：菊花、龙井茶各 9 克。泡水当茶饮。

方2：夏枯草 30 克。泡水当茶饮。

方3：车前子 30 克。泡水当茶饮。

方4：金银花、菊花、草决明各 20 克。水煎当茶饮。

方5：山楂 15 克，荷花 20 克。水煎当茶饮。

方6：芥菜子、青葙子、决明子各 20 克。水煎当茶饮。

方7：绿茶、菊花各 10 克，罗汉果 1 个。水煎当茶饮。

方8：决明子、五味子各适量。泡水当茶饮。

方9：菊花、山楂、草决明各 15 克。水煎当茶饮。

方10：鲜杉树木二层皮 60 克。水煎当茶饮。

7. 茶醋叭屯（低血压升压茶)

【国际音标】tsha² ra² phiat⁷ diəm⁶

【单方验方】

方1：肉桂、桂枝、甘草各 10 克。水煎当茶饮。

方2：肉桂、桂枝、甘草、麦冬、党参各 10 克。水煎当茶饮。

方3：茯苓 15 克，五味子、甘草各 12 克。水煎当茶饮。

方4：枸杞子、淫羊藿各25克。水煎当茶饮。

8. 茶鳎艾皮（减肥茶）

【国际音标】tsha^2 ra^2 ei^3 phi^2

【单方验方】

方1：玫瑰花、茉莉花、玳瑁花、川芎、荷叶各6克。水煎当茶饮。

方2：山楂、麦芽、茯苓、莱菔子、乌龙茶各等量。每次各取6克，泡水当茶饮。

方3：绿茶、决明子、麦芽、山楂、麦门冬、荷叶各等量。水煎当茶饮。

方4：决明子、山楂、荷叶、麦芽、青茶各等量。每次各取5克，水煎当茶饮，日服3次，但临睡前不宜服。

方5：山楂、枳实、菊花、厚朴、神曲、胡麻仁、陈皮、麦芽、莱菔子、绿茶叶各等量。每次各取5克，水煎当茶饮。

方6：荷叶60克，山楂、薏苡仁、玉米须各10克。水煎当茶饮。

方7：山楂、夏枯草、菊花、莱菔子、陈皮、三七、谷芽、人参、草决明、绿茶叶各等量。每次各取9克，水煎当茶饮。

方8：何首乌10克，山楂、石决明、夏枯草各30克，莱菔子20克，绿茶叶9克。水煎当茶饮。

9. 茶鳎强（健美茶）

【国际音标】tsha^2 ra^2 chaŋ^6

【单方验方】

方1：山楂、泽泻、莱菔子、麦芽、神曲、夏枯草、陈皮、牵牛子（炒）、草决明、茯苓、赤小豆、藿香、茶叶各9克。水煎当茶饮。

方2：何首乌、夏枯草、山楂、泽泻、石决明、莱菔子、茶叶各10克。水煎当茶饮。

方3：苍术、白术、泽泻、云苓、车前子、猪苓、防风、茶叶各10克。水煎当茶饮。

方4：半夏、茯苓、陈皮、川芎、枳实、大腹皮、冬瓜皮、香附子（炙）、泽泻（炒）、车前草、苍术（炒）、茶叶各5克。水煎当茶饮。

方5：大黄、枳实、厚朴、甘草、茶叶各20克。水煎当茶饮。

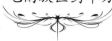

10. 茶醋命崖（养生延年茶）

【国际音标】tsha² ra² mεŋ⁶ jai¹

【单方验方】

方1：养生茶。西洋参3克。切薄片泡水当茶饮。

方2：延年抗衰。生糯米、生老姜、生茶叶各适量。泡水当茶饮。

方3：养血祛风。何首乌9克。水煎当茶饮。

方4：益寿健脑。山楂、枸杞子、五味子各15克。水煎当茶饮。

方5：补肾填精。牛乳1升，红茶50克，蜂蜜糖200克。每天早、晚各服50毫升。

方6：益气茶。太子参9克，浮小麦15克。水煎当茶饮。

方7：肌肤美容。珍珠、茶叶各适量。每次各取5克，泡水当茶饮。

方8：活血通络。红参须2克，当归6克，蜜糖15克。泡水当茶饮。

方9：补气益精。人参、刺五加各5克，枸杞子、五味子、蜂蜜各20克。泡水当茶饮。

方10：益寿还童。乌龙茶5克，何首乌30克，冬瓜皮、槐角各18克，山楂肉15克。水煎当茶饮。

方11：延年益寿。桂圆肉、枸杞子、何首乌各10克，人参5克。水煎当茶饮。

方12：人参复原茶（死还茶）。人参、香附各15克，甘草、大枣、桂圆肉各10克。水煎口服或灌服之。

11. 解酒方

【单方验方】

方1：葛花解酒汤。白豆蔻、砂仁、葛花（根）、白茯苓、陈皮、猪苓、人参、白术、神曲、泽泻、青皮、干（生）姜各10克，木香5克。水煎服。

方2：千杯不醉散。白葛花、白茯苓、小豆花、葛根、木香、天门冬、砂仁、人参、牡丹皮、柴桂、枸杞子、陈皮、泽泻、海藻、甘草各等量。共研为末，每次服3克。

第五章 毛南族民间常用中草药彩图

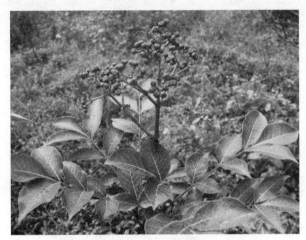

茶腊 tsha^2 la^6（吴茱萸）

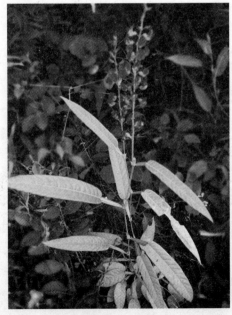

茶雅 tsha^2 ja^1（葫芦茶）

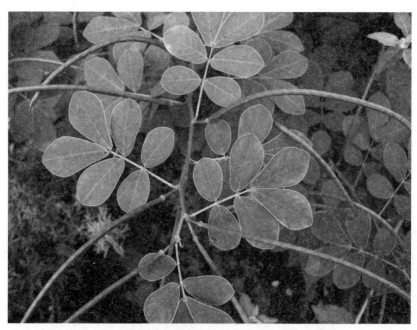

豆魂伤 thou⁶ maŋ³ xiɛŋ³（决明子）

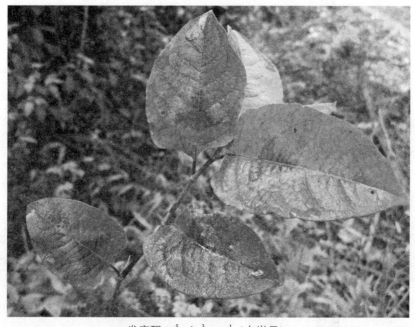

发麻醒 va⁵ mba³ sɯm¹（火炭母）

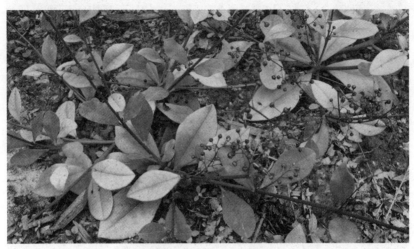

搞力省 kau⁵ li⁶ sɯn¹（土人参）

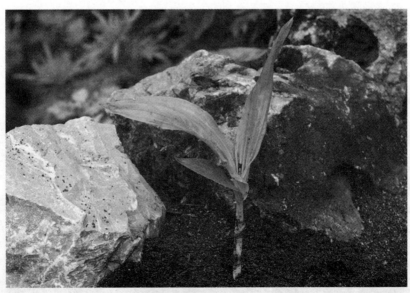

拱纳 kɔŋ¹ nat⁷（白及）

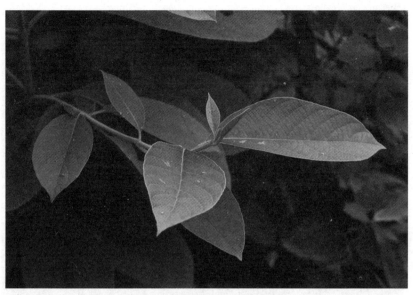

花弓索 wa³ kuŋ³ ruo² （密蒙花）

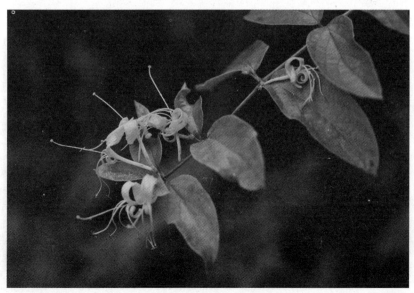

花金银 wa³ cim³ mən² （金银花）

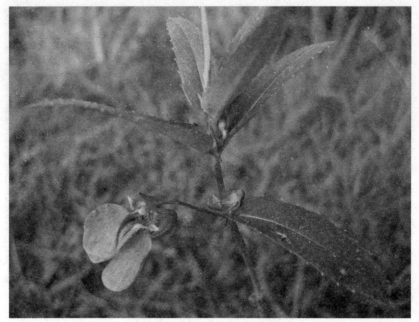

花令审 wa³ dip⁷ sim¹ （凤仙花）

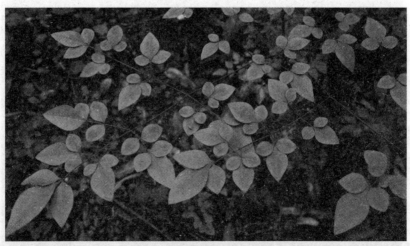

黄连细 waŋ⁶ liɛn⁴ sɛ⁵ （南天竹）

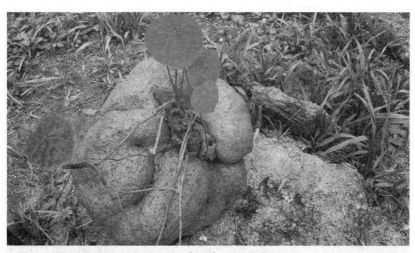

磺孵 woŋ³ vək⁸（山乌龟）

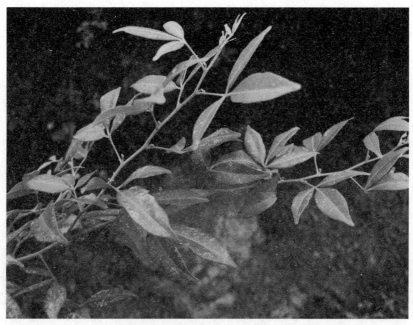

金吉� cim³ ce³ vin¹（飞龙掌血）

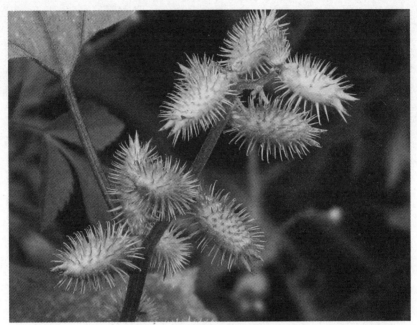

赣救佬 wɔk⁷ cut⁷ lau⁴（苍耳子）

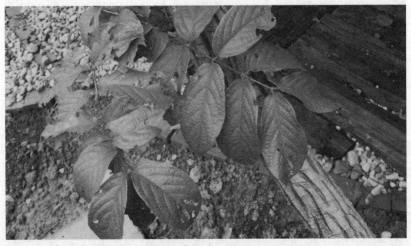

勒轨 lak⁸ rəm²（使君子）

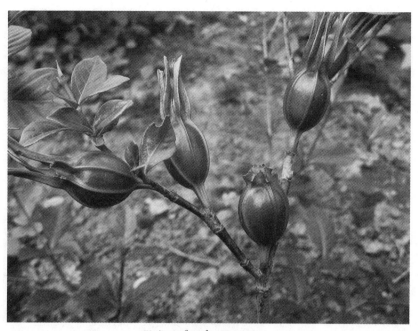

勒介 lak^8 kei^3（山栀子）

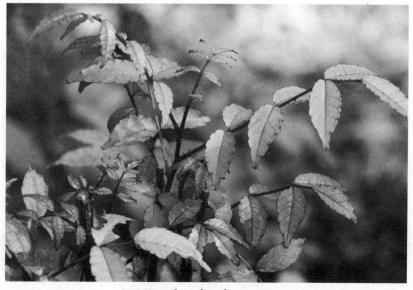

勒消桄 lak^8 xieu^3 doŋ^2（两面针）

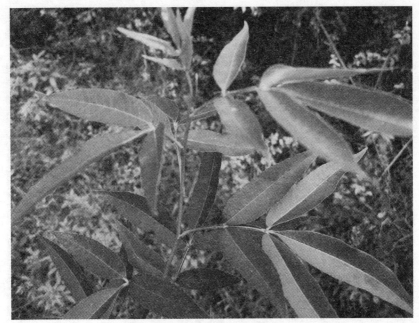

勒宵那 lak^8 xieu^3 na^4（竹叶椒）

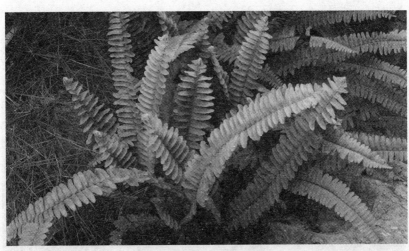

勒严 lak^8 nən^4（肾蕨）

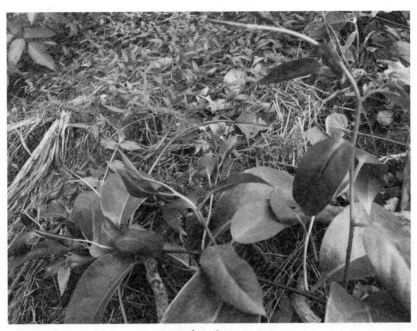

龙脉 loŋ² mai⁴（黑老虎）

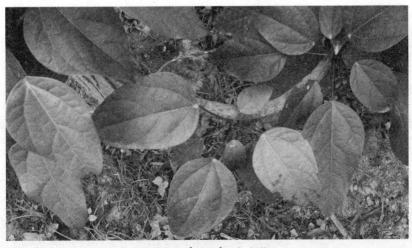

苗任 bieu³ məm⁵（白龙藤）

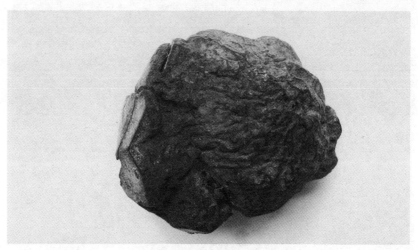

便非 biæn⁴ fei¹（火古郎）

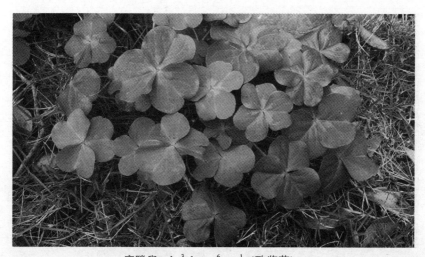

麻滕叟 mba³ thtœm⁶ sou¹（酢浆草）

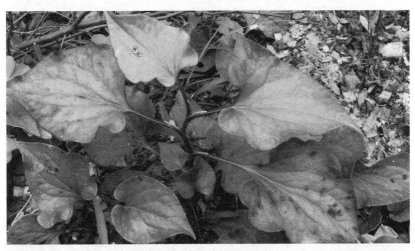

麻文 mba^3 wət^8（鱼腥草）

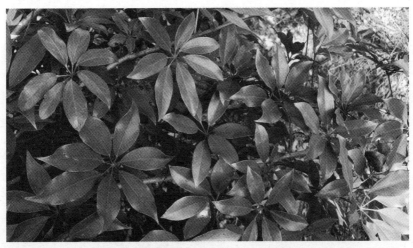

妹盯鸭细 mei^{i4} tin^3 ep^7 se^5（七叶莲）

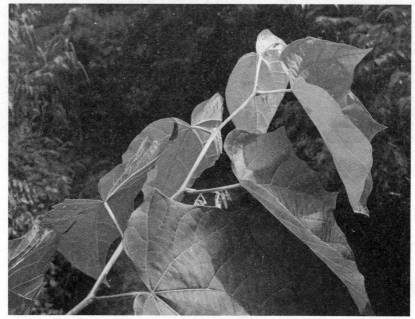

妹搭 mei⁴ da² （八角枫）

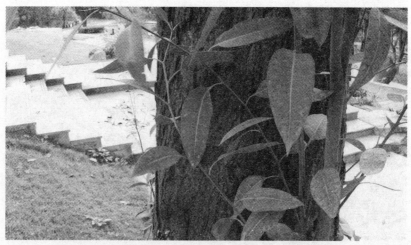

妹胶树 mei⁴ cau⁵ xui⁴ （大叶桉）

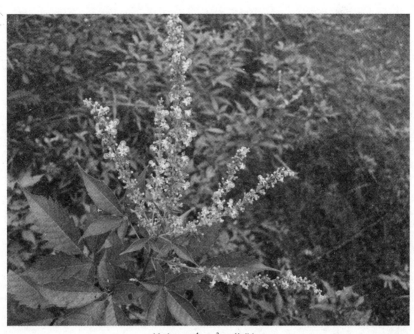

妹京 mei⁴ ciŋ³（黄荆）

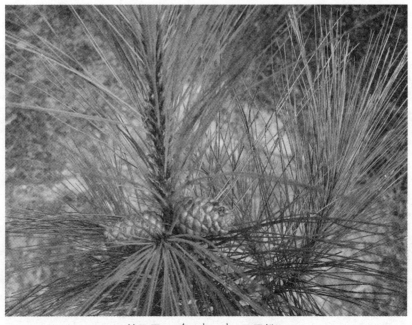

妹马尾 mei⁴ ma¹ wei¹（马尾松）

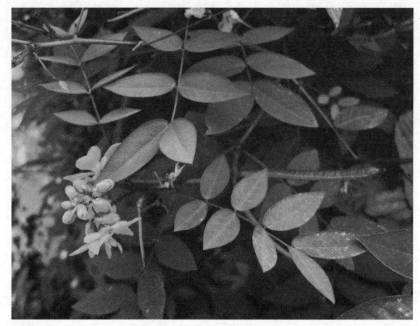

妹能囊 mei^4 nəm^3 naŋ^5（望江南）

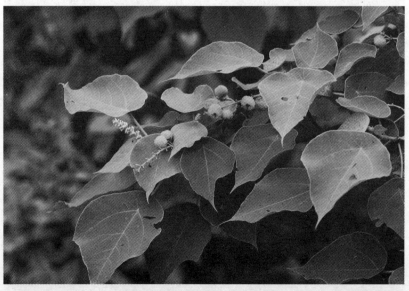

妹瓢色 mei^4 phiau^6 sei^1（白背叶）

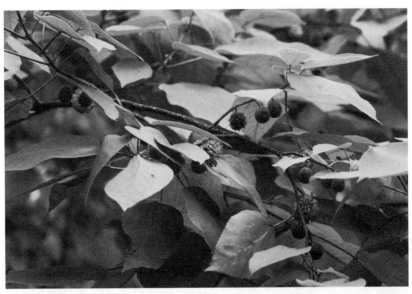

妹纱 mei⁴ sa³（砂纸树）

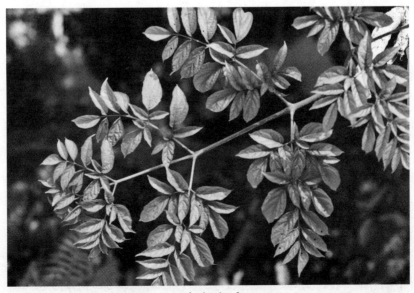

妹楔敷嗷 mei⁵ si¹ fu¹ au²（千层纸）

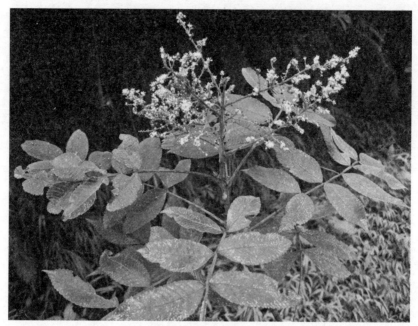

妹稳 mei⁴ wɔt⁷（盐肤木）

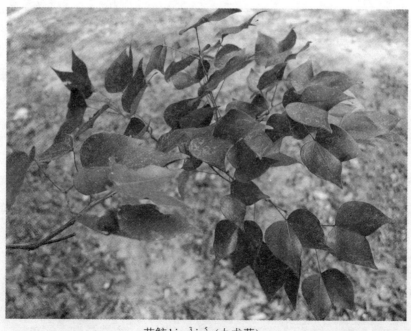

苗觥 bjeu³ in⁵（九龙藤）

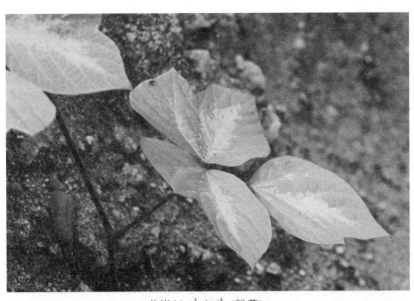

苗钳 bieu³ chai⁵（粉葛）

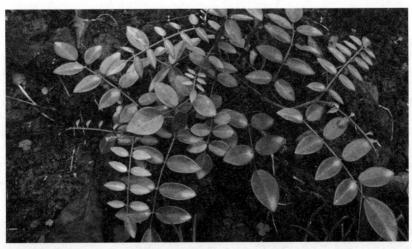

桑豆巴 saŋ³ thou⁶ pa⁵（山豆根）

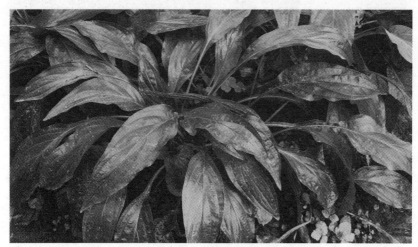

水萝卜 suei^1 lo^6 pu^4（水田七）

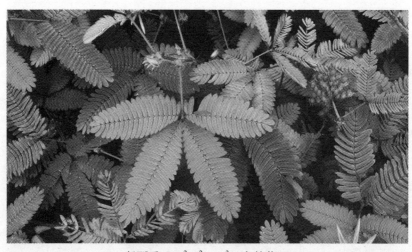

松医膴爱 ruoŋ^2 ra^2 nŋei^3（含羞草）

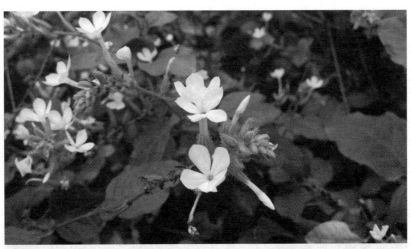

松医腊浮 ruoŋ² ra² vɔk⁷（白花丹）

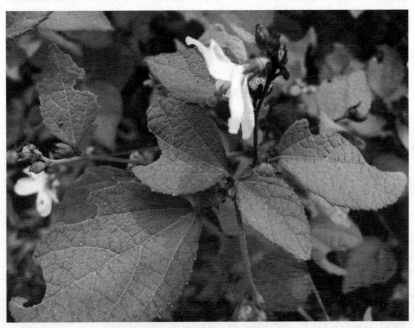

松鞥结 ruoŋ² wɔk⁷ cut⁷（地桃花）

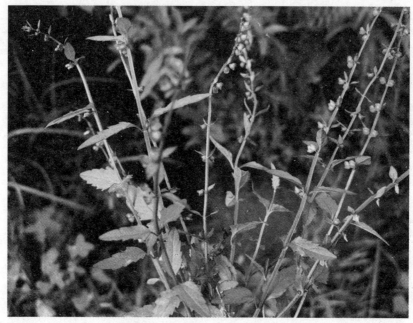

松鞤棱细 ruoŋ² wɔk⁷ lim⁶ sɛ⁵（半枝莲）

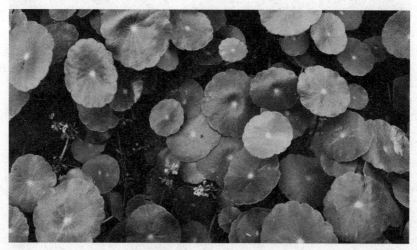

松釘马 ruoŋ² tin³ mia⁴（马蹄金）

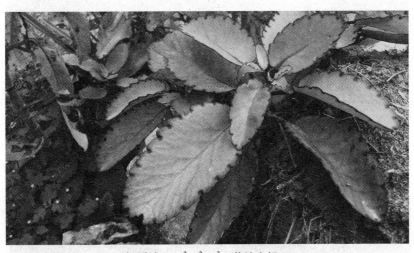

松医腊煸 ruoŋ² ra² pu³（落地生根）

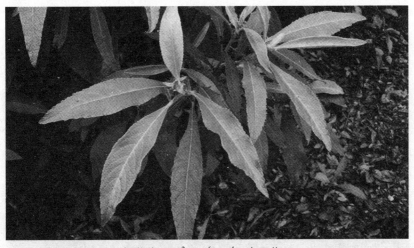

松艾佬 ruoŋ² nŋai⁶ lau⁴（大风艾）

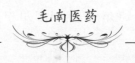

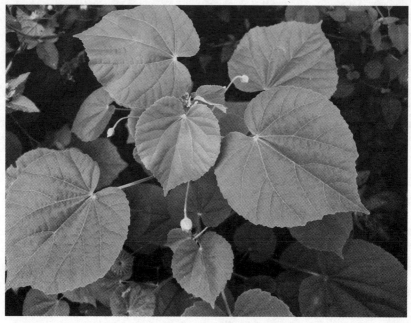

松昂滤 ruoŋ² ŋaŋ³ luiŋ⁵（磨盘草）

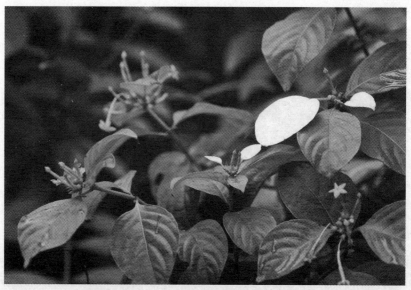

松别发臼 ruoŋ² phiɛ³ va⁵ phuok⁸（玉叶金花）

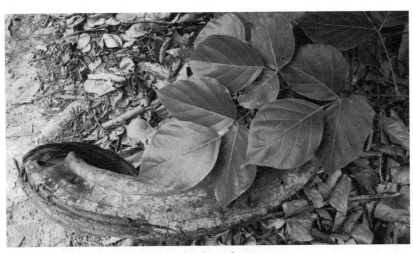

松补虬 ruoŋ² pu¹ phiat⁷（鸡血藤）

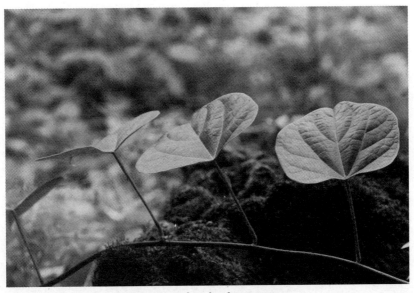

松葱忍 ruoŋ² soŋ³ jin³（宽筋藤）

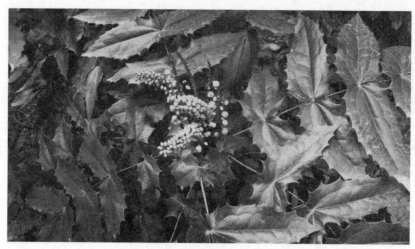

松黄练 ruoŋ² waŋ⁶ lien⁴（阔叶十大功劳）

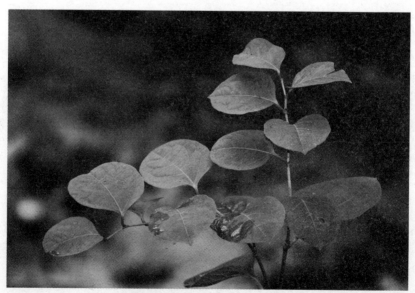

松黄琼 ruoŋ² waŋ⁶ chin⁶（虎杖）

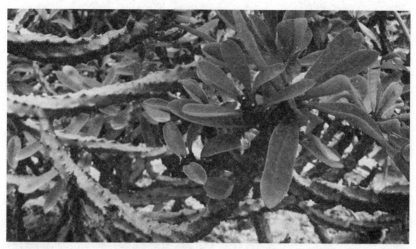

松棵龙 ruoŋ² ko³ loŋ²（火殃勒）

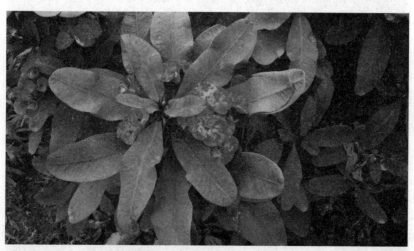

松刺花 ruoŋ² nduŋŋ³ waŋ³（铁海棠）

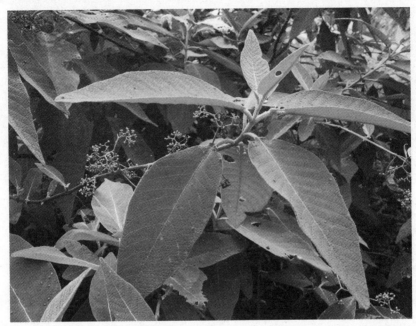

松勒炮 ruoŋ² lak⁸ phau⁵（大叶紫珠）

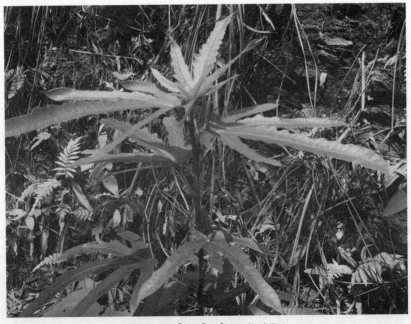

松勒瓮 ruoŋ² lak⁸ oŋ⁵（五指牛奶）

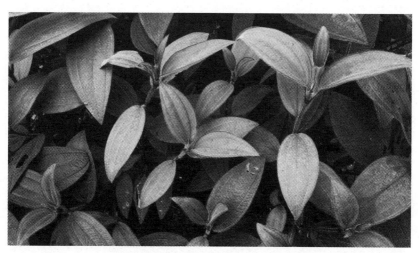

松勒衙弥 ruoŋ² lak⁸ mas ndi⁵（毛稔）

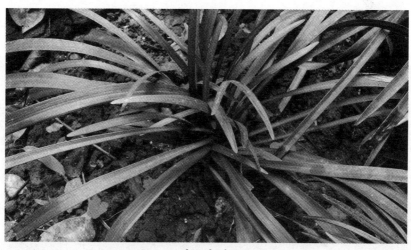

松勒有 ruoŋ² lak⁸ ju³（麦门冬）

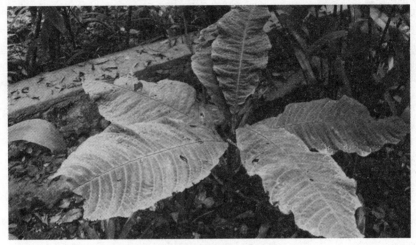

松龙马 ruoŋ² loŋ² mia⁴（走马胎）

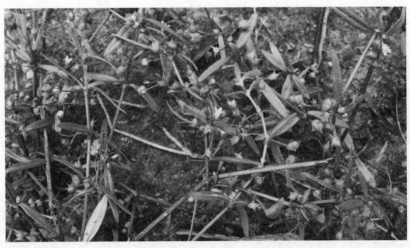

松麻蛇细 ruoŋ² ma² rui² sɛ⁵（白花蛇舌草）

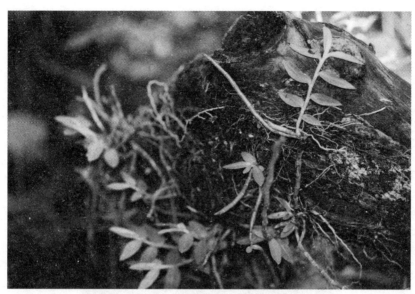

松麻鸭 ruoŋ² ma² əp⁷（石斛）

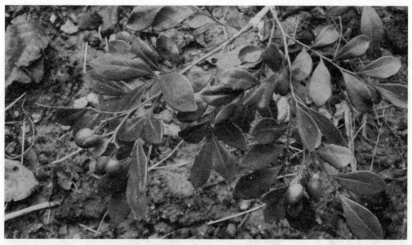

松妹醛 ruoŋ² mei⁴ ndaŋ³（九里香）

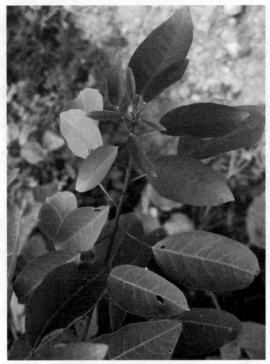

松妹耳 ruoŋ² mei⁴ ək⁷（山乌桕）

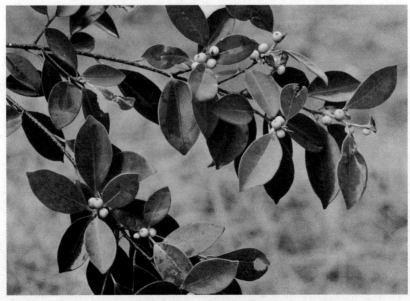

松妹榕 ruoŋ² mei⁴ joŋ²（榕树）

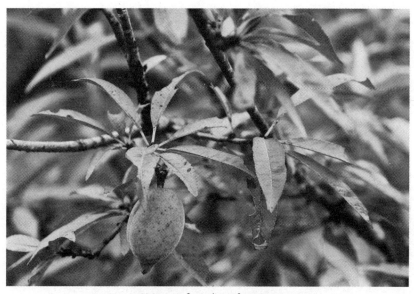

松妹桃 ruoŋ² mei⁴ thau² （桃树）

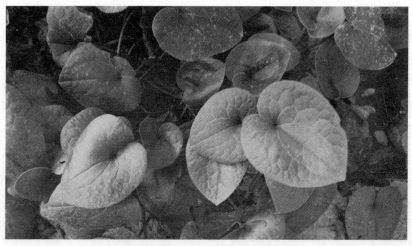

松能耵 ruoŋ² ndeŋ⁵ kha³ （金耳环）

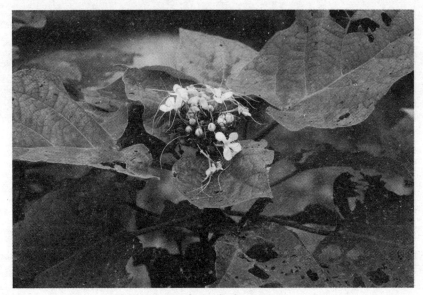

松棚毕 ruoŋ² phuŋ⁶ hi⁶（臭茉莉）

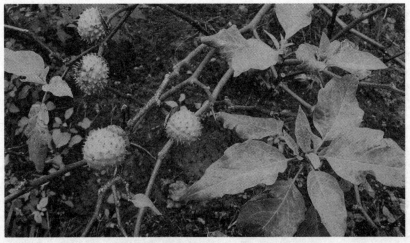

松球銮 ruoŋ² chou⁶ dun³（曼陀罗）

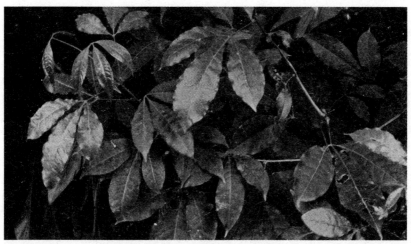

松三叉 ruoŋ² sam³ tsha³（三叉苦）

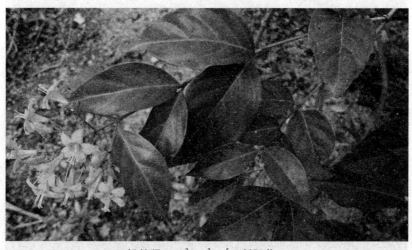

松筛㺂 ruoŋ² sai ³mu⁵（断肠草）

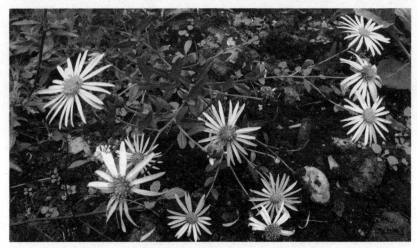

松伤宿 ruoŋ² xien³ sɔk⁷（路边菊）

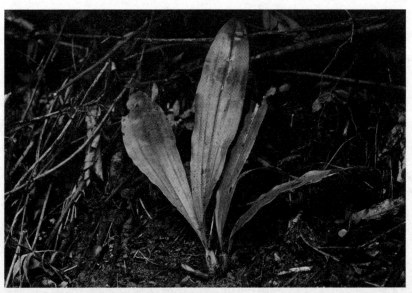

松仙砒 ruoŋ² xien³ thui²（石仙桃）

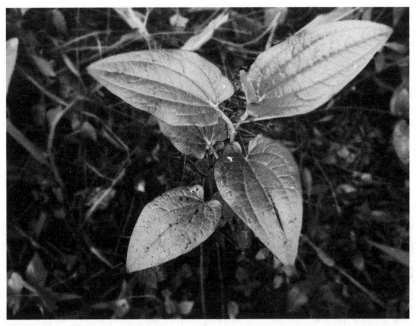

松醒悋 ruoŋ^2 sɯt^7 mbei^1（三白草）

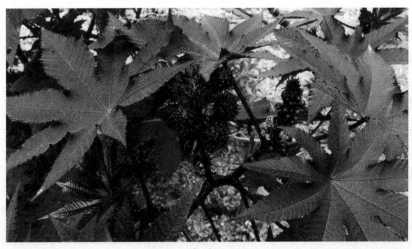

桐育 thuŋ^6 ju^6（红蓖麻）

第六章　毛南族民间常用中草药

一点血

【毛南族通称】麻耻兔 ma² kha³ tu⁵。

【药用别名】野芥蓝、一点红。

【拉丁学名】*Emilia sonchifolia* (L.)DC.

【性味功效】味苦，性微寒。清热解毒，凉血，消炎。

【毛南族用途】主治风热翳膜、泌尿疾病感染、咽喉肿痛、感冒发热、咳嗽、跌打肿痛、急性阑尾炎、皮疹、疮疡肿毒、带状疱疹、荨麻疹、蜂窝组织炎等。

【用法及用量】鲜品 25~100 克，水煎服。外用适量。

一支箭

【毛南族通称】松麻蛇 ruoŋ² ma² rui²。

【药用别名】瓶尔小草。

【拉丁学名】*Ophioglossum pedunculosum* Desv.

【性味功效】味微甘、酸，性凉。清热解毒，止痛，治蛇咬伤。

【毛南族用途】主治小儿肺炎、脘腹胀痛、蛇咬伤、疔疮肿毒。外用治急性结膜炎、角膜云翳、睑缘炎、无名肿毒。

【用法及用量】干品 15~25 克，水煎服。外用适量。

一枝香

【毛南族通称】松得堤 ruoŋ² təp⁷ thi⁶。

【药用别名】一枝花。

【拉丁学名】*Gerbera piloselloides* (Linn.)Cass.

【性味功效】味苦，性凉。清热解毒，消滞化痰，凉血化瘀。

【毛南族用途】主治感冒发热、咳嗽痰多、小儿食滞、痢疾。

【用法及用量】干品 10~25 克，水煎服。鲜品适量，外用，捣烂外敷患处。

一枝黄花

【毛南族通称】鞯花满 wɔk^7 wa^3 man^1。

【药用别名】路边菊。

【拉丁学名】*Solidago decurrens* Lour.

【性味功效】味辛、苦，性凉。疏风解毒，消肿止痛。

【毛南族用途】主治上呼吸道感染、扁桃体炎、咽喉肿痛、支气管炎、肺结核咳血、急性胃炎、小儿疳积、跌打损伤、疮疡肿毒。

【用法及用量】干品 25~50 克，水煎服。鲜品适量，外用。

九龙藤

【毛南族通称】苗舷 bieu^3 in^5。

【药用别名】羊角风。

【拉丁学名】*Bauhinia championii* (Benth.)Benth.

【性味功效】味苦涩，性微凉。祛风湿，活血，补脾健胃。

【毛南族用途】主治风湿性关节炎、腰腿痛、跌打损伤、胃痛、小儿疳积、病后虚弱。

【用法及用量】干品 25~50 克，水煎服或浸酒服。

九里香

【毛南族通称】松妹醒 ruoŋ^2 mei^4 ndaŋ^3。

【药用别名】千里香。

【拉丁学名】*Murraya exotica* L.

【性味功效】味微辛、苦，性微温。行气止痛，活血散瘀。

【毛南族用途】主治跌打损伤、风湿骨痛、胃痛、牙痛、破伤风、流行性乙型脑炎、虫蛇咬伤、局部麻醉。

【用法及用量】干品根、叶 15~50 克，水煎服。外用适量。

八角枫

【毛南族通称】妹搭 mei⁴ da²。

【药用别名】八角王。

【拉丁学名】*Alangium chinense* (Lour.)Harms.

【性味功效】味苦、辛，性温，有毒。祛风镇痛，活血散瘀，消肿。

【毛南族用途】主治风湿性关节炎、心力衰竭、腰肌劳损、跌打损伤，哮喘、外伤出血。

【用法及用量】干皮 10~20 克或干须根 5~10 克，水煎服。外用适量。干根每次用量不得超过 10 克，否则中毒。中毒时用白萝卜籽 10 克煎水解毒。注意：孕妇忌用。

八角莲

【毛南族通称】发八棱 va⁵ piat⁷ lim⁶。

【药用别名】八角盘。

【拉丁学名】*Dysosma versipellis* (Hance)M.Cheng ex Ying.

【性味功效】味甘、微苦，性凉，有小毒。清热解毒，祛湿泻火。

【毛南族用途】主治跌打损伤、淋巴结炎、腮腺炎、虫蛇咬伤、乳腺癌。

【用法及用量】干品 5~10 克，水煎服。外用适量，捣烂敷于患处。

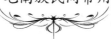

七叶莲

【毛南族通称】妹盯鸭细 mei⁴ tin³ ep⁷ se⁵。

【药用别名】七多。

【拉丁学名】*Schefflera arboricola* Hayata.

【性味功效】味辛,性温。祛风湿,消肿止痛。

【毛南族用途】茎主治跌打损伤、风湿关节痛、胃及十二指肠溃疡疼痛,叶治外伤出血。

【用法及用量】干品 30~50 克,水煎服或浸酒服。外用适量。

了刁竹

【毛南族通称】松桑绊 ruoŋ² saŋ³ nut⁸。

【药用别名】前云竹。

【拉丁学名】*Cynanchum paniculatum* (Bunge)Kitagawa.

【性味功效】味辛,性温。祛风止痛,解毒消肿,温经通络。

【毛南族用途】主治风湿骨痛、心胃气痛、跌打损伤、带状疱疹、肝硬化腹水、月经不调、痛经、毒蛇咬伤。

【用法及用量】干品 10~20 克,水煎服。外用鲜品适量,捣烂敷于患处。

了哥王

【毛南族通称】松凉柳 ruoŋ² liɛŋ¹ jeu⁴。

【药用别名】鬼辣椒。

【拉丁学名】*Wikstroemia indica* (L.)C.A.May.

【性味功效】味苦、微辛,性寒,有大毒。消炎解毒,杀虫。

【毛南族用途】主治腮腺炎、稻田性皮炎、淋巴结核、麻风、疮疡、乳痈、急性肝炎、慢性肝炎、胆囊炎、肝硬化腹水、跌打肿痛。

【用法及用量】鲜品 10~25 克,水煎服。外用适量。

山乌龟

【毛南族通称】磺孵 woŋ³ vək⁸。

【药用别名】大金不换。

【拉丁学名】*Stephania dielsianae* Y.C.Wu.

【性味功效】味苦，性寒，有毒。清热解毒，消肿止痛。

【毛南族用途】主治流行性腮腺炎、淋巴结炎、外伤红肿、无名肿毒、毒蛇咬伤、胃痛、腹泻、痢疾、各种内出血、神经性皮炎、痈疽疔疮、咽喉肿痛。

【用法及用量】干品 10~15 克，水煎服。粉剂服法：日服 3 次，每次 9 克，以姜汤送服。

山乌桕

【毛南族通称】松妹耳 ruoŋ² mei⁴ ək⁷。

【药用别名】红乌桕、红叶乌桕。

【拉丁学名】*Sapium discolor* (Champ.ex Benth.)Muell.–Arg.

【性味功效】味苦涩，性寒，有小毒。散瘀，消肿利尿。

【毛南族用途】主治跌打损伤、痈疮、毒蛇咬伤、大便秘结、小便不利、腹水。

【用法及用量】干品 15~25 克，水煎服。外用鲜叶适量。

山豆根

【毛南族通称】桑豆巴 saŋ³ thou⁶ pa⁵。

【药用别名】苦豆根、广豆根。

【拉丁学名】*Sophora tonkinensis* Gagnep.

【性味功效】味苦，性寒。清热解毒，消肿止痛，通便。

【毛南族用途】主治急性咽喉炎、扁桃体炎、牙龈肿痛、肺热咳嗽、湿热黄疸、痈疖肿毒、便秘。

【用法及用量】干品 15~25 克，水煎服。

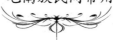

山花椒

【毛南族通称】勒消姆 lak^8 xiu^3 mu^5。

【药用别名】野花椒。

【拉丁学名】*Zanthoxylum schinifolium* Sieb. et Zucc.

【性味功效】味苦、辛，性寒。行气止痛，健胃。

【毛南族用途】主治跌打扭伤、腹痛、腹泻、痢疾、风湿骨痛、胃溃疡、十二指肠溃疡、慢性胃炎、胃脘痛、虫牙痛、蛔虫、咳嗽。

【用法及用量】干品 5 克或鲜品 10~25 克，水煎服；种子 30 克，研末，以开水冲服。

山栀子

【毛南族通称】勒介 lak^8 kei^3。

【药用别名】黄栀子。

【拉丁学名】*Gardenia jasminoides* Ellis.

【性味功效】味苦，性寒。清热解毒，凉血止血，滋阴泻火。

【毛南族用途】主治黄疸型肝炎、感冒高热、菌痢、肾炎水肿、血尿、乳腺炎、疮疡肿毒。

【用法及用量】干品根 50~100 克或果 10~20 克，水煎服。外用，将果研末，加水、酒调敷局部。

山蒟

【毛南族通称】穿壁风 tshuon^5 pi^6 fuŋ^1。

【药用别名】石蒟。

【拉丁学名】*Piper hancei* Maxim.

【性味功效】味辛，性温。祛风湿，强筋健骨，止咳，止痛。

【毛南族用途】主治腰肌劳损挫伤、风湿性关节炎、手足麻木、预防中暑、

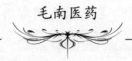

慢性胃炎、咳嗽气喘、阳痿、阴囊水肿、腰骨痛。

【用法及用量】干品 25~50 克，水煎服。

山羊

【毛南族通称】托狮 tho² ruo²。

【药用别名】家羊。

【拉丁学名】*Lvaemorhedus goral.*

【性味功效】味腥，性温。降胃气，和解百草毒。

【毛南族用途】主治反胃吐食、和解百草毒。

【用法及用量】用肉干研粉末，每次 20~40 克，水煎服或做丸剂以温水送服，日服 3 次。胃热或无气滞者忌服。

山马蝗

【毛南族通称】松蚨巴 ruoŋ² biŋ³ pa⁵。

【药用别名】饿蚂蟥、山蚂蟥。

【拉丁学名】*Podocarpium podocarpum* (DC.)Yang et Huang var.oxyphyllum(DC.) Yang et Huang.

【性味功效】味甘，性平。消食止痛，解蛇毒。

【毛南族用途】主治胃痛、小儿消化不良、小儿疳积、毒蛇咬伤。

【用法及用量】干品 25~50 克，水煎服。

大颠茄

【毛南族通称】勒堪佬 1ak⁸ khat⁸ 1au⁴。

【药用别名】野颠茄。

【拉丁学名】*Solanum surattense* burm.f.

【性味功效】味苦、涩，性寒，果有毒。清热解毒，止痛。

【毛南族用途】主治感冒发烧、头痛、咳嗽、胸痛、四肢酸痛。

【用法及用量】干品 3~6 克，水煎服。外用鲜品，捣烂外敷。注意：籽、果实有微毒，不宜过量。

大青

【毛南族通称】麻兔 mba³ men²。

【药用别名】羊咪青、路边青。

【拉丁学名】*Clerodendrum cyrtophyllum* Turcz.

【性味功效】味苦，性寒。清热解毒，凉血止血，利水通便，排毒消炎。

【毛南族用途】主治感冒发热、咽喉炎、扁桃腺炎、腮腺炎、肠炎、痢疾、齿龈出血、皮肤瘙痒、湿疹。

【用法及用量】干品 15~30 克，水煎服。外用鲜品 50~100 克，水煎洗患处。

大叶紫珠

【毛南族通称】松勒炮 ruoŋ² lak⁸ phau⁵。

【药用别名】紫珠草。

【拉丁学名】*Callicarpa macrophylla* Vahl.

【性味功效】味微涩、辛，性平。止血，收敛，祛风止痛。

【毛南族用途】主治吐血、咯血、衄血、便血。外用治外伤出血、风湿骨痛。

【用法及用量】干品 15~25 克，水煎服。外用鲜叶适量，捣烂外敷或煎水外洗。

大叶桉

【毛南族通称】妹胶树 mei⁴ cau⁵ xui⁴。

【药用别名】油加利。

【拉丁学名】*Eucalyptus robusta* Smith.

【性味功效】味苦、辛、涩，性凉。散热解毒，行气止泻，杀虫止痒。

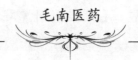

【毛南族用途】主治流行性感冒、腹泻、流脑、乙脑、痢疾。

【用法及用量】干品 30~50 克，水煎服。

大飞扬草

【毛南族通称】松香桐蜓 ruoŋ⁶ jɛŋ³ thuŋ⁶ thin⁶。

【药用别名】乳汁草。

【拉丁学名】*Euphorbia hirta* L.

【性味功效】味辛、淡、微涩，性平。清热解毒，祛风止痒，通乳，消肿，消炎止痛。

【毛南族用途】主治细菌性痢疾、阿米巴痢疾、肠炎、肠道滴虫、消化不良、支气管炎、肾虚肾炎、产后无乳、皮炎、湿疹、皮肤瘙痒。

【用法及用量】干品 25~50 克，水煎服。外用鲜品适量。

大风艾

【毛南族通称】松艾佬 ruoŋ² nŋai⁶ 1au⁴。

【药用别名】冰片艾。

【拉丁学名】*Blumea balsamifera* (L.)DC.

【性味功味】味辛，性温，芳香。祛风消肿，活血散瘀。

【毛南族用途】主治感冒、风湿性关节炎、产后痛风、痛经、跌打瘀痛。外用治跌打损伤、疮疖肿痛、湿疹、皮炎。

【用法及用量】干品 25~50 克，水煎服。

大驳骨

【毛南族通称】松跌髓佬 ruoŋ² tiək⁷ dak⁸ 1au⁴。

【药用别名】十月青。

【拉丁学名】*Adhatoda vasica* Nees.

【**性味功效**】味微酸、辛，性平。祛风湿，活血散瘀。

【**毛南族用途**】主治骨折、跌打损伤、风湿性关节炎、腰腿痛、创伤红肿、肋间神经痛、外伤出血。

【**用法及用量**】干品 25~50 克，水煎服。外用适量，外敷于患处。

大血藤

【**毛南族通称**】苗虬 bieu^3 phiat^7。

【**药用别名**】红藤、血藤。

【**拉丁学名**】*Sargentodoxa cuneata* (Oliv.)Rehd. et Wils.

【**性味功效**】味甘，性平。祛风湿，疏通经络。

【**毛南族用途**】主治急性阑尾炎、慢性阑尾炎、血虚头晕、贫血、月经不调、风湿性关节炎、经闭腰痛、跌打损伤、筋骨疼痛、外伤出血、胆道蛔虫病。

【**用法及用量**】干品 25~50 克，水煎服或浸酒服。

大叶风沙藤

【**毛南族通称**】松利十 ruoŋ^2 li^5 rɷp^8。

【**药用别名**】海风藤。

【**拉丁学名**】*Kadsura heteroclita* (Roxb.)Craib.

【**性味功效**】味辛，性微温，香气。行气止痛，祛风除湿。

【**毛南族用途**】主治风湿骨痛、四肢拘挛、急性胃肠炎、胃溃疡、十二指肠溃疡、慢性胃炎、跌打损伤。

【**用法及用量**】干品 25~50 克，水煎服或浸酒服。

大蓟

【**毛南族通称**】麻钉灼佬 mba^3 tin^3 tsuok^7 lau^4。

【**药用别名**】马刺草。

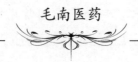

【拉丁学名】*Cirsium japonicum* Fisch.ex Dc.

【性味功效】味甘，性凉。凉血止血，散瘀消肿。

【毛南族用途】主治黄疸、跌打损伤、疮疖肿痛、乳糜尿、乳腺炎、肌肉挫伤所致的局部肿胀、月经过多、倒经、吐血、咯血、便血、衄血、尿血。

【用法及用量】干品 25~50 克，水煎服。外用全草适量，捣烂外敷患处。

大蒜

【毛南族通称】拱朵 koŋ¹ do²。

【药用别名】蒜。

【拉丁学名】*Allium sativum* L.

【性味功效】味辛，性温。消炎，解毒，消食杀虫，消炎止咳。

【毛南族用途】主治流行性感冒、流行性脑脊髓膜炎、肺结核、百日咳、食欲不振、消化不良、细菌性痢疾、阿米巴痢疾、肠炎、蛲虫病。外用治阴道滴虫、急性阑尾炎。

【用法及用量】干品 15~25 克，水煎服。亦可生服，能止咳、止泻、止痢。外用鲜品适量敷于患处。

土大黄

【毛南族通称】松太横 ruoŋ² thai⁶ wcŋ²。

【药用别名】红筋大黄。

【拉丁学名】*Rumex madaio* Makino R.daiwoo Makino.

【性味功效】味酸，性凉。清热利湿，祛瘀，通便，杀虫。

【毛南族用途】主治肺脓疡、肺结核咯血、衄血、流行性乙型脑炎、急性肝炎、慢性肝炎、便秘、肺热咳嗽。外用治跌打损伤、痈疮肿毒、流行性腮腺炎、湿疹、皮炎。

【用法及用量】干品 15~25 克，水煎服。煎水外洗治皮炎、湿疹。

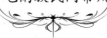

土人参

【**毛南族通称**】搞力省 kau⁵ li⁶ sɯn¹。

【**药用别名**】土高丽参。

【**拉丁学名**】*Talinum paniculatum* (Jacq.)Gaertn.

【**性味功效**】味甘，性平。补中益气，润肺生津。

【**毛南族用途**】主治月经不调、闭经、经后虚弱者。

【**用法及用量**】干品 50~100 克，水煎服，或炖鸡、炖猪蹄等同服。

土茯苓

【**毛南族通称**】勒能色 lak⁸ dəm⁴ sei¹。

【**药用别名**】毛尾薯。

【**拉丁学名**】*Smilax glabra* Roxb.

【**性味功效**】味甘、淡，性平。祛湿热，利筋骨。

【**毛南族用途**】主治钩端螺旋体病、梅毒、风湿性关节炎、心胃气痛、腹泻、肾炎、痈疖肿毒、湿疹、皮疹、汞粉银朱慢性中毒。

【**用法及用量**】干品 25~50 克，水煎服。

土党参

【**毛南族通称**】苗腾有 bieu³ thɯp⁸ jou¹。

【**药用别名**】土人参。

【**拉丁学名**】*Campanumoea javanica* Bl.

【**性味功效**】味甘、淡，性微寒。清热解毒，散瘀活血，补血补气，滋阴补肾，壮阳。

【**毛南族用途**】主治感冒、流感、咽喉肿痛、小儿发热惊风、毒虫（蛇）咬伤、肠炎腹泻、阑尾炎、跌打损伤、痔疮。

【**用法及用量**】干品 50~100 克，水煎服。

小蓟

【毛南族通称】麻盯灼味 mba³ tin³ tsuok⁷ ndi⁵。

【药用别名】刺儿菜。

【拉丁学名】*Cirsium setosum* (Willd.)MB.

【性味功效】味苦，性凉。凉血，行瘀，止血。

【毛南族用途】主治尿血、乳痈、哮喘、月经不调、吐血、小便不利、慢性肝炎、午后潮热、失眠、外伤出血。

【用法及用量】干品 25~50 克，水煎服。外用治刀伤出血和痈疮肿痛，用鲜品捣烂外敷患处。

小颠茄

【毛南族通称】勒堪细 1ak⁸ khat⁸ se⁵。

【药用别名】二面针。

【拉丁学名】*Solaunm indicum* L.

【性味功效】味辛，性凉，有小毒。消肿止痛。

【毛南族用途】主治湿热黄疸、指头疮、腮腺炎、黄水疮、小儿惊厥、跌打损伤、风湿骨痛。

【用法及用量】全草或鲜根每日 25~50 克，水煎服。

小飞扬草

【毛南族通称】松杨细 ruoŋ² jɛŋ³ sɛ⁵。

【药用别名】细叶飞扬草、小飞羊草。

【拉丁学名】*Euphorbia thymifolia* L.

【性味功效】味微酸、涩，性微凉。清热利湿，收敛止痒。

【毛南族用途】主治细菌性痢疾、肠炎腹泻、痔疮出血。外用治湿疹、过敏性皮炎、皮肤瘙痒。

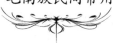

【用法及用量】干品 25~50 克，水煎服。外用取 100 克，水煎外洗。

小驳骨

【毛南族通称】松跌髓细 ruoŋ² tiək⁷ dak⁸ sɛ⁵。

【药用别名】百节芒。

【拉丁学名】*Gendarussa vulgaris* Nees.

【性味功效】味微酸、辛，性平。祛风湿，续筋接骨，消肿止痛。

【毛南族用途】主治骨折、跌打扭伤、风湿性关节炎、无名肿毒。

【用法及用量】干品 50~100 克，水煎服。外用鲜品适量，捣烂外敷患处。

千层纸

【毛南族通称】妹榲敷嗷 mei⁵ si¹ fu¹ au²。

【药用别名】土黄柏。

【拉丁学名】*Oroxylum indicum* (L.)kurz.

【性味功效】味苦、甘，性凉。种子：清肺热，利咽喉，止痛。树皮：清热利湿。

【毛南族用途】主治咽喉肿痛、急性支气管炎、肺结核、心胃气痛、黄疸型肝炎、风湿骨痛、跌打损伤、皮肤疮疡。

【用法及用量】种子 5~10 克或鲜皮 50~100 克，水煎服。外用叶适量，捣烂外敷患处。

千里光

【毛南族通称】花浓嗦 wa³ nuk⁸ so⁵。

【药用别名】九里明。

【拉丁学名】*Senecio scandens* Buch.-Ham.

【性味功效】味苦，性凉。清热解毒，祛腐生新。

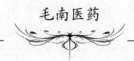

【**毛南族用途**】主治黄疸型肝炎、胆囊炎、腮腺炎、目赤肿痛、麦粒肿、咽喉肿痛、蜂窝组织炎、烫伤、细菌性痢疾、湿疹、热痱。

【**用法及用量**】干品 15~30 克，水煎服。如目赤痛、翳膜，可取适量与十大功劳、鹅不食草共煎服。外用适量捣烂外敷或水煎外洗。

千日红

【**毛南族通称**】千盼览 xien³ vən³ lan¹。

【**药用别名**】百日红。

【**拉丁学名**】*Gomphrena globosa* L.

【**性味功效**】味甘，性平。止咳定喘，凉血止血，清肺化痰。

【**毛南族用途**】主治支气管哮喘、急性支气管炎、慢性支气管炎、百日咳、肺结核咯血、头晕、视物模糊、痢疾。

【**用法及用量**】干品 15~25 克或花头 10 个，水煎服。

千斤拔

【**毛南族通称**】松锟犍 ruoŋ² sɯt⁷ khui²。

【**药用别名**】小叶千斤拔。

【**拉丁学名**】*Moghania philippinensis* (Merr. et Rolfe)Li.

【**性味功效**】味甜、微涩，性平。补气，消肿，祛风，壮筋骨。

【**毛南族用途**】主治腰肌劳损、下肢软弱无力、风湿性关节炎、扁桃体炎、跌打内伤、白带过多、慢性肾炎、慢性腰腿痛、偏瘫、阳痿、肝炎。

【**用法及用量**】鲜品 50~100 克或干品 15~30 克，水煎服或浸酒冲服。外用适量，外敷于患处。

飞龙掌血

【**毛南族通称**】金吉汆 cim³ ce³ vin¹。

【**药用别名**】小金藤。

【拉丁学名】*Toddalia asiatica* (L.)Lam.

【性味功效】味辛、苦，性温。祛风除湿，活血散瘀，消肿止痛。

【毛南族用途】主治风寒感冒、胃痛、肋间神经痛、风湿骨痛、跌打损伤、咯血。外用治骨折、外伤出血。

【用法及用量】鲜根 15~50 克，水煎服。外用鲜叶适量，捣烂外敷患处。

马兰

【毛南族通称】松伤宿 ruoŋ² xien³ sɔk⁷。

【药用别名】路边菊。

【拉丁学名】*Kalimeris india* (L.)Sch.–Bip.

【性味功效】味辛、苦，性凉。清热解毒，健脾去积。

【毛南族用途】主治外感风热、消化不良、肝炎、胃痛、胃溃疡、中耳炎。

【用法及用量】干品 25~50 克，水煎服。外用鲜品适量，捣烂敷于患处。

马尾松

【毛南族通称】妹马尾 mei⁴ ma¹ wei¹。

【药用别名】松树。

【拉丁学名】*Pinus massoniana* Lamb.

【性味功效】松香：味苦，性温，有小毒。燥湿祛风，生肌止痛。松针：味苦、涩，性温。祛风活血，明目，安神，解毒止痒。松花粉：味甘，性温。收敛，止血。松节：味苦、辛，性温。祛风除湿，舒筋通络，活血止痛。松仁：味甘，性温。润肺，滑肠。

【毛南族用途】松香：外用治痈疖疮疡、湿疹、外伤出血、烧烫伤。松针：主治风湿关节痛、跌打肿痛、夜盲症、神经衰弱、流行感冒。松花粉：主治咳血、外伤出血。松节：主治风湿关节痛、腰腿痛、跌打肿痛。松仁：主治肺燥咳嗽、慢性便秘。

【用法用量】松香：外用适量，入膏药或研末敷患处。松针：干品 5~10 克，水煎服。外用鲜品适量，撒敷患处。松花粉：干品 3~6 克，水煎服。外用适量，

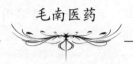

干掺或调敷。松节：干品 25~50 克，配其他药合用。松仁：干品 10~25 克，配其他药合用。

马齿苋

【毛南族通称】松麻滥 ruoŋ² mba³ nəm¹。

【药用别名】瓜子菜。

【拉丁学名】*Portulaca oleracea* L.

【性味功效】味酸，性寒。消瘀，化积，杀菌，降压。

【毛南族用途】主治婴幼儿腹泻、淋病、钩虫、高血压、皮炎、带状疱疹、急性膀胱炎、钩虫性肠炎痢疾、痈疮疖肿、甲沟炎。

【用法及用量】干品 15~30 克或鲜品 50~100 克，水煎服。外用鲜品适量捣烂外敷。

马鞭草

【毛南族通称】松鞭马 ruoŋ² pien³ mia⁴。

【药用别名】燕子尾。

【拉丁学名】*Verbena officinalis* L.

【性味功效】味微苦、辛，性寒。散血，祛瘀，通经，清热利湿，消肿，杀虫。

【毛南族用途】主治疟疾、丝虫病、感冒发热、急性胃肠炎、细菌性痢疾、肝硬化腹水、肾炎水肿、阴囊肿痛、月经不调、牙周炎、尿路感染、咽喉肿痛。外用治跌打损伤、乳腺炎、湿疹、皮疹。

【用法及用量】干品 25~50 克，水煎服。外用鲜品适量。孕妇忌用。

马鞍藤

【毛南族通称】松鞍马 ruoŋ² an³ mia⁴。

【药用别名】马蹄草。

【拉丁学名】*Ipomoea pes-caprae* (L.)Sweet.

【性味功效】味微苦，性温。祛风除湿，拔毒消肿。

【毛南族用途】主治风湿性腰腿痛、腰肌劳损。

【用法及用量】干根 25~50 克，水煎服。外用将鲜叶捣烂外敷于患处。孕妇忌用。

马蹄金

【毛南族通称】松钉马 ruoŋ^2 tin^3 mia^4。

【药用别名】黄胆草。

【拉丁学名】*Dichondra repens* Forst.

【性味功效】味辛，性平。消石利尿，凉血止血，消炎、灭菌、抗病毒。

【毛南族用途】主治尿路结石、肺出血、慢性胆囊炎、血虚乏力、外伤出血、指头疮、黄疸型肝炎。

【用法及用量】干品 25~50 克或鲜品 50~100 克，水煎服。

马㼌儿

【毛南族通称】勒瓜诺 lak^8 kua^3 no^1。

【药用别名】老鼠拉冬瓜。

【拉丁学名】*Zehneria indica* (Lour.)Keraudren.

【性味功效】味甘、苦、微涩，性微寒。消肿拔毒，消瘀散结，清肝明目，化石利水。

【毛南族用途】主治痈疮肿毒、皮肤湿疹、扁桃体炎、咽喉肿痛、腮腺炎、尿路感染、尿路结石、急性结膜炎、小儿疳积。

【用法及用量】干品 25~50 克，水煎服。外用适量，外敷于患处。

三白草

【毛南族通称】松醒辊 ruoŋ^2 sɯt^7 mbei^1。

【药用别名】白面姑。

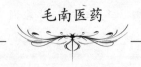

【拉丁学名】*Saururus chinensis* (Lour.)Baill.

【性味功效】味甘、淡，性凉。清湿热，利小便。

【毛南族用途】主治尿路结石、肾炎水肿、白带过多、疔疮肿毒、皮肤湿疹、蛇咬伤。

【用法及用量】干品 20~50 克，水煎服。外用鲜品适量，外敷患处。

三叉苦

【毛南族通称】松三叉 ruoŋ² sam³ tsha³。

【药用别名】三丫苦。

【拉丁学名】*Evodil lepta* (Spreng.)Merr.

【性味功效】味苦，性寒。清热解毒，燥湿止痛。

【毛南族用途】主治流行性感冒、流行性脑膜炎、乙型脑炎、感冒发热、扁桃体炎、咽喉炎、肺炎、肺脓疡、疟疾、风湿性关节炎、坐骨神经痛、腰腿痛、黄疸型肝炎，解断肠草中毒。外用治跌打扭伤、湿疹、皮疹、虫蛇咬伤。

【用法及用量】干叶 15~25 克或干根 15~25 克，水煎服。外用鲜品适量，煎水外洗或外敷。

三加皮

【毛南族通称】麻七严岕 mba³ tshi⁶ man² ndi⁵。

【药用别名】折勒花。

【拉丁学名】*Acanthopanax trifoliatus* (L.)Merr.

【性味功效】味辛、苦，性凉。清热解毒，祛风除湿，通淋化石。

【毛南族用途】主治黄疸、肠炎、胃痛、风湿性关节炎、腰腿痛、坐骨神经痛、咳嗽、胸痛、尿路结石。外用治跌打损伤、疮疖肿毒、湿疹等。

【用法及用量】干根 50~100 克，水煎服。外用鲜叶适量。

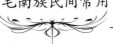

元宝草

【毛南族通称】花乾 wa³ ciɛn³。

【药用别名】帆船草、莲台。

【拉丁学名】*Hypericum sampsonii* Hance.

【性味功效】味辛、甘，性寒。凉血止血，疏通经络，排毒止痛。

【毛南族用途】主治气痛、食滞、乳疮、跌打损伤。

【用法及用量】鲜品 50~100 克或干品 20~30 克，水煎服。外用适量，外敷于患处。孕妇忌服。

天南星

【毛南族通称】洋克栊 jɛk⁷ khω⁶ dɔŋ²。

【药用别名】南星。

【拉丁学名】*Arisaema erubescens* (Wall.)Schott.

【性味功效】味苦、辛，性温，有毒。祛风，散瘀，止痛，解痉挛。

【毛南族用途】主治神经性皮炎、腮腺炎、咳嗽顽痰、面部神经麻痹、腹部胀痛、跌打损伤、毒蛇咬伤、急性炎症、高血压、哮喘。

【用法及用量】干品 5~10 克，水煎服，孕妇忌用。如误服中毒，用生姜叶解之。

天门冬

【毛南族通称】勒门冬 1ak⁵ mən² tuŋ¹。

【药用别名】天冬。

【拉丁学名】*Asparagus cochinchinensis* (Lour.)Merr.

【性味功效】味甘、微苦，性微寒。滋阴润燥，清热化痰。

【毛南族用途】主治肺结核、慢性支气管炎引起的咳嗽、慢性病恢复期、便秘、糖尿病。

【用法及用量】干品 10～15 克，水煎服。

凤仙花

【毛南族通称】花令审 wa³ dip⁷ sim¹。

【药用别名】水指甲花。

【拉丁学名】*Impatiens balsamina* L.

【性味功效】味微苦，性平。清热解毒，活血化痰，消肿拔毒。

【毛南族用途】主治闭经、难产、骨哽咽喉、肿块积聚、蛇头指疮、痈疮肿毒。

【用法及用量】干品 10～15 克，水煎服。外用鲜品捣烂，加温外敷。

凤尾草

【毛南族通称】松锟鸺 ruoŋ² sɤt⁷ kai⁵。

【药用别名】凤尾蕨。

【拉丁学名】*Pteris multifida* Poir.

【性味功效】味微苦、辛，性微寒。清热解毒，利湿止痛。

【毛南族用途】主治黄疸型肝炎、痢疾、赤白带、便血、淋巴结核、小便短赤涩痛、尿血、乳痈。

【用法及用量】干品 30～50 克或鲜品 10～20 克，水煎服。

五加皮

【毛南族通称】麻七严佬 mba³ tshi⁶ man² lau⁴。

【药用别名】五加。

【拉丁学名】*Acanthopanax gracilistylus* W.W.Smith.

【性味功效】味辛，性温。补肝肾，强筋骨，祛风通络。

【毛南族用途】主治风湿性关节炎、跌打损伤、肾虚或旧伤腰痛、阳痿、脚气、四肢疼痛、鹤膝风。

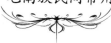

【用法及用量】干品 15~30 克，水煎服。

五爪龙

【毛南族通称】松勒瓮 ruoŋ² lak⁸ oŋ⁵。

【药用别名】三指牛奶。

【拉丁学名】*Ficus hirta* Vahl.

【性味功效】味甘，性平。祛湿，止痛，止咳，收涩。

【毛南族用途】主治肺结核咳嗽、慢性支气管炎、风湿性关节炎、腰腿痛、病后虚弱、产后无乳、脾虚浮肿、子宫脱垂、久病后盗汗、白带过多、骨折。

【用法及用量】干品 50~100 克，水煎服。

车前草

【毛南族通称】麻博 mba³ bɔk⁸。

【药用别名】咳麻菜。

【拉丁学名】*Plantago asiatica* L.

【性味功效】味甘，性寒。清热祛湿，利尿通淋。

【毛南族用途】主治尿路感染、尿路结石、肾炎水肿、脚气水肿、感冒咳嗽、支气管炎、肠炎腹泻、高血压。

【用法及用量】干品 25~50 克或种子 5~10 克，水煎服。外用鲜品适量，外敷于患处。

方解石

【毛南族通称】砧衙 thui² ma²。

【药用别名】黄石。

【拉丁学名】*Lonicera japonica* Thunb.

【性味功效】味苦、辛，性大寒。镇静，解热，和胃制酸。

【毛南族用途】主治热性病，发热烦躁，慢性胃炎，吐酸口渴，黄疸、尿赤。

【用法及用量】干品 10~15 克，作煎剂或散剂内服。

牛筋草

【毛南族通称】松梳芹 ruoŋ² su⁵ chin⁶。

【药用别名】狗牙根。

【拉丁学名】*Eleusine indica* (L.)Gaertn.

【性味功效】味甘，性平。补虚损，祛风利湿，散瘀止痛。

【毛南族用途】主治小儿郁滞、腹胀、跌打损伤、风湿骨痛、刀伤出血。

【用法及用量】干品 10~15 克，水煎服。外用鲜品适量。孕妇忌用。

巴豆

【毛南族通称】松妹严 ruoŋ² mei⁴ miət⁷。

【药用别名】双龙眼。

【拉丁学名】*Croton tiglium* L.

【性味功效】味辛，性寒，有大毒。散瘀消肿，止血，止痛，抗毒杀虫。

【毛南族用途】主治跌打损伤、风湿骨痛、关节肿痛。

【用法及用量】用根皮浸酒外搽或用豆仁捣烂敷患处，待局部起泡后除掉，注意保护创面。治毒蛇咬伤，用根捣烂外敷；治外伤出血，用干叶研末，撒于伤处；治带状疱疹，则用鲜叶捣烂用井水调涂患处。

火苦朗

【毛南族通称】便非 biæn⁴ fei¹。

【药用别名】九月生。

【拉丁学名】未详。（来源：为马兜铃科一种植物的块根。采自贵州与环江交界的劳村，海拔 800 米以上。）

【性味功效】味苦，性寒。清热，解毒。

【毛南族用途】主治毒蛇咬伤，疮疖肿痛，丹毒，食物中毒。

【用法及用量】0.5~1 克，本品为毒蛇咬伤要药，单味用，以温开水送服。疮疖或破溃不愈创口磨汁外涂。

火炭母草

【毛南族通称】发麻醒 va^5 mba^3 sɯm^1。

【药用别名】火炭星。

【拉丁学名】*Polygonum chinense* L.

【性味功效】味微酸，性凉。清利湿热，消滞解毒。

【毛南族用途】主治痢疾、肠炎、消化不良、肝炎、扁桃体炎、咽喉炎、感冒、百日咳、角膜云翳。外用治跌打损伤、疖肿、皮炎、湿疹、瘙痒。

【用法及用量】干品 50~100 克，水煎服。

火殃勒

【毛南族通称】松稞龙 ruoŋ^2 ko^3 loŋ^2。

【药用别名】龙骨树。

【拉丁学名】*Euphorbia antiquorum* L.

【性味功效】味苦涩，性温，有毒。消肿止痛，拔毒。

【毛南族用途】主治急性胃肠炎、无名肿毒、疮疖。

【用法及用量】鲜茎 50~100 克，切片加糯米 50 克同炒焦至呈黄色，水煎服。无名肿毒、痈疮肿毒、指头疮，用鲜茎适量捣烂同酒炒热敷患处。

水田七

【毛南族通称】水萝卜 suei^1 lo^6 pu^4。

【药用别名】水屈头鸡。

【拉丁学名】*Schizocapsa plantaginea* Hance.

【性味功效】味苦，性寒。清热解毒，止痛，止血生肌，拔毒。

【毛南族用途】主治心胃气痛、咽喉炎、咳嗽、蛇头疮、跌打损伤、出血。

【用法及用量】干粉 5 克，以温开水送服。治心胃气痛时，配香附 10~15 克，水煎服。外用适量敷于患处。

水枇杷

【毛南族通称】朋杷栊 phuŋ⁶ phia² doŋ²。

【药用别名】水牛奶。

【拉丁学名】*Horsfieldia hainanensis* Merr.

【性味功效】味微苦，性凉。清热解毒，止咳，止痛。

【毛南族用途】主治风热咳嗽、支气管炎、风火牙痛。

【用法及用量】鲜根 15~50 克，水煎服。治水火烫伤，用干叶研粉调香油涂于患处。

水蜈蚣

【毛南族通称】轆龙 wɔk⁷ lɔŋ²。

【药用别名】护心草、金钮子。

【拉丁学名】*Kyllinga brevifolia* Rottb.

【性味功效】味微苦、辛，性平。行气导滞，杀虫。

【毛南族用途】主治小儿疳积、蛔虫病。

【用法及用量】干品 25~50 克，水煎服。

木棉

【毛南族通称】怀妹 wai⁵ mei⁴。

【药用别名】红棉。

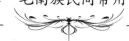

【拉丁学名】*Bombax malabaricum* DC.

【性味功效】味甘，性凉。清热利湿，抗菌消炎。

【毛南族用途】花：主治肠炎、胃溃疡、颈淋巴结核。根皮：主治风湿疼痛、跌打肿痛。根：主治慢性胃炎、胃溃疡、颈淋巴结核。

【用法及用量】干品 25~50 克，水煎服。

木防己

【毛南族通称】松龙骨 ruoŋ² loŋ² dak⁸。

【药用别名】土防己。

【拉丁学名】*Cocculus orbiculatus* (L.)DC.

【性味功效】味苦、辛，性寒。祛风止痛，利水消肿，解毒降压。

【毛南族用途】主治风湿性关节炎、肋间神经痛、急性肾炎、尿路感染、高血压病、风湿性心脏病、水肿。

【用法及用量】干品 10~25 克，水煎服。外用适量，外敷于患处。

木姜子

【毛南族通称】松妹桑 ruoŋ²mei⁴ saŋ¹。

【药用别名】山苍树。

【拉丁学名】*Litsea euosma* W.W.Smith.

【性味功效】味苦，性寒。清热解毒，凉血止血，止痛，消炎。

【毛南族用途】主治风寒感冒、久行脚肿、结核性发热、细菌性痢疾、胃痛、外伤出血、牙痛、头晕目眩、耳鸣、目赤肿痛。

【用法及用量】干品 10~25 克或鲜品 25~50 克，水煎服。外用适量。

木鳖子

【毛南族通称】丁宁卡 tiŋ⁵ ndiŋ⁵ ka³。

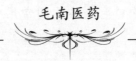

【药用别名】木鳖藤。

【拉丁学名】*Momordica cochinchinensis* (Lour.)Spreng.

【性味功效】根、叶：味苦、微甘，性寒。种子：味甘、微苦，性温，有毒。消炎解毒，消肿止痛。

【毛南族用途】主治痈疮、无名肿毒、淋巴结炎。

【用法及用量】外治：果肉酌量，加适量开水涂于瓦片上，取汁涂患处；鲜用茎叶捣烂外敷患处。

木患子

【毛南族通称】松勒色 ruoŋ² 1ak⁸ rək⁷。

【药用别名】洗手果树。

【拉丁学名】*sapindus mukorossi* Gaertn.

【性味功效】味苦，性寒，有小毒。清热解毒，祛风痰，行气止痛。

【毛南族用途】主治感冒、咽喉痛、胃痛、百日咳、风痰、小儿盗汗、肺结核咳嗽、骨哽喉、湿疹。

【用法及用量】鲜根 50~100 克。水煎服。果壳：水煎服，治肺结核咳嗽、百日咳。外用适量。注意：孕妇忌用。

毛稔

【毛南族通称】松勒衙外 ruoŋ² 1ak⁸ mas⁵ ndi⁵。

【药用别名】红暴牙狼。

【拉丁学名】*Melastoma sanguineum* Sims.

【性味功效】味涩，性微温。收敛止血，消食止痢。

【毛南族用途】主治水泻、红痢、便血、妇女月经过多、外伤出血。

【用法及用量】干品 50~100 克，水煎服。外用适量。

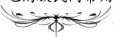

毛蒟

【毛南族通称】苗壁枫 bieu³ pi⁶ fuŋ¹。

【药用别名】小毛蒟。

【拉丁学名】*Piper puberulum* Maxim.

【性味功效】味辛，性温。祛风活血，行气止痛。

【毛南族用途】主治风湿性关节炎、跌打损伤、胃痛、腰腿疼痛。

【用法及用量】干品 5~15 克，研末以酒冲服。

六棱菊

【毛南族通称】松烟泷 ruoŋ² jɛn³ nəm¹。

【药用别名】三棱艾。

【拉丁学名】*Laggera alata* (D.Don)Sch.–Bip.ex Oliv.

【性味功效】味辛，性微寒，气微香。消肿拔毒，散瘀止痛。

【毛南族用途】主治风湿性关节痛、闭经、肾炎水肿、疮疖肿毒、烧烫伤、皮肤湿疹、跌打损伤、毒蛇咬伤。

【用法及用量】干品 25~50 克，水煎服。外用适量敷于患处。

无根藤

【毛南族通称】苗斧绞 bieu³ chim⁶ cieu¹。

【药用别名】无娘藤。

【拉丁学名】*Cassytha filiformis* L.

【性味功效】味淡，性凉。清热解毒，散瘀消肿，补益助阳。

【毛南族用途】主治白癜风、阳痿、遗精、黄疸、便秘、腰膝冷痛、糖尿病、肾虚腰痛、眼睛赤痛、咯血。

【用法及用量】干品 25~50 克，水煎服。外治跌打损伤、皮肤湿疹，鲜品适量，水煎外洗。

犬

【毛南族通称】犸 ma³。

【药用别名】家狗。

【拉丁学名】*Canis familiaris* Linnaeus.

【性味功效】味咸，性温。补肾益精，温补壮阳。

【毛南族用途】主治男子阳痿、肾虚而冷、早泄遗精和妇女痨疾身冷。

【用法及用量】鲜肉 200~300 克，水煎服。热盛者及肝阳上亢者禁服。

白及

【毛南族通称】拱纳 kɔŋ¹ nat⁷。

【药用别名】猴狼。

【拉丁学名】*Bletilla striata* (Thunb.ex A. Murray)Rchb.f.

【性味功效】味苦，性涩。收敛止血，消肿止痛，清热消痈。

【毛南族用途】主治刀斧损伤、肌肉出血、肺结核、水火烫伤、胃溃疡、十二指肠溃疡出血、支气管扩张咯血、乳糜尿、痈疮。

【用法及用量】干品 5~8 克，以温开水冲服。外用适量。

白背叶

【毛南族通称】妹瓢色 mei⁴ phiau⁶ sei¹。

【药用别名】野桐。

【拉丁学名】*Mallotus apelta* (Lour.)Muell.-Arg.

【性味功效】味微苦、涩，性平。舒肝活血，清热祛湿，收敛固涩，止血止泻。

【毛南族用途】根：主治慢性肝炎、肝脾肿大、子宫脱垂、妊娠水肿、肠炎、腹泻。叶：主治中耳炎、跌打损伤、血肿、外伤出血、鹅口疮。

【用法及用量】干品 25~50 克，水煎服。外用适量敷于患处。

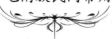

白苏

【**毛南族通称**】麻哈 mba³ ha³。

【**药用别名**】荏苒。

【**拉丁学名**】*Perilla frutescens* (L.)Britt.

【**性味功效**】味辛，性温。散寒解表，理气宽中，舒郁化痰。

【**毛南族用途**】主治风寒感冒、头痛、咳嗽痰多、胸腹胀满、食积气滞。

【**用法及用量**】鲜品 20~50 克，水煎服。外用适量。

白花蛇舌草

【**毛南族通称**】松麻蛇细 ruoŋ² ma² rui² sɛ⁵。

【**药用别名**】蛇舌草。

【**拉丁学名**】*Hedyotis diffusa* Willd.

【**性味功效**】味甘，性凉。清热解毒，消炎利水。

【**毛南族用途**】主治恶性肿瘤、阑尾炎、肝炎、泌尿系统感染、支气管炎、扁桃体炎、肺热咳嗽、跌打损伤。外用治毒蛇咬伤、痈疖肿毒。

【**用法及用量**】干品 50~100 克，水煎服。外用鲜品适量，敷于患处。

白花丹

【**毛南族通称**】松醽浮 ruoŋ² ra² vɔk⁷。

【**药用别名**】白雪花。

【**拉丁学名**】*Plumbago zeylanica* L.

【**性味功效**】根：味苦，性凉。叶：味辛，性凉，有毒。祛风除湿，散瘀消肿，祛邪排毒。

【**毛南族用途**】根茎：治风湿骨痛、跌打肿痛、祛风除湿、散瘀消肿、祛邪排毒、胃痛、肝脾肿大。叶：外用治跌打损伤、体癣、蛇咬伤、恶疮等。

【**用法及用量**】干根 15~25 克，水煎服。外用鲜品适量。

仙人掌

【毛南族通称】麻猁 ma^2 mɯm^4。

【药用别名】仙巴掌。

【拉丁学名】*Opuntia dillenii* (Ker–Gaw.)Haw.

【性味功效】味苦，性凉。消肿解毒，镇咳，止泻。

【毛南族用途】主治腮腺炎、乳腺炎、痈疮肿毒、水火烫伤。

【用法及用量】鲜品 25~50 克，水煎服。外用鲜品去刺捣烂或切片外敷患处。

仙鹤草

【毛南族通称】松髓牂 ruoŋ^2 hiu^1 cia^3。

【药用别名】龙牙草。

【拉丁学名】*Agrimonia pilosa* Ledeb.

【性味功效】味苦，性凉。收敛止血。

【毛南族用途】主治吐血、咯血、衄血、尿血、便血、功能性子宫出血、胃肠炎、痢疾、阴道滴虫。

【用法及用量】干品 20~50 克，水煎服。外用适量，用鲜品捣烂或干品研末均可。

仙茅

【毛南族通称】松桑独 ruoŋ^2 saŋ^3 thɔk^8。

【药用别名】独脚仙茅。

【拉丁学名】*Curculigo orchioides* Gaertn.

【性味功效】味辛，性温，有小毒。补肾壮阳，散寒除痹，止咳化痰，消炎止痛。

【毛南族用途】主治肾虚腰痛、风湿性关节炎、神经衰弱、滑精、白浊、阳痿、老人小便失禁、产后虚咳、慢性肾炎、牙痛。

【用法及用量】干品 7~15 克，水煎服。外用适量，外敷于患处。

古羊藤

【毛南族通称】松鳌觖 ruoŋ² ŋau³ in⁵。

【药用别名】苦参。

【拉丁学名】*Streptocaulon griffithii* Hook.f.

【性味功效】味苦、微甘，性凉。清热解毒，收敛止痛。

【毛南族用途】主治肛门湿疹、湿热痢疾、痔疮出血、心律失常、频发性早搏、妇女外阴瘙痒、阴道炎、钩虫病、白带过多、慢性迁延型肺炎、白癜风、心胃气痛、湿疹、毒蛇咬伤。

【用法及用量】鲜品 50~100 克或干品 15~20 克，水煎服。外用适量敷于患处。体虚弱者禁用。

石榴

【毛南族通称】勒榴 1ak⁸ 1iu²。

【药用别名】珍珠石榴。

【拉丁学名】*Punica granatum* Linn.

【性味功效】味甘、酸、微苦、涩，性平。驱虫，止泻，止血。

【毛南族用途】主治细菌性痢疾、急性肠炎、水泻不止、脱肛、蛔虫病、绦虫病、鼻衄、化脓性中耳炎、腰痛。

【用法及用量】干品根皮或果皮 15~25 克，水煎服。

石斛

【毛南族通称】松麻鸭 ruoŋ² ma² əp⁷。

【药用别名】果上叶。

【拉丁学名】*Dendrobium nobile* Lindl.

297

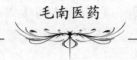

【性味功效】味甘、淡，性凉。滋阴清热，化痰止咳。

【毛南族用途】主治肺燥咳嗽、肺结核咯血、扁桃体炎。

【用法及用量】干品 20~50 克，水煎服。

石菖蒲

【毛南族通称】松羊符 ruoŋ² jɛŋ³ vu²。

【药用别名】野菜。

【拉丁学名】*Acorus tatarinowii* Schott.

【性味功效】味辛，性温。开窍，祛风除湿，理气止痛，抗惊厥。

【毛南族用途】主治癫痫、惊厥、痰结昏迷、胸腹胀闷或疼痛。

【用法及用量】干品 5~30 克，水煎服。

石莽草

【毛南族通称】八课龙 pa¹ kr⁴ loŋ²。

【药用别名】高山枫、樟木钻。

【拉丁学名】*Polygonum capitatum* Buch.–Ham. ex D.Don.

【性味功效】味辛、苦，性温。散瘀消肿，祛风止痛。

【毛南族用途】主治风湿骨痛、类风湿性关节痛、跌打损伤、骨折。

【用法及用量】干品 3~5 克，水煎服。本品香气浓郁，使用大剂量会引起心率加快。

石韦

【毛南族通称】麻妹希 mba³ mei⁴ ri²。

【药用别名】飞刀剑。

【拉丁学名】*Pyrrosia lingua* (Thunb.)Farwell.

【性味功效】味淡，性平。清热利湿，通淋化石。

【毛南族用途】主治肾炎水肿、尿路感染、尿路结石。

【用法及用量】干品 15~25 克，水煎服。

石仙桃

【毛南族通称】松仙砬 ruoŋ² xien³ thui²。

【药用别名】石穿盘。

【拉丁学名】*Pholidota chinensis* Lindl.

【性味功效】味甘、淡，性凉。清热养阴，止咳利尿。

【毛南族用途】主治肺热咳嗽、肺结核咳血、小便不利、湿热浮肿、淋巴结核、小儿疳积、胃溃疡、十二指肠溃疡、慢性骨髓炎。

【用法及用量】干品 15~25 克，水煎服。

石油菜

【毛南族通称】麻油砬 bma³ ju² thui²。

【药用别名】石苋菜。

【拉丁学名】*Pilea cavaleriei* Levl.subsp. *valida* C.J.Chen.

【性味功效】味淡，性凉。清热解毒，润肺止咳，消肿。

【毛南族用途】主治肺热咳嗽、肺结核、跌打损伤、水火烫伤、疮疖红肿。

【用法及用量】干品 25~50 克，水煎服。外用鲜品适量。

东北石松

【毛南族通称】戆得滕 wɔk⁷ təp⁷ thɯŋ⁴。

【药用别名】铺地蜈蚣、伸筋草。

【拉丁学名】*Lycopodium clavatum* L.

【性味功效】味微甘、涩，性平。舒筋活络，止血生肌，清肝明目。

【毛南族用途】主治风湿性关节炎、关节冷痛、带状疱疹、筋骨麻木、小儿

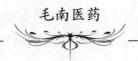

夏季汗症、腓肠肌痉挛、外伤出血、夜盲症。

【用法及用量】干品 25~50 克，水煎服。

田字草

【毛南族通称】棚漂佬 phun⁶ phieu² lau⁴。

【药用别名】四叶草。

【拉丁学名】*Marsilea quadrifolia* L.

【性味功效】味甘，性寒。清热解毒，利水消肿。

【毛南族用途】主治痈肿疔毒、感冒发热、热淋、急性黄疸型肝炎、淋巴结核、急性结膜炎、痔疮肿痛、神经衰弱、心烦不眠、肝硬化腹水、哮喘、水湿浮肿、毒蛇咬伤、牙齿肿痛。

【用法及用量】干品 15~25 克，水煎服。外用鲜品适量，捣烂外敷。

田基黄

【毛南族通称】松牯䴕 ruoŋ² kha³ kai⁵。

【药用别名】雀舌草。

【拉丁学名】*Hypericum japonicum* Thunb.ex Murray.

【性味功效】味甘、淡，性平。清热解毒，渗湿利水，消肿止痛。

【毛南族用途】主治肝炎、早期肝硬化、阑尾炎、眼结膜炎、扁桃体炎。外用治痈疖肿毒、带状疱疹、毒蛇咬伤、跌打损伤。

【用法及用量】干品 25~50 克，水煎服。外用适量，捣烂敷于患处。

半枝莲

【毛南族通称】松鞒棱细 ruoŋ² wɔk⁷ lim⁶ sɛ⁵。

【药用别名】牙刷草。

【拉丁学名】*Scutellaria barbata* D.Don.

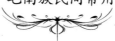

【性味功效】味微苦，性凉。清热解毒。

【毛南族用途】主治肿瘤、阑尾炎、肝炎、肝硬化腹水、肝癌、肺脓疡。外用治乳腺炎、痈疖肿毒。

【用法及用量】干品 25~50 克，水煎服。外用鲜品适量，敷患处。

叶下珠

【毛南族通称】桐蜓色 thuŋ⁶ thin⁶ sei¹。

【药用别名】叶后珠。

【拉丁学名】*Phyllanthus urinaria* L.

【性味功效】味微苦、甘，性微寒。清肝火，除湿热，解毒，抗菌消炎。

【毛南族用途】主治肾炎水肿、泌尿系统感染、结石、肠炎、痢疾、小儿疳积、夜盲症、目赤肿痛、黄疸型肝炎。外用治毒蛇咬伤。

【用法及用量】干品 25~50 克，水煎服。外用鲜品适量，捣烂敷于患处。

玉叶金花

【毛南族通称】松别发臥 ruoŋ² phiɛ³ va⁵ phuok⁸。

【药用别名】白纸扇。

【拉丁学名】*Mussaenda pubescens* Ait.f.

【性味功效】味甘、淡，性凉。凉血止血，清热解表，消炎祛毒。

【毛南族用途】主治中暑、感冒、支气管炎、扁桃体炎、咽喉炎、肾炎水肿、肠炎腹泻、子宫出血、毒蛇咬伤。

【用法及用量】干品 25~50 克，水煎服。

龙眼

【毛南族通称】松桂圆 ruoŋ² kuei⁴ juon²。

【药用别名】桂圆。

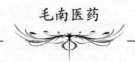

【拉丁学名】*Dimocarpus longan* Lour.

【性味功效】味甘，性温。补益心脾，养血安神，大补元气。

【毛南族用途】主治失眠健忘、刀伤出血、气血虚病、胃下垂、脾虚泄泻、产后乳肿、低血压、白带过多、产后缺乳汁。

【用法及用量】龙眼干 10~15 枚或龙眼肉 10~30 克，水煎服。外用适量，敷于患处。

龙须藤

【毛南族通称】苗任 bieu³ məm⁵。

【药用别名】白龙藤、蚂蟥藤、土白芍。

【拉丁学名】*Cyclea polypetala* Dunn.

【性味功效】味苦，性寒。祛风除湿，行气止痛。

【毛南族用途】主治跌打损伤、半身不遂、肝炎、肠炎、尿道炎、急性肾炎。

【用法及用量】干品 10~15 克，水煎服。

西南山梗菜

【毛南族通称】松台将军 ruoŋ² thai⁶ tsɛŋ¹ cuɯn³。

【药用别名】破天菜、大将军。

【拉丁学名】*Lobelia sequinii* Levl. et Van.

【性味功效】味辛、微苦，性温，有大毒。祛风，消肿，止痛，杀虫。

【毛南族用途】主治风湿性关节炎、跌打损伤、疮疡肿毒。

【用法及用量】干品 10~20 克，外用。本品有剧毒，忌内服。

灯笼草

【毛南族通称】卡秀 kha¹ tuk⁷。

【药用别名】鬼灯笼。

【拉丁学名】*Physalis peruviana* L.

【性味功效】味苦，性寒。清热解毒，化痰止咳，利尿消肿。

【毛南族用途】主治流行性腮腺炎、肺热咳嗽、睾丸炎、黄疸、急性肝炎、慢性肝炎、手指发炎、细菌性痢疾、咽喉肿痛、湿疹。

【用法及用量】鲜品 50~100 克或干品 25~50 克，水煎服。外用适量。

百部

【毛南族通称】勒睹犊 1ak^8 ru^3 khui^2。

【药用别名】山百根。

【拉丁学名】*Stemona sessilifolia* (Miq.)Franch.et Sav.

【性味功效】味甘、苦，性微温，有微毒。润肺，下气，止痒。

【毛南族用途】主治百日咳、肺结核咳嗽、慢性咽喉炎、支气管炎、体癣、阴囊湿疹、皮肤瘙痒。

【用法及用量】干品 25~50 克，水煎服。外用适量。

百合

【毛南族通称】拱托巴 kɔŋ^1 do^2 pa^5。

【药用别名】天蒜根。

【拉丁学名】*Lilium lancifolium* Thunb.

【性味功效】味甘，性平。润肺止咳，宁心安神。

【毛南族用途】主治肺结核咳嗽、痰中带血、神经衰弱、心烦不安、心悸、失眠、小便不利、浮肿。

【用法及用量】干品 10~25 克，水煎服。

扛板归

【毛南族通称】松盯得 ruoŋ^2 tin^3 diək^8。

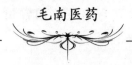

【药用别名】蛇倒退。

【拉丁学名】*Polygonum perfoliatum* L.

【性味功效】味酸，性凉。清热祛湿，拔毒止痒。

【毛南族用途】主治上呼吸道感染、气管炎、百日咳、急性扁桃体炎、肠炎、痢疾、肾炎水肿。外用治湿疹、带状疱疹、痈疮肿毒。

【用法及用量】干品25~50克，水煎服。外用适量，鲜品捣烂外敷或煎水外洗。

地桃花

【毛南族通称】松毂结 ruoŋ² wɔk⁷ cut⁷。

【药用别名】八褙拦路虎。

【拉丁学名】*Urena lobata* L.

【性味功效】味甘、淡，性凉。清热解毒，散瘀止痛。

【毛南族用途】主治风湿性关节痛、感冒、疟疾、肠炎、痢疾、小儿消化不良、白带过多。外用治跌打损伤、骨折、毒蛇咬伤、乳腺炎。

【用法及用量】干品25~50克，水煎服。外用鲜品适量，捣烂敷于患处。

地苦参

【毛南族通称】果好 kuo¹ hau³。

【药用别名】藤苦参。

【拉丁学名】*Streptocaulon griffithii* Hook.f.（来源：藤状小草本，叶似花生，分布于林下、溪边阴湿处。疑为蝶形花科植物。环江明伦柳平村有分布）

【性味功效】味苦，性寒。清热，利湿，解毒。

【毛南族用途】主治咽喉炎、肠炎、痢疾、肝炎、肾炎、湿疹、疮毒。

【用法及用量】干品3~5克，咀嚼或水煎服。本品单味或配伍用，凡炎症类疾病均可使用，毛南医称其为"药王"。

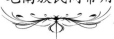

地胆草

【毛南族通称】松得但 ruoŋ² təp⁷ do⁶。

【药用别名】地胆头、草鞋根。

【拉丁学名】*Elephantopus scaber* L.

【性味功效】味苦，性凉。清热解毒，利水消肿。

【毛南族用途】主治感冒、急性扁桃体炎、眼结膜炎、流行性乙型脑炎、百日咳、急性黄疸型肝炎、肝硬化腹水、急性胃炎、慢性胃炎、疖肿、湿疹。

【用法及用量】鲜品 50~100 克，水煎服。外用鲜品适量，捣烂外敷患处。孕妇忌服。

地菍

【毛南族通称】勒研 1ak⁸ nin¹。

【药用别名】铺地菍。

【拉丁学名】*Melastoma dodecandrum* Lour.

【性味功效】味涩，性平。活血化瘀，止痛，利小便，消石化石。

【毛南族用途】主治瘀血腹痛、跌打内伤、小便不通、尿路结石。

【用法及用量】干品 15~30 克，水煎服。

肉碎补

【毛南族通称】发盯节狪 va⁵ tin³ tsiɛk⁷ ndi⁵。

【药用别名】猴子姜。

【拉丁学名】*Drynaria fortunei* (Kze.)

【性味功效】味甘，性温。补肾壮骨，祛风湿，活血，消炎止痛。

【毛南族用途】主治跌打损伤、骨折、瘀血作痛、风湿性关节炎、肾虚久泻、耳鸣、牙痛。

【用法及用量】干品 10~15 克，水煎服。

竹叶椒

【毛南族通称】勒宵那 1ak^8 xieu^3 na^4。

【药用别名】土花椒。

【拉丁学名】*Zanthoxylum armatum* DC.

【性味功效】味辛，性温，有小毒。祛风行气，散寒祛湿，散瘀消肿。

【毛南族用途】主治胃腹冷痛、呕吐、泄泻、血吸虫病、风湿骨痛、跌打损伤、蛔虫病、毒蛇咬伤。

【用法及用量】干品 10~15 克，水煎服或浸酒服。叶外用适量，鲜品捣烂，外敷于患处。

竹鼠

【毛南族通称】挠 nau^6。

【药用别名】灰竹鼠。

【拉丁学名】*Rhizomys sinensis.*

【性味功效】肉：味甘，性平。益气养阴、解毒。油：味微甘，性平。解毒排脓，生肌止痛。

【毛南族用途】主治水火烫伤、无名肿毒。

【用法及用量】干品 150~300 克，炖服。

决明子

【毛南族通称】豆魂伤 thou^6 maŋ^3 xiɛŋ^3。

【药用别名】草决明、羊尾兰。

【拉丁学名】*Cassia tora* Linn.

【性味功效】味苦，性凉。清肝明目，利尿通便。

【毛南族用途】主治急性乳腺炎、梅毒性阴道炎、胃痛、高血压性头痛、急性结膜炎、肝炎、夜盲症、习惯性便秘、男性乳房发育症、麦粒肿、口腔溃疡。

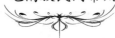

【用法及用量】种子干品 15~25 克，水煎服。

苏木

【毛南族通称】妹三模 mei⁴ sam³ mɔk⁸。

【药用别名】红苏木。

【拉丁学名】*Caesalpinia sappan* L.

【性味功效】味甘、咸，性平。行血祛瘀，消肿止痛。

【毛南族用途】主治产后瘀血腹痛、闭经、跌打瘀肿、风湿骨痛。

【用法及用量】干品 10~25 克，水煎服。外伤出血，则研粉撒患处。

两面针

【毛南族通称】勒消桄 1ak⁸ xieu³ doŋ²。

【药用别名】地杨梅。

【拉丁学名】*Zanthoxylum nitidum* (Roxb.)DC.

【性味功效】味辛、微苦，性温。祛风活络。

【毛南族用途】主治跌打损伤、腹痛、腹泻、痢疾、疟疾、风湿骨痛、胃溃疡、十二指肠溃疡、慢性胃炎、虫牙痛。

【用法及用量】干品 15~25 克，水煎服；或用干粉 2 克，以开水冲服。

麦门冬

【毛南族通称】松勒有 ruoŋ² 1ak⁸ iu³。

【药用别名】野韭菜、麦冬。

【拉丁学名】*Ophiopogon japonicus* (L.f)Ker–Gawl.

【性味功效】味微苦，性寒。润肺止咳，散寒消肿，行气止痛。

【毛南族用途】主治慢性支气管炎、咳嗽、热性病恢复期、便秘、缺乳汁。

【用法及用量】干品 10~20 克，水煎服。

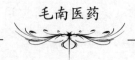

苎麻

【毛南族通称】麻咸 mba³ ŋan³。

【拉丁学名】*Boehmeria nivea* (L.)Gaud.

【性味功效】味甘，性寒。清热解毒，凉血散瘀，利尿通淋。

【毛南族用途】主治胎动不安、小便不利、尿血、跌打损伤、麻疹发热、狂躁、阴性肿毒、关节扭伤、刀伤出血、肠风下血、习惯性流产、急性淋浊、脱肛、骨折、痈疮出血。

【用法及用量】鲜品 50~100 克或干品 25~50 克，水煎服。外用适量。

苍耳子

【毛南族通称】毻救佬 wɔk⁷ cut⁷ lau⁴。

【药用别名】痴头婆。

【拉丁学名】*Xanthium sibiricum* Patrin ex Widder.

【性味功效】味微苦、辛，性微温，有小毒。祛风燥湿，散瘀镇痛，杀虫。

【毛南族用途】主治感冒头痛、慢性鼻窦炎、泌尿系统感染、上颌窦炎、肠炎、风湿性关节痛、钩虫病。

【用法及用量】干品 7.5~15 克或鲜草 50~100 克，水煎服。外用鲜品适量。

杜仲

【毛南族通称】途中 thu⁶ tsuŋ⁵。

【药用别名】扯丝皮。

【拉丁学名】*Eucommia ulmoides* Oliv.

【性味功效】味甘、微辛，性平。补肝肾，壮筋骨，安胎。

【毛南族用途】主治高血压、头晕目眩、腰膝酸痛、筋骨痿软、肾虚腰痛、体质虚弱、胎动不安。

【用法及用量】干品 15~25 克，水煎服。

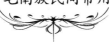

含羞草

【毛南族通称】松齛爱 ruoŋ² ra² nŋei³。

【药用别名】知羞草。

【拉丁学名】*Mimosa pudica* L.

【性味功效】味苦、涩,性寒。安神镇静。

【毛南族用途】主治神经衰弱、失眠。

【用法及用量】干品 50~100 克,水煎服。

旱莲草

【毛南族通称】毓墨 wɔk⁷ mək⁸。

【药用别名】黑墨草。

【拉丁学名】*Elclipta prostrata* (L.)L.

【性味功效】味甘、酸,性平。清肺热,明目养阴,散瘀止血。

【毛南族用途】主治吐血、衄血、尿血、便血、血崩、慢性肝炎、肠炎、痢疾、小儿疳积、肾虚耳鸣、须发早白、神经衰弱。外用治脚癣、湿疹、创伤出血。

【用法及用量】干品 25~50 克,水煎服。外用鲜品适量,捣烂敷于患处。

杨梅

【毛南族通称】勒射 1ak⁸ se⁵。

【药用别名】火杨梅。

【拉丁学名】*Myrica rubra* (Lour.)Sieb.et Zucc.

【性味功效】味酸、甘,性平。清湿热,收敛止痛,止痒。

【毛南族用途】根皮:主治跌打损伤、骨折、痢疾、胃溃疡、十二指肠溃疡、牙痛。果实:主治口干、食欲不振。外用治创伤出血、水火烫伤。

【用法及用量】干品 25~50 克,水煎服。外用适量,捣烂敷于患处。

吴茱萸

【毛南族通称】茶腊 tsha⁶ la⁶。

【药用别名】茶辣。

【拉丁学名】*Evodia rutaecarpa* (Juss.)Benth.

【性味功效】味甘、苦,性温,有小毒。温中祛寒,开郁下气,健胃止痛。

【毛南族用途】主治胃腹冷痛、恶心呕吐、泛酸嗳气、腹泻、肝气郁滞、疝气冷痛、月经不调、风湿骨痛。

【用法及用量】干品 2~5 克,水煎或研末冲服。

灵芝

【毛南族通称】聏仙 nŋa³ xiɛn³。

【药用别名】灵芝草。

【拉丁学名】*Canoderma lucidum* (Leyss.ex Fr.)Karst.

【性味功效】味淡,性温。滋养强壮,补血补气,补心安神,降脂,增强抵抗力。

【毛南族用途】主治头晕、失眠、神经衰弱、高血压病、冠心病、高胆固醇症、肝炎、慢性支气管炎、哮喘、矽肺、风湿性关节炎。

【用法及用量】干品 10~15 克,水煎服。

鸡血藤

【毛南族通称】松补虮 ruoŋ² pu¹ phiat⁷。

【拉丁学名】*Spatholobus suberectus* Dunn.

【性味功效】味苦,性温。补血强筋,通筋活络,祛风除痹。

【毛南族用途】主治贫血、月经不调、闭经、遗精、风湿骨痛、腰腿痛、胃痛。

【用法及用量】干品 25~50 克,水煎服。

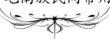

鸡骨草

【毛南族通称】松䏠得 rouŋ² ra² təp⁷。

【药用别名】铁骨草。

【拉丁学名】*Abrus cantoniensis* Hance.

【性味功效】味苦，性凉。清凉利湿，舒肝定痛，活血祛瘀，退黄排毒，疏肝理气。

【毛南族用途】主治急性肝炎、慢性肝炎、肝硬化、胃痛、风湿骨痛、毒蛇咬伤、外感风热、跌打损伤。

【用法及用量】鲜品 50~100 克，水煎服。小儿用量减半。

鸡屎藤

【毛南族通称】苗滕犸 bieu³ tɔt⁷ ma³。

【药用别名】狗屁藤。

【拉丁学名】*Paederia scandens* (Lour.)Merr.

【性味功效】味苦、辛，性平，气芳香。解毒止痛，止咳，止血。

【毛南族用途】主治神经性皮炎、湿疹、皮肤瘙痒、感冒咳嗽、百日咳、气郁胸闷、胃痛、尿血、有机磷农药中毒、痢疾、蜂窝组织炎、疥疮。

【用法及用量】鲜品 10~100 克，水煎服。外用适量，敷于患处。

走马胎

【毛南族通称】松龙马 ruoŋ² loŋ² mia⁴。

【药用别名】走马藤。

【拉丁学名】*Ardisia gigantifolia* Stapf.

【性味功效】味微辛，性微温。祛风除湿，活血散瘀。

【毛南族用途】根：主治风湿性关节炎、腰腿痛、跌打肿痛、中风瘫痪、半身不遂。叶：主治跌打扭伤、痈疮肿毒、慢性溃疡。

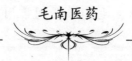

【用法及用量】干根 15~50 克，水煎服。外用根、叶适量。

走马风

【毛南族通称】麻穹 mba³ coŋ³。

【药用别名】牛耳草、走马箭、八拔麻。

【拉丁学名】*Blumea laciniata* (Roxb.)DC.

【性味功效】味酸，性平。祛风消肿，舒筋活络，发汗利尿。

【毛南族用途】主治风湿性关节炎、类风湿性关节炎、扁桃体炎、尿路感染、淋病。

【用法及用量】干品 15~30 克，水煎服。

茅莓

【毛南族通称】勒滕怕 lak⁸ thɯm⁶ pha³。

【药用别名】三月泡。

【拉丁学名】*Rubus parvifolius* L.

【性味功效】味微涩、辛、甘，性凉。散热祛风，止痛。

【毛南族用途】主治黄疸、风火牙痛、过敏性皮炎、慢性肝炎、胃痛、腹泻、痢疾、泌尿系统结石、咽喉炎。

【用法及用量】鲜品 50~100 克，水煎服。外用适量。

枫香槲寄生

【毛南族通称】掺妹抚 sap⁷ mei⁴ hu³。

【药用别名】枫树寄生、路路通寄生。

【拉丁学名】*Viscum liquidambaricolun* Hayata.

【性味功效】味微苦，性平。祛风除湿，舒筋活络。

【毛南族用途】主治风湿性关节痛、腰背酸痛、原发性高血压、胎动不安、

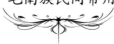

咳嗽、冻伤、跌打损伤。

【**用法及用量**】干品 25～50 克，水煎服。孕妇忌服。

苦地胆

【**毛南族通称**】松殂镁 ruoŋ² do⁶ muoi³。

【**药用别名**】退血草。

【**拉丁学名**】*Elephantopus scaber* L.

【**性味功效**】味苦，性寒。清热解毒，消肿，接筋。

【**毛南族用途**】主治刀伤出血后发热红肿、牙痛、眼赤肿痛、水火烫伤、肺结核咳血。

【**用法及用量**】干品 10～20 克，水煎服。

苦楝

【**毛南族通称**】松古链 ruoŋ² ku¹ lien⁴。

【**药用别名**】翠树。

【**拉丁学名**】*Melia azedarach* L.

【**性味功效**】味苦，性寒，有毒。驱虫止痛。

【**毛南族用途**】主治蛔虫病、钩虫病、疥疮、头癣、稻田性皮炎、疟疾。

【**用法及用量**】干品 15～25 克或鲜品 15～50 克，水煎服。小儿慎用。外用 50～100 克，水煎外洗。

狗肝菜

【**毛南族通称**】松得犸 ruoŋ² təp⁷ ma³。

【**药用别名**】金龙棒。

【**拉丁学名**】*Dicliptera chinensis* (L.)Nees.

【**性味功效**】味甘、淡，性凉。清热解毒，生津利尿，抗病毒。

【毛南族用途】主治感冒发热、流行性乙型脑炎、风湿性关节炎、眼结膜炎、小便不利。外用治带状疱疹。

【用法及用量】干品25~50克，水煎服。外用适量，敷于患处。

狗脊

【毛南族通称】黄金狗 waŋ⁶ cin⁵ kou¹。

【药用别名】黄狗头。

【拉丁学名】*Cibotium barometz* (L.)J. Smith.

【性味功效】味苦，性温。补肝益肾，壮筋骨，祛风湿。

【毛南族用途】主治腰腿酸痛、风湿性关节痛、半身不遂、遗尿、老人尿频、神经衰弱、失眠、外伤出血。

【用法及用量】干品15~30克，水煎服。外伤出血，用黄狗毛直接贴于创面止血。

金果榄

【毛南族通称】拱鞭俳 kɔŋ¹ piɛŋ⁵ vi³。

【药用别名】黄金果。

【拉丁学名】*Tinospora sagittata* (Oliv.)Gagnep.

【性味功效】味苦，性寒。清热解毒，利咽，止痛。

【毛南族用途】主治急性咽喉炎、扁桃体炎、口腔炎、急性胃肠炎、胃痛、细菌性痢疾、痈疮肿毒、淋巴结核、毒蛇咬伤。

【用法及用量】干品5~10克，水煎服；干粉2~3克，以开水冲服。外用适量。

金银花

【毛南族通称】花金银 wa³ cim³ mən²。

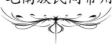

【药用别名】双花。

【拉丁学名】*Lonicera japonica* Thunb.

【性味功效】味甘、淡，性凉。消炎杀菌，祛腐生肌，抗病毒。

【毛南族用途】主治上呼吸道感染、流行性感冒、扁桃体炎、急性结膜炎、急性阑尾炎、大叶性肺炎、肠炎、痢疾、腮腺炎、痈疮肿毒、丹毒、外伤感染、宫颈糜烂。

【用法及用量】干花 10~25 克或藤 50~100 克，水煎服。外用适量，外敷于患处。

金耳环

【毛南族通称】松能聇 ruoŋ² ndeŋ⁵ kha³。

【药用别名】土细辛。

【拉丁学名】*Asarum insigne* Diels.

【性味功效】味辛，性温。祛风散寒，平喘止咳，行气止痛，解毒消肿。

【毛南族用途】主治风寒头痛、牙痛、咳嗽、支气管哮喘、痢疾、急性胃肠炎。

【用法及用量】干品 5~10 克，水煎服。外用适量，敷于患处。

金樱子

【毛南族通称】勒严 lak⁸ man⁴。

【药用别名】红金樱。

【拉丁学名】*Rosa laeviga* Michx.

【性味功效】根：味酸、微涩，性平。活血散瘀，止痛，利尿。果：味甘，性平。滋阴补肾，生津。

【毛南族用途】主治痢疾、遗精、神经性头痛、肠炎、胃痛、血崩、子宫脱垂、肾虚腰痛、眩晕耳鸣、跌打损伤、痈疮肿毒。

【用法及用量】干品 25~40 克或鲜品 50~100 克，水煎服。外用适量，敷于患处。

使君子

【毛南族通称】勒虼 1ak^6 rəm^2。

【药用别名】留求子。

【拉丁学名】*Quisqualis indica* L.

【性味功效】味甘，性温，有小毒。杀虫，补脾润肠。

【毛南族用途】主治小儿疳积、驱蛔虫。

【用法及用量】儿童每岁服 1 粒，成人 10~15 粒。用火煨熟，去壳后空服，一次嚼服完，晚上服，3 日为 1 个疗程。

肾蕨

【毛南族通称】勒严 lak^8 nən^4。

【药用别名】天鹅蛋。

【拉丁学名】*Nephrolepis auriculata* (L.)Trimen.

【性味功效】味甘、淡，性凉。清热解毒，生津，止咳化痰，消肿拔脓，祛腐生肌。

【毛南族用途】主治感冒发热、咳嗽、肺结核咯血、痢疾、急性肠炎、小儿疳积、中毒性消化不良、泌尿系统感染、黄疸型肝炎、淋巴结核。

【用法及用量】基根孢子囊干品 9~15 克，水煎服。外用鲜孢子囊适量，捣烂敷于患处。

青葙子

【毛南族通称】麻硬巴 mba^3 pɯm^3 pa^5。

【药用别名】野鸡冠。

【拉丁学名】*Celosia argentea* L.

【性味功效】味苦微，性寒。种子：清肝明目。全草：清热利湿。

【毛南族用途】主治高血压、头晕目眩、支气管炎、胃炎、皮肤湿疹、风疹。

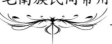

【用法及用量】干品 15~45 克，水煎服。外用 30~50 克，水煎外洗。

青蒿

【毛南族通称】松艾忍 ruoŋ² nŋai⁶ mjn³。

【药用别名】青艾。

【拉丁学名】*Artemisia annua* L.

【性味功效】味苦，性寒，气香。解热健胃，祛风止痒。

【毛南族用途】主治结核病潮热、疟疾、感冒发热、盗汗、消化不良、疥癣、皮肤瘙痒，可灭蚊。

【用法及用量】干品 10~30 克，水煎服，小儿用量减半。外用适量，水煎外洗。

鱼蓼

【毛南族通称】麻喂 mba³ we⁵。

【药用别名】香辣蓼。

【拉丁学名】*Polygonum lapathifoliun* L.

【性味功效】味香辣，性温。祛风，杀虫，止痒，止痛。

【毛南族用途】主治痢疾、腹泻、胃溃疡、感冒、伤寒、风湿骨痛、跌打损伤、皮肤湿疹、蜈蚣咬伤。

【用法及用量】干品 25~50 克，水煎服。外用适量，捣烂敷于患处。

泡桐木

【毛南族通称】松妹宿 ruoŋ² mei⁴ suk⁷。

【药用别名】凤凰木。

【拉丁学名】*Paulownia fortunei* (Seem)Hemsl.

【性味功效】味甘、淡，性平。祛风，消肿，驳骨。

【毛南族用途】主治慢性肝炎、早期肝硬化、骨折、风湿骨痛。

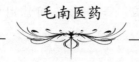

【用法及用量】干品 50~100 克，水煎服。外用皮叶捣烂，炒热外敷治骨折。

夜香牛

【毛南族通称】松醛琯 ruoŋ² məm⁵ ndaŋ³。

【药用别名】伤寒草。

【拉丁学名】*Vernonia cinerea* (L.)Less.

【性味功效】味苦、微甘，性凉。疏风散热，凉血解毒，安神。

【毛南族用途】主治神经衰弱。外用治痈疖、无名肿毒、毒蛇咬伤。

【用法及用量】干品 25~50 克或鲜品 50~100 克，水煎服。外用鲜品适量，捣烂敷患处。

泽兰

【毛南族通称】松宅綐 ruoŋ² tshɛk⁸ 1am²。

【药用别名】水泽兰。

【拉丁学名】*Lycopus 1ucidus* Tarcz.

【性味功效】味苦，性温。行血散瘀。

【毛南族用途】主治闭经、月经不调、产后瘀痛、水肿、跌打损伤、骨折、疖疮红肿。

【用法及用量】干品 10~15 克，水煎服。外用鲜品适量，捣烂敷于患处。

虎杖

【毛南族通称】松黄琼 ruoŋ² waŋ⁶ chin⁶。

【药用别名】土大黄。

【拉丁学名】*Polygonum cuspidatum* Sieb.et Zucc.

【性味功效】茎叶：味酸，性平。根：味甘、苦，性微凉，有小毒。清热利尿，通便解毒。

【毛南族用途】主治湿热黄疸、胆囊炎、胃肠痉挛、跌打损伤、大便不通、闭经、烧伤、烫伤、阴道炎、痔疮、黄疸型肝炎。

【用法及用量】鲜根叶 50~100 克或干品 15~30 克，水煎服。外用鲜品适量，敷于患处。孕妇慎用。

虎尾兰

【毛南族通称】松锟 ruoŋ² sɯt⁷。

【药用别名】老虎尾。

【拉丁学名】*Sansevieria trifasciata* Prain.

【性味功效】味酸，性凉。清热解毒，去腐生肌。

【毛南族用途】主治感冒咳嗽、支气管炎、跌打损伤、痈疮肿毒、毒蛇咬伤。

【用法及用量】干品 25~50 克，水煎服。外用鲜品适量，捣烂敷于患处。

虎耳草

【毛南族通称】松耵猁 ruoŋ² kha³ mɯm⁴。

【药用别名】铜钱草。

【拉丁学名】*Saxifraga stolonifera* Curt.

【性味功效】味微苦、辛，性寒，有小毒。凉血止血，解毒消肿，消炎止痛，抗病毒。

【毛南族用途】主治外伤出血、痈疮肿毒、腮腺炎、水火烫伤。

【用法及用量】外用以鲜品为主，捣烂敷于患处。用鲜品绞汁滴耳。

贯众

【毛南族通称】盯节佬 rin³ tsiɛk⁷ lau⁴。

【药用别名】铁蕨。

【拉丁学名】*Dryopteris crassirhizoma* Nakai.

【性味功效】味微苦，性凉。清热解毒，杀虫，止血。

【毛南族用途】主治急性睾丸炎、流行性感冒、鼻衄、产后恶露不绝、体倦面黄、多汗、胃出血、尿血、颈淋巴结核、功能性子宫出血、月经过多、斑疹、伤寒、腮腺炎、蛔虫病、钩虫病。

【用法及用量】干品 15~20 克或鲜品 50~100 克，水煎服。

鱼腥草

【毛南族通称】麻文 mba^3 wət^8。

【药用别名】狗贴耳。

【拉丁学名】*Houttuynia cordata* Thunb.

【性味功效】味微酸，性温。清热解毒，利湿。

【毛南族用途】主治尿路感染、肾炎水肿、肠炎、痢疾、痈疮肿毒。

【用法及用量】干品 20~100 克，水煎服，外用适量，敷于患处。

卷柏

【毛南族通称】松筛矺 ruoŋ^2 sai^3 thui^2。

【药用别名】九道生。

【拉丁学名】*Selaginella tamariscina* (Beauv.)Spring.

【性味功效】味辛，性平。收敛，止血。

【毛南族用途】主治便血、鼻血、子宫出血、跌打损伤、慢性肝炎、脱肛。

【用法及用量】鲜品 30~50 克或干品 15~25 克，水煎服或浸酒服。孕妇忌服。

板蓝根

【毛南族通称】松莞 ruoŋ^2 wom^1。

【药用别名】南板兰。

【拉丁学名】*Isatis indigotica* Fort.

【性味功效】味苦，性寒。凉血止血、清热解毒。

【毛南族用途】主治流行性感冒、流行性腮腺炎、流行性乙型脑炎、流行性脑脊髓膜炎、急性传染性肝炎、丹毒、咽喉肿痛。

【用法及用量】干品 25~50 克，水煎服。外用适量，敷于患处。

香附

【毛南族通称】勒束 1ak^8 rut^8。

【药用别名】香附子。

【拉丁学名】*Cyperus rotundus* L.

【性味功效】味微甘、苦，性温。理气止痛，解郁调经，健胃。

【毛南族用途】主治胸腹胀满、蛔虫病引起的淋巴腺炎及淋巴管炎、急慢性肝炎引发的胁肋痛症、扁平疣、寻常疣、胁痛腹胀、月经不调、痛经、小儿慢性腹泻、刀伤出血、痈肿疼痛。

【用法及用量】鲜品 50~100 克或干品 25~50 克，水煎服。外用适量。

韭菜

【毛南族通称】麻根 mba^3 kən^5。

【药用别名】扁菜。

【拉丁学名】*Allium tuberosum* Rottl. ex Spreng.

【性味功效】味微辛，性温。散瘀活血。

【毛南族用途】主治蚊虫咬伤、痒疮、虫蛀牙痛、跌打损伤。

【用法及用量】干品 100~200 克，水煎服。外用鲜品适量，捣烂外敷。

威灵仙

【毛南族通称】松百宜桑 ruoŋ^2 pek^7 mi^6 saŋ^3。

【药用别名】老虎须。

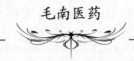

【拉丁学名】*Clematis chinensis* Osbeck.

【性味功效】味辛，性寒，有小毒。祛风湿，通经活络，利尿，止痛。

【毛南族用途】主治风湿骨痛、黄疸、浮肿、小便不利、偏头痛、跌打损伤、腮腺炎、丝虫病、胃痛、骨哽喉。

【用法及用量】干品 15~25 克，水煎服。骨哽喉时用根茎 10~15 克水煎加醋小许，慢慢吞咽。

姜三七

【毛南族通称】松醒椀 ruoŋ³ iŋ³ doŋ²。

【药用别名】竹叶三七。

【拉丁学名】*Stahlianthus involucratus* (King ex Bok.)Craib.

【性味功效】味辛、微苦，性温。散瘀消肿，活血止血，行气止痛。

【毛南族用途】主治跌打损伤、风湿骨痛、关节疼痛、吐血、月经过多。

【用法及用量】干品 10~15 克，水煎服或浸酒服。外用适量。

姜黄

【毛南族通称】松姜磺 ruoŋ² cɛŋ³ woŋ²。

【药用别名】宝鼎香。

【拉丁学名】*Gurcuma longa* L.

【性味功效】味辛、苦，性温。行气，破积，通经。

【毛南族用途】主治胸腹痛、腹中气胀或结块、月经不调、瘀血肿痛、肩臂疼痛。

【用法及用量】干品 5~8 克，水煎服。

茜草

【毛南族通称】韂棱佬 wɔk⁷ lim⁶ lau⁴。

【药用别名】牛蔓。

【拉丁学名】*Rubia cordifolia* L.

【性味功效】味苦、酸，性微寒。活血止血，通经活络，散瘀止痛。

【毛南族用途】主治咯血、吐血、衄血、尿血、闭经、月经不调、跌打损伤。

【用法及用量】干品 10~15 克，水煎服。

鬼针草

【毛南族通称】鞤救那 wɔk⁷ cut⁷ na⁵。

【药用别名】虾钳草。

【拉丁学名】*Bidens bipinnata* L.

【性味功效】味甘、微苦，性平。清热解毒，活血散瘀，止泻。

【毛南族用途】主治蛇咬伤、阑尾炎、湿热黄疸、风湿骨痛、体虚无力、肾虚腰痛、跌打损伤、小儿发热、细菌性痢疾、咽喉肿痛。

【用法及用量】干品 10~25 克或鲜品 25~50 克，水煎服。外用适量，敷于患处。

钩吻

【毛南族通称】松筛猍 ruoŋ² sai³ mu⁵。

【药用别名】断肠草、大茶药。

【拉丁学名】*Gelsemium elegans* (Gardn.& Champ.)Benth.

【性味功效】味苦，性温，有剧毒。消肿拔毒，杀虫，散坚软结，抗肿瘤及癌症。

【毛南族用途】一般不内服，只外用。一般疮疖、痈疽未溃烂时，用全草捣烂外敷。治脂肪瘤、淋巴结核，捣烂外敷。

【用法及用量】鲜品 20~100 克，捣烂外敷。

穿地枫

【毛南族通称】敌封。

【药用别名】海风藤、梅花钻、红吹风。

【拉丁学名】*Kadsura heteroclita* (Roxb.) Craib.

【性味功效】味辛、苦,性微温。行气活血,祛风止痛。

【毛南族用途】主治风湿骨痛、腰肌劳损、坐骨神经痛、痛经、产后腹痛、急性胃肠炎、跌打损伤。

【用法及用量】干品 10~15 克,水煎服。配合黑老虎用。心脏病人及孕妇忌服,感冒及月经期暂停服,阴虚火旺者慎服。

穿破石

【毛南族通称】妹七刚 mei⁴ tsi⁶ kak⁷。

【药用别名】勒路子。

【拉丁学名】*Maclura cochinchinensis* (Lour.)Corner.

【性味功效】味淡,性微凉。活血散瘀,通经,舒筋活络,化石通淋。

【毛南族用途】主治跌打扭伤、风湿性腰腿痛、肺结核、闭经、尿路结石。

【用法及用量】干品 25~50 克,水煎服。治风湿,50~100 克。治结石,50~150 克。

穿山甲

【毛南族通称】其伶 chi⁶ lin⁶。

【药用别名】钱鳞甲。

【拉丁学名】*Manis pentadactyla* Linnaeus.

【性味功效】味咸,性微寒。消肿排脓,活血下乳。

【毛南族用途】主治痈肿疮毒初起或脓成未溃、乳汁不通、闭经、风湿痹痛、肝硬化、肝肿瘤。

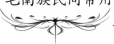

【用法及用量】炮穿山甲片 3~9 克，水煎服。

荠菜

【毛南族通称】麻拱芭 mba³ kəŋ¹ pia³。

【药用别名】菱角菜。

【拉丁学名】*Capsella burasa-pastoris* (Linn.)Medic.

【性味功效】味甘，性平。凉血止血，清热利尿，消肿抗炎。

【毛南族用途】主治肾结核尿血、肺结核咳血、产后子宫出血、月经过多、高血压病、感冒发热、肾炎水肿、泌尿系统结石、乳糜尿、肠炎。

【用法及用量】干品 50~100 克，水煎服。

南天竹

【毛南族通称】黄连细 waŋ⁶ liɛn⁴ sɛ⁵。

【药用别名】土黄连。

【拉丁学名】*Nandina domestica* Thunb.

【性味功效】味甘、微涩，性平。清热解毒，止泻止咳。

【毛南族用途】根茎：主治感冒发热、眼结膜炎、腹泻、痢疾、黄疸、急性胃肠炎、尿路感染、肝炎、跌打损伤。果：主治咳嗽、哮喘、百日咳等。

【用法及用量】干品 25~50 克或鲜品 50~100 克。水煎服。

独脚柑

【毛南族通称】松醋妹 ruoŋ² ra² mei³。

【药用别名】独脚金。

【拉丁学名】*Striga asiatica* (L.)O.Kuntze.

【性味功效】味甘、微苦，性平。清热利尿，健胃消食。

【毛南族用途】主治小儿疳积、小儿湿热、小儿腹泻、黄疸型肝炎。

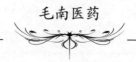

【用法及用量】干品成人 15~45 克、小儿 5~15 克，水煎服或炖瘦猪肉、猪肝内服。

钟乳石

【毛南族通称】砒缍 thui² ruk⁸。

【药用别名】寒水石。

【拉丁学名】*Stalactite.*

【性味功效】味甘，性温。助阳强壮，化痰平喘，和胃降逆，通乳。

【毛南族用途】主治性机能衰弱、阳痿泄精、肺结核、咳嗽气喘、吐血、咯血、胃炎、胃溃疡、乳汁不通。

【用法及用量】干品 10~15 克，制成散剂、丸剂内服。肺热咳嗽者忌服。

桑

【毛南族通称】松厂 ruoŋ² tshaŋ¹。

【药用别名】桑树、白桑。

【拉丁学名】*Morus alba* L.

【性味功效】根皮：味甘，性寒。泻肺利水。枝：味甘、苦，性平。祛风湿。叶：味甘，性寒。散风热。果：味甘、酸，性平。补肝肾，平肝潜阳，凉血止血。

【毛南族用途】主治急性结膜炎、产后病后血虚头痛头晕、肺热咳嗽、吐血、水肿、头目眩晕、盗汗、高血压病。

【用法及用量】干品 10~15 克，水煎服。

桑寄生

【毛南族通称】掺妹厂 sap⁷ mei⁴ tshaŋ¹。

【药用别名】广寄生。

【拉丁学名】*Taxillus chinensis* (DC.)Danser.

【性味功效】味苦、涩、辛，性平。祛风湿，补肝肾，强筋骨，安胎，催乳。

【毛南族用途】主治风湿骨痛、腰肌劳损、关节炎、小儿麻痹后遗症、四肢麻木、缺乳、浮肿。

【用法及用量】干品 15~25 克，水煎服或水煎当茶饮。

鸭脚木

【毛南族通称】妹盯鸭 mei⁴ tin³ ep⁷。

【药用别名】鹅掌柴。

【拉丁学名】*Schefflera octophylla* (Lour.)Harms.

【性味功效】味苦，性凉。清热解毒，消肿散瘀。

【毛南族用途】根皮：主治感冒发热、咽喉肿痛、风湿骨痛、跌打损伤。叶子：主治过敏性皮炎、湿疹。

【用法及用量】根皮干品 25~50 克，水煎服。叶外用适量。

鸭跖草

【毛南族通称】麻夹 mba³ ciap⁷。

【药用别名】竹叶菜、竹节菜。

【拉丁学名】*Commelina communis* L.

【性味功效】味淡，性寒。清热解毒，利尿消肿，消炎止痛。

【毛南族用途】主治流行性感冒、急性扁桃体炎、咽炎、水肿、泌尿系统感染、急性肠炎、痢疾、水火烫伤、外伤出血、痈疮。

【用法及用量】鲜品 50~100 克，水煎服。外用适量，敷于患处。

宽筋藤

【毛南族通称】松葱忍 ruoŋ² soŋ³ jin³。

【药用别名】松根藤。

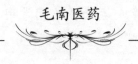

【拉丁学名】*Tinospora sinensis* (Loar.)Merr.

【性味功效】味苦，性凉。舒筋活络，祛风止痛。

【毛南族用途】主治风湿痹痛、坐骨神经痛、腰肌劳损、跌打损伤。

【用法及用量】干品 25~50 克，水煎服。外用适量。

臭茉莉

【毛南族通称】松棚毕 ruoŋ² phuŋp hi⁶。

【药用别名】过墙风。

【拉丁学名】*Clerodendrum philippinum* Schauer.

【性味功效】味苦，性平，气臭。祛风活血，杀菌消肿。

【毛南族用途】主治风湿骨痛、肺气水肿、白带、高血压、支气管炎。外用治皮肤瘙痒、疥疮、麻疹。

【用法及用量】干品 25~50 克，水煎服。外用鲜品适量，水煎外洗。

桃

【毛南族通称】松妹桃 ruoŋ² mei⁴ thau²。

【药用别名】桃子树、桃子。

【拉丁学名】*Amygdalus persica* L.

【性味功效】味甘、酸、微苦，性寒。消瘀，通经，利水。

【毛南族用途】主治狗咬伤、糖尿病、萎缩性鼻炎、血虚、产后虚弱、老人便秘、高血压、外阴瘙痒。

【用法及用量】干品 15~30 克，水煎服。外用鲜品适量，捣烂外敷或煎水外洗。

益母草

【毛南族通称】鞯龙结坟 ra² loŋ² cit⁷ vən⁶。

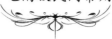

【药用别名】燕艾。

【拉丁学名】*Leonurus japonicus* Hott.

【性味功效】味微苦，性温。补血调经，祛瘀生津，祛腐生肌。

【毛南族用途】主治月经不调、痛经、产后瘀滞腹痛、产后出血、急性肾炎、慢性肾炎、高血压、水肿。

【用法及用量】全草鲜品 50~100 克或籽 15~25 克，水煎服。

海桐皮

【毛南族通称】松妹桐 ruoŋ² mei⁴ thoŋ²。

【药用别名】青桐皮。

【拉丁学名】*Erythrina variegata* L.

【性味功效】味苦，性平。祛风湿，通经活络，驱虫，避孕绝育。

【毛南族用途】主治风湿性关节炎、蛔虫病，或用于避孕绝育。

【用法及用量】鲜树皮 30~50 克，水煎服或浸酒服。治蛔虫病，干粉 5~10 克，以开水冲服。用于避孕绝育，树皮干品 50~100 克，加水 500 毫升煎，于停经后 3 天开始服用，连服 15 天。

盐肤木

【毛南族通称】妹稳 mei⁴ wɔt⁷。

【药用别名】五倍子树。

【拉丁学名】*Rhus chinensis* Mill.

【性味功效】味咸，性凉。凉血解毒，活血散瘀。

【毛南族用途】主治咳嗽吐血、感冒发热、咽喉炎、食滞腹泻。外用治外伤出血、瘀血、黄蜂蜇伤、皮肤湿疹、风疹。

【用法及用量】根干品 50~100 克，水煎服。治跌打肿痛、外伤出血、瘀血、黄蜂蜇伤，用鲜叶或根皮捣烂外敷；治皮肤湿疹、风疹，用根皮和叶水煎外洗。

铁海棠

【毛南族通称】松剌花 ruoŋ² ndunŋ³ waŋ³。

【药用别名】小龙骨。

【拉丁学名】*Euphorbia milii* Ch.des Mou lins.

【性味功效】味苦、涩，性凉，有小毒。拔毒消肿。

【毛南族用途】主治痈疮肿毒，用鲜根捣烂，再用酒糟炒热外敷。可治竹刺扎入体内取不出，用其鲜乳汁数滴滴患处，待竹刺露出后即可拔出。

【用法及用量】鲜品 50~100 克，捣烂外敷。

莪术

【毛南族通称】壁姜能 pi⁶ cɛŋ³ nəm³。

【药用别名】适莪术。

【拉丁学名】*Curcuma aeruginosa* Roxb.

【性味功效】味辛，性温，气微香。行气破血，散瘀通经。

【毛南族用途】主治腹内包块、闭经腹痛、风湿骨痛、跌打肿痛。

【用法及用量】干品 8~15 克，水煎服。

家鸭

【毛南族通称】鸥 ep⁷。

【药用别名】土鸭。

【拉丁学名】*Anas domestica* L.

【性味功效】肉：味微咸，性平。胆：味苦，性寒。鸭内金：理脾胃，消水去积、止痢缩尿。

【毛南族用途】主治胸腹食饱闷、食积不消、嗳气腹鸣、反胃呕吐、泻痢。

【用法及用量】鸭内金 4 克，水煎或散剂冲服。

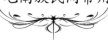

家鹅

【毛南族通称】岩 nŋab^6。

【药用别名】家雁。

【拉丁学名】*Anser cygnoides domestica* Brisson.

【性味功效】肉：味甘，性平。胆：味苦，性寒。血：味咸，性平。

【毛南族用途】鹅内金功效同鸡内金，可治胃溃疡；肉利五脏；汤服治消渴；胆治痔疮初发和解热毒；卵能补中益气；毛治痛肿疮毒；油清热解毒；气管治疗扁桃体炎、咽喉炎。

【用法及用量】肉质大补元气，适量煮食。鹅内金 5~15 克，水煎或散剂冲服。治疗扁桃体炎、咽喉炎，用鹅气管烘干研末，取适量，吹入咽喉中即可。

家鸡

【毛南族通称】该 kai^5。

【药用别名】鸡。

【拉丁学名】*Gallus gallus domesticus.*

【性味功效】味甘，性平。理脾胃，消水，消积，止遗尿。

【毛南族用途】主治胸腹胀满、食积不消、嗳气腹鸣、反胃呕酸、胃溃疡、腹泻、下痢、小便不利、遗精。

【用法及用量】鸡内金 4~9 克，水煎或散剂冲服，亦可加工成细粉服。

豹猫

【毛南族通称】猂 nən^3。

【药用别名】抓鸡虎。

【拉丁学名】*Prionailurus bengalensis.*

【性味功效】味辛，性温。祛风湿，滋补和血，强壮筋骨，镇心安神。

【毛南族用途】主治风湿性关节疼痛、瘰疬。肉煮食，可治痔疮，也可补中

益气。抓鸡虎和鸡、水律蛇同蒸，名叫"龙虎凤会"，是南方名菜，能滋补身体。

【用法及用量】干骨 15~30 克，浸酒服。孕妇忌服。

豹

【毛南族通称】猁彪 mɯm⁴ piu⁵。

【药用别名】金钱豹。

【拉丁学名】*Panthera pardus.*

【性味功效】味辛，性温。祛风散寒，定痛镇惊，强筋骨，安五脏，滋补肝肾，轻身益气。

【毛南族用途】主治筋骨疼痛、风寒湿痹、四肢拘挛、麻木、屈伸不利、腰膝酸楚、头风头痛，可滋补身体。

【用法及用量】鲜品 200~300 克，炖服；干骨、爪子泡酒服；头骨烧灰研末，以米酒送服，驱风治头痛。

排钱草

【毛南族通称】松发钱 ruoŋ² vak⁸ rjen²。

【药用别名】钱串草。

【拉丁学名】*Phyllodium pulchellum* (L.)Desv.

【性味功效】味涩，性平。解表清热，活血散瘀。

【毛南族用途】主治感冒发热、疟疾、肝炎、肝硬化腹水、风湿骨痛、跌打损伤、血吸虫病、肝脾肿大、妇女崩漏。

【用法及用量】干叶 15~30 克或干根 25~50 克，水煎服。

勒路

【毛南族通称】极事 chi⁶ rɯ¹。

【药用别名】三路针。

【拉丁学名】*Pandamm stectorius* Solex Balfe .

【性味功效】味甘、淡，性凉。清热利水，祛湿解毒。

【毛南族用途】主治感冒发热、肾炎水肿、泌尿系统感染、尿路结石、肝炎、肝硬化腹水、眼结膜炎、肺炎、白浊、白带过多。果核治睾丸炎。

【用法及用量】鲜品 50~100 克，水煎服。本品药效强，使用时要注意。

密蒙花

【毛南族通称】花弓索 wa³ kuŋ³ ruo²。

【药用别名】黄饭花。

【拉丁学名】*Buddjeja officinalis* Maxim.

【性味功效】味甘，性微寒，根部有小毒。清肝明目，清热解毒，祛湿退黄。

【毛南族用途】主治目赤肿痛、多泪、目翳、肝炎。

【用法及用量】干品花 15~30 克或干根 50~100 克，水煎服。

盘龙参

【毛南族通称】松豆娘 ruoŋ² thou⁶ neŋ⁴。

【药用别名】米洋参。

【拉丁学名】*Spiranthes sinensis* (Pers.)Ames.

【性味功效】味甘、淡，性平。滋补凉血，益气生津。

【毛南族用途】主治病后体虚、神经衰弱、肺结核咯血、咳嗽吐血、扁桃体炎、咽喉肿痛、小儿发热、糖尿病、白带过多。

【用法及用量】干品 15~25 克，水煎服。

接骨木

【毛南族通称】松氍怜 ruoŋ² ra² liem²。

【药用别名】插插活。

【拉丁学名】*Sambucus williamsii* Hance.

【性味功效】味苦，性平。散瘀止痛，接骨，祛风化湿。

【毛南族用途】主治跌打损伤、骨折、风湿性关节炎、腰腿痛、肩周炎。

【用法及用量】干品 25~50 克或鲜品 50~100 克，水煎服。外用鲜品适量，捣烂外敷患处。

黄药子

【毛南族通称】勒婆 1ak^8 phuo^2。

【药用别名】黄独。

【拉丁学名】*Dioscorea bulbifera* L.

【性味功效】味苦，性平。凉血降火，散瘀解毒。

【毛南族用途】主治吐血、咯血、鼻出血。

【用法及用量】干品 10~50 克，水煎服。治疗咳嗽，干品 10~15 克，水煎服。

黄鳝

【毛南族通称】托蟮鳝 tho^2 thaŋ^6 xuen^4。

【药用别名】黄鳝鱼。

【拉丁学名】*Monopterus albus* (Zuiew).

【性味功效】味甘、咸，性温。补五脏。

【毛南族用途】主治虚劳消瘦、湿热身痒、肠风痔漏。

【用法及用量】鲜品 200~400 克，炖汤服。黄鳝血治口眼㖞斜、中耳炎、鼻衄。

黄鼬

【毛南族通称】托乞狲 tho^2 chi^6 sun^1。

【药用别名】黄鼠狼。

【拉丁学名】*Mustela sibirica.*

【性味功效】肉：味甘，性温。

【毛南族用途】肉治遗尿、肝炎、肝硬化、支气管炎、淋巴结炎。心、肝治心绞痛。油治疥疮，可杀虫。研末内服可治食伤。

【用法及用量】鲜品 100~300 克，水炖服。

黄精

【毛南族通称】松醒猁 ruoŋ^2 siŋ^3 mωmŋ^4。

【药用别名】老虎姜。

【拉丁学名】*Polygonatum sibiricum* Delar. ex Redoute.

【性味功效】味甘，性平。补脾润肺，益气滋阴。

【毛南族用途】主治肺结核干咳无痰、脾胃虚弱、糖尿病、高血压、病后虚弱、产后气血两虚。

【用法及用量】干品 15~30 克，水煎服。

黄荆

【毛南族通称】妹京 mei^4 ciŋ^3。

【药用别名】五指枫、苋荆木。

【拉丁学名】*Vitex negundo* L.

【性味功效】味微辛、苦，性平，气香。解毒散热，化湿浊。

【毛南族用途】主治中暑、感冒、细菌性痢疾、消化不良、寒喘、疟疾、皮肤瘙痒、荨麻疹、支气管炎、急性肠炎、呕吐、腹泻。

【用法及用量】鲜品 50~100 克，水煎服。外用适量。

假花生

【毛南族通称】豆的巴 thou^6 ti^5 pa^5。

【药用别名】野花生。

【拉丁学名】*Desmodium reticulatum* Champ.ex Benth.

【性味功效】味甘、涩，性平。行血，消积，利尿，解蛇毒。

【毛南族用途】主治腮腺炎、流行性乙型脑炎、肾及膀胱结石、咽喉痛。外用治毒蛇咬伤、跌打损伤、痈疖。

【用法及用量】干品 25~50 克，水煎服。外用鲜品适量，捣烂敷患处。

秽草

【毛南族通称】松磺 ruoŋ² woŋ²。

【药用别名】土防风。

【拉丁学名】*Epimeredi indica* (L.)Rothm.

【性味功效】味甘，性微温。行气散滞，消肿止痛。

【毛南族用途】主治外感风热、急性胃肠炎、虫蛇咬伤、痈疮、皮肤湿疹。

【用法及用量】鲜品适量，煎水外洗。

商陆

【毛南族通称】勒臼栊 lak⁸ phǝk⁸ doŋ²。

【药用别名】山萝卜。

【拉丁学名】*Phytolacca acinosa* Roxb.

【性味功效】味甘，性寒，有毒。利水消肿，杀毒灭菌。

【毛南族用途】主治腹水、宫颈糜烂、白带过多、消化性溃疡、牛皮癣、慢性支气管炎、淋巴结核、跌打损伤、乳腺增生、痈疮肿毒。

【用法及用量】干品 10~25 克，水煎服。外用鲜品适量，外敷于患处。

野芋

【毛南族通称】皮娘 phi² nian⁶。

【药用别名】野芋头、老虎蒙。

【拉丁学名】*Colocasia antquorum* Schott.

【性味功效】味淡，性寒，有大毒。破热攻毒，祛风消炎，止痛，收敛止血。

【毛南族用途】主治感冒、肺结核、肠伤寒、蛇咬伤、痈疮肿毒、跌打损伤、风湿骨痛、水火烫伤，可驱虫。

【用法及用量】干品 15~50 克或鲜品 50~100 克，久煎后方能内服。外伤出血用鲜品适量，捣烂敷于患处。

梨头尖

【毛南族通称】勒巧拔 1ak^8 chieu^4 dɔŋ^2。

【药用别名】土半夏。

【拉丁学名】*Typhonium divaricatum* (L.)Decne.

【性味功效】味辛、苦，性温，有毒。解毒消肿，散结，止血。

【毛南族用途】主治毒蛇咬伤、痈疖肿毒、血管瘤、淋巴结核、跌打损伤。外治出血。

【用法及用量】不作内服。外用鲜品适量，块茎磨汁或捣烂敷于患处。

梨头草

【毛南族通称】砝码轨 va^5 mba^3 kuei^3。

【药用别名】地丁草。

【拉丁学名】*Viola Concordifolia* C.J.Wang.

【性味功效】味苦，性寒。清热解毒，凉血止痛，消肿退黄。

【毛南族用途】主治目赤肿痛、咽喉炎、湿热黄疸、腹泻、痈疮肿痛、跌打损伤。

【用法及用量】鲜品 50~100 克或干品 20~30 克，水煎服。外用适量，敷于患处。

曼陀罗

【毛南族通称】松球銮 ruoŋ² chou⁶ dun³。

【药用别名】曼陀罗花。

【拉丁学名】*Datura stramonium* Linn.

【性味功效】味苦、辛，性温，有大毒。止咳平喘，镇痛。

【毛南族用途】主治气喘咳嗽、无名肿毒。

【用法及用量】用干花少许，切碎与烟丝共卷成烟，每日吸 2~3 次。治胃痛用干叶 0.3 克，水煎服。治跌打损伤、疔疮肿毒，用鲜叶适量捣烂敷局部。本品有大毒，中毒症状是口干、皮肤潮红无汗、呕吐、狂躁等，故内服要特别慎重。

淡竹叶

【毛南族通称】妹顶细 mei⁴ tim¹ sɛ⁵。

【药用别名】山鸡米。

【拉丁学名】*Lophatherum gracile* Brongn.

【性味功效】味甘、淡，性凉。清热利尿。

【毛南族用途】主治各种热病、心烦口渴、小儿高热抽筋、烦躁、口舌生疮、牙龈肿痛、尿路感染、小便短赤。

【用法及用量】干品 20~50 克，水煎服。

银锁匙

【毛南族通称】千壁枫 tshien⁵ pi⁶ fuŋ¹。

【药用别名】黑皮蛇。

【拉丁学名】*Cyclea hypoglauca* Diels.

【性味功效】味苦，性寒。清热解毒，消肿止痛。

【毛南族用途】主治白喉、牙痛、尿路感染与结石、风湿骨痛、蛇伤肿毒、痈疮肿毒。

【用法及用量】干品 25~50 克，水煎服。外用鲜品适量，敷于患处。

望江南

【毛南族通称】妹能囊 mei^4 nəm^3 naŋ^5。

【药用别名】假决明。

【拉丁学名】*Cassia occidentalis* L.

【性味功效】味苦，性平，有小毒。清热，健脾，润肠通便，解蛇毒。

【毛南族用途】主治蜂窝组织炎、毛囊炎、高血压头痛、习惯性便秘、消化不良、顽固性头痛、口腔黏膜溃烂、眼结膜炎、跌打损伤。

【用法及用量】干品 25~50 克，水煎服。外用适量，敷于患处。

猕猴

【毛南族通称】托犸 tho^2 mun^6。

【药用别名】猴子。

【拉丁学名】*Macaca mulatta* Zimrnermann.

【性味功效】味酸，性平。祛风除湿，镇惊。

【毛南族用途】主治风寒湿痹、四肢麻木、小儿惊痫。有强壮筋骨的作用，一般配跌打药浸酒。

【用法及用量】干品 6 克，多作酒剂。阴虚湿热者忌用。

葫芦茶

【毛南族通称】茶雅 tsha^2 ia^1。

【药用别名】剃刀柄。

【拉丁学名】*Tadehagi triquetrum* (L.)Ohashi.

【性味功效】味甘、涩、微苦，性微寒。清热解毒，消积止呕，驱虫止痢。

【毛南族用途】主治感冒发热、咽喉肿毒、肠炎、细菌性痢疾、肾炎、黄疸

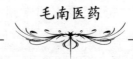

型肝炎、妊娠呕吐、菠萝中毒、小儿硬皮病、小儿鹅口疮、蛔虫病。

【用法及用量】鲜品 50~100 克，水煎服。外用适量。

葛根

【毛南族通称】苗钳 bieu³ chai⁵。

【药用别名】粉葛。

【拉丁学名】*Pueraria lobata* (Willd.)Ohwi.

【性味功效】根：味甘、淡，性平。解表退热，生津止渴。花：味甘，性平。退热，解酒毒。

【毛南族用途】主治高血压、颈项强直和疼痛、冠心病、心绞痛、发热、口渴、鼻衄不止、体虚头晕、泄泻、痘疹初起未透。

【用法及用量】干根 5~15 克或花 15~25 克，水煎服。

黑老虎

【毛南族通称】龙脉 loŋ² mai⁴。

【药用别名】大钻、冷饭团、入地麝香、钻骨风。

【拉丁学名】*Kadsura coccinea* (Lem.)A.C.Smith.

【性味功效】味辛、微苦，性温。行气活血，祛风止痛。

【毛南族用途】主治风湿骨痛、痛经、产后腹痛、胃溃疡、十二指肠溃疡、慢性胃炎、肝炎、肝硬化、跌打肿痛等。

【用法及用量】15~20 克，水煎服。

落地生根

【毛南族通称】松䗪炤 ruoŋ² ra² pu³。

【药用别名】叶生根。

【拉丁学名】*Bryophyllum pinnatum* (L.f.)Okon.

【性味功效】味淡、微酸、涩，性寒。凉血，消肿止痛，拔毒生肌。

【毛南族用途】主治跌打损伤、外伤出血、痈疮肿毒、水火烫伤。

【用法及用量】干品 20~30 克或鲜品 50~100 克，水煎服。鲜叶捣烂外敷于患处或煎水外敷。

葱

【毛南族通称】松千年 ruoŋ² xien³ nien²。

【药用别名】葱花。

【拉丁学名】*Allium fistulosum* L.

【性味功效】味辛，性温。通阳解表，行气止痛，消炎解毒。

【毛南族用途】主治伤风感冒、风湿头痛、四肢不适、胸胁胀闷。

【用法及用量】鲜品 30~50 克，水煎服。

酢浆草

【毛南族通称】麻滕叟 mba³ thtœm⁶ sou¹。

【药用别名】酸味草、小叶浆草。

【拉丁学名】*Oxalis corniculata* L.

【性味功效】味酸，性寒。清热解毒，生津利水，散瘀止痛。

【毛南族用途】主治神经衰弱、失眠、丹毒、感冒发热、肠炎、痢疾、跌打损伤、瘀肿、荨麻疹、皮肤瘙痒、腮腺炎、龋齿疼痛、毒蛇咬伤。

【用法及用量】鲜品 50~100 克，水煎服。外用适量。

紫苏

【毛南族通称】麻哈览 mba³ ha⁵ lan¹。

【药用别名】红紫苏。

【拉丁学名】*Perilla frutescens* (L.)Britt. var. *arguta* (Benth.)Hand.-Mazz.

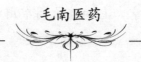

【性味功效】味辛，性温，气香。叶：散风寒，行气健胃，解鱼蟹毒。茎：理气宽胸，解郁，安胎。籽：降气平喘，温中开郁。

【毛南族用途】主治风寒感冒、妊娠呕吐、咳嗽哮喘、腹泻呕吐、蛔虫病、下肢水肿、肠鸣腹胀。可解鱼蟹中毒。

【用法及用量】全草干品 15~25 克或籽 5~10 克，水煎服，外用适量。

紫万年青

【毛南族通称】松邦花 ruoŋ² phuoŋ² wa³。

【药用别名】蚌花。

【拉丁学名】*Rhoeo discolor* Hance.

【性味功效】味淡，性凉。凉血解毒，化痰止咳。

【毛南族用途】主治白喉、咽喉肿痛、狂犬咬伤、细菌性痢疾、便血、风湿性心脏病、心力衰竭、肺热咳嗽、咳血、淋巴结核、百日咳。外用治跌打损伤、毒蛇咬伤、乳腺炎、痈疮肿毒。

【用法及用量】干花 20~30 朵或鲜叶 50~100 克，水煎服。

紫茉莉

【毛南族通称】松胭花 ruoŋ² jɛn³ wa³。

【药用别名】胭子花。

【拉丁学名】*Mirabilis jalapa* L.

【性味功效】味淡，性平。行气消肿，通经活血，清热解毒，凉血止血，散瘀。

【毛南族用途】主治血崩、月经不调、白带过多、白浊、前列腺炎、糖尿病、跌打损伤、痈疮肿痛。

【用法及用量】干品 15~30 克或鲜品 50~100 克，水煎服。外用适量，敷于患处。

阔叶十大功劳

【毛南族通称】松黄练 ruoŋ² waŋ⁶ lien⁴。

【药用别名】木黄连。

【拉丁学名】*Mahonia bealei* (Fort.)Carr.

【性味功效】味苦，性寒。清热解毒，化痰止咳，健肠胃。

【毛南族用途】叶：主治肺结核、感冒。根、茎：主治细菌性痢疾、急性胃肠炎、传染性肝炎、肺炎、肺结核、支气管炎、咽喉肿痛。外用治眼结膜炎、痈疮肿毒、水火烫伤。

【用法及用量】干品 25~50 克，水煎服。外用适量，敷于患处。

楮实子

【毛南族通称】妹纱 mei⁴ sa³。

【药用别名】砂纸树、杏沙木。

【拉丁学名】*Broussonetia papy rifera* (L.)Vent Marus.

【性味功效】味淡，性平。清热解毒，润肺止咳。

【毛南族用途】主治伤风感冒、咳嗽气喘。

【用法及用途】干品 15~30 克，水煎服。

棕鼠

【毛南族通称】托猇 tho² baŋ⁶。

【药用别名】飞虎。

【拉丁学名】*Petaurisa petauristapalas.*

【性味功效】味咸，性温。通利血脉，散瘀。

【毛南族用途】主治腰痛、头风痛、月经不调、产后瘀滞腹痛、胃脘痛、心绞痛。生用可活血，炒用可止血。

【用法及用量】喝虎酒每日 2 次，每次 20~40 毫升。肉类每日 4~9 克，水

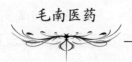

煎服或散剂以开水冲服。

楝叶吴萸

【毛南族通称】茶喜 tsha⁶ hi¹。

【药用别名】假茶辣、美别。

【拉丁学名】*Evodia glabrifolia* (Champ.ex Benth.)Huang.

【性味功效】味苦、辛，性平。清热解毒，收敛，止痒。

【毛南族用途】主治感冒、痧症、腹泻、痢疾、腹痛、湿疹、毒蛇咬伤、脓疱疮。

【用法及用量】鲜品 50~100 克，捣烂外敷或煎水外洗。

蒲葵

【毛南族通称】松扇朴 ruoŋ² xien⁵ phu²。

【药用别名】扇叶葵。

【拉丁学名】*Livistona chinensis* (Jacq.)R.Br.

【性味功效】味甘、涩，性平。抗癌止痛。

【毛南族用途】种子主治食道癌、绒毛膜上皮癌、白血病、皮下包块。

【用法及用量】种子干品 50~100 克，水煎服。

蒲公英

【毛南族通称】麻刊色 mba³ kat⁷ sei¹。

【药用别名】黄花地丁。

【拉丁学名】*Taraxacum mongolicum* Hand.-Mazz.

【性味功效】味甘、苦，性寒。清热解毒，凉血利尿，催乳。

【毛南族用途】主治上呼吸道感染、急性扁桃体炎、咽喉炎、眼结膜炎、流行性腮腺炎、急性乳腺炎、胃炎、肠炎、痢疾、肝炎、胆囊炎、泌尿系统感染、

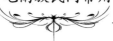

消化不良、便秘。

【用法及用量】干品 25~50 克，水煎服。外用鲜品适量，捣烂敷于患处。

蓖麻

【毛南族通称】桐育 thuŋ⁶ ju⁶。

【药用别名】大麻子。

【拉丁学名】*Ricinus communis* L.

【性味功效】味辛、苦，性寒，有小毒。清热利湿，消肿拔毒，散坚软结。

【毛南族用途】主治大小便不通、腹部肿块、内伤瘀血、疖疮。

【用法及用量】干品 15~25 克，水煎服。外用鲜品 50~100 克，捣烂加热外敷于患处。

榕树

【毛南族通称】松妹榕 ruoŋ² mei⁴ joŋ²。

【药用别名】细叶榕。

【拉丁学名】*Ficus microcarpa* L.f.

【性味功效】味淡，性凉。清热解毒，抗菌消炎。

【毛南族用途】主治流行性感冒、疟疾、支气管炎、急性肠炎、细菌性痢疾、百日咳、扁桃体炎、眼结膜炎、阴痒、过敏性皮炎、麻疹未透。

【用法及用量】干品 20~30 克，水煎服。外用鲜品 50~100 克，水煎外洗。

算盘子

【毛南族通称】妹滕峧 mei⁴ thɔɯ⁶ teŋ⁵。

【药用别名】野南瓜。

【拉丁学名】*Glochidion puberum* (L.)Hutch.

【性味功效】味微苦、涩，性凉。清肿排毒，止痛。

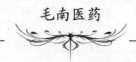

【毛南族用途】主治细菌性痢疾、小儿消化不良、腹泻、腹痛、脱肛、白带过多、睾丸炎、闭经、偏头痛、虚弱无力、淋巴结炎、皮肤瘙痒。

【用法及用量】干品 25~50 克，水煎服。外用适量。

豪猪

【毛南族通称】獭 min¹。

【药用别名】箭猪。

【拉丁学名】*Hystrix hodgsoni.*

【性味功效】肉：味甘，性大寒。肉利大肠。

【毛南族用途】主治水肿、腹胀，可清热和退黄疸。

【用法及用量】鲜肉 200~300 克，水炖服。

豨莶草

【毛南族通称】毂结丢 wɔk⁷ cut⁷b tio¹。

【药用别名】希仙。

【拉丁学名】*Siegesbeckia orientalis* L.

【性味功效】味苦，性寒。安神降压，祛风止痛。

【毛南族用途】主治神经痛、失眠、高血压、风湿痹痛、腰膝无力、四肢麻木、半身不遂、急性黄疸型肝炎、疟疾。外用治痈疮疖肿毒。

【用法及用量】干品 20~50 克，水煎服。外用鲜品适量。

樟木

【毛南族通称】妹槁 mei⁴ kau¹。

【药用别名】樟树、香樟树。

【拉丁学名】*Cinnamomum camphora* (L.)Presl.

【性味功效】味微辛，性温。祛风散寒，消食化滞。

【毛南族用途】主治急性胃肠炎、上吐下泻、胃寒胀痛、周身风湿痛、鹅掌风、皮肤瘙痒、风湿骨痛、跌打损伤。

【用法及用量】干品 25~50 克，水煎服。

蝙蝠

【毛南族通称】猵 khuo^2。

【药用别名】飞鼠。

【拉丁学名】*Vespertilio superans* Tnomas.

【性味功效】味辛，性寒。消积，活血，明目。

【毛南族用途】主治目生障、夜盲症、惊风。外用治牙痛、耳痛和腋臭。

【用法及用量】干品 6~9 克，水煎服或制丸服。

磨盘草

【毛南族通称】松昂滤 ruoŋ^2 ŋaŋ^3 luiŋ^5。

【药用别名】磨盘根。

【拉丁学名】*Abutilon indicum* (L.)Sweet.

【性味功效】味微甘、淡，性平。疏风清热，消炎，止咳，利尿。

【毛南族用途】主治感冒发热、慢性支气管炎、流行性腮腺炎、耳鸣、耳聋、肺结核、小便不利、遗精、盗汗、痔疮。

【用法及用量】干品 25~50 克，水煎服。外用适量。孕妇慎服。

藤黄连

【毛南族通称】黄连苗 waŋ^6 liɛn^4 bieu^3。

【药用别名】黄藤。

【拉丁学名】*Fibraurea recisa* Pierre.

【性味功效】味苦，性寒，有小毒。消炎消肿，止痛，清热解毒，利湿。

【毛南族用途】主治流行性脑脊髓膜炎、发热头痛、急性扁桃体炎、咽喉炎、眼结膜炎、细菌性痢疾、肠炎、胃炎、黄疸型肝炎、烂疮、湿疹、皮炎。

【用法及用量】鲜品 50~100 克或干品 15~25 克，水煎服。外用适量，敷于患处。

翻白草

【毛南族通称】翻齽仏 fian^3 wɔk^7 puok^8。

【药用别名】白头翁。

【拉丁学名】*Potentilla discolor* Bunge.

【性味功效】味甘、微苦，性平。清热解毒，凉血止血。

【毛南族用途】主治疟疾、阿米巴痢疾、吐血、鼻衄、子宫出血、痛经。

【用法及用量】干品 10~15 克，水煎服。

檵木

【毛南族通称】松妹机 ruoŋ^2 mei^4 ci^5。

【药用别名】鱼骨紫。

【拉丁学名】*Loropetalum chinense* (R.Br.)Oliver in Trans. Linn.

【性味功效】叶：味苦、涩，性平。止血，止泻，止痛，生肌。花：味甘、涩，性平。清热解毒，止血。根：味苦，性温。行血祛瘀。

【毛南族用途】叶：主治子宫出血、腹泻。外用治刀伤出血。花：主治鼻出血、外伤出血。根：主治血瘀闭经、跌打损伤、慢性关节炎、外伤出血。

【用法及用量】干品花 10~15 克、根 15~50 克、叶 25~50 克，水煎服。外用适量，敷于患处。

后 记

　　毛南族是我国人口较少的少数民族之一，在 21 世纪初，全国毛南族人口数量为 10.72 万，分布在广西和贵州两省区紧接云贵高原东南边缘的地方。环江毛南族自治县为全国唯一的毛南族自治县，其上南、中南、下南三个乡是毛南人聚居的地方，号称"毛南山乡"。贵州平塘县卡蒲毛南族自治乡也是一个很有民族特色的毛南人故地。

　　2006 年，贵阳中医学院民族医药研究所的孙济平主编出版了《毛南族医药》。这本《毛南族医药》将丰富的毛南族医药历史文化和毛南族防病、治病诊疗技术加以总结，结束了毛南医药无文字记载的历史。

　　2000 年初，谭恩广、谭光黎、谭辉璧、谭扬胜等几位毛南族医生，有感于近代从事毛南医药临床和研究工作的人员已所剩无几，丰富多彩的毛南族传统医药文化濒临消亡，一致认为，抢救毛南族医药是一项功在当代、利在千秋的大事。在环江毛南族自治县民族事务局、卫生局的大力支持下，谭恩广、谭光黎、谭辉璧、谭扬胜等于 2003 年成立了《毛南族医药》编委会。编委会成员走遍了毛南山乡，搜集了大量的毛南族民间医药史料。至 2007 年，经过 5 年的努力，由谭恩广主编的《毛南族医药》被列为环江毛南族自治县成立 20 周年县庆重点项目之一，并于当年顺利出版。

　　2012 年，毛南医药调查整理列入国家科学技术部"科技基础性工作专项"资助项目。在该项目的支持和资助下，由广西民族医药研究院谭俊（毛南族）副主任医师负责对谭恩广主编的《毛南族医药》进行修订，并定名为《毛南医药》。任务确定后，编写人员积极投入工作，再次遍访毛南山乡，多次到环江"三南"乡和贵州平塘县卡蒲毛南族自治乡调研。他们走家串户拜访民间医生，补充搜集了大量的民间医药古籍、手抄本、临床经验记录册等，补录、考证、核实了部分毛南医药史料。通过与多位毛南族名老医生交流研讨，增加了毛南族医药基本知识内容，增补了毛南族医药对病因病机的认识，论述了毛南族的诊病、治病方法及最常用的标志性药物，并对原版的《毛南族医药》中欠准确和错漏之处进行了

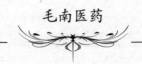

修改补充，增强其临床实用性。经过3年多的努力，《毛南医药》终于与读者见面了。

《毛南医药》的出版为弘扬毛南族医药文化做出了应有的贡献，得到了国家科学技术部"科技基础性工作专项"项目的支持和资助，得到了中国民族医药学会、广西民族医药协会、广西民族医药研究院、环江毛南族自治县人民政府、环江毛南族自治县卫生局、贵州平塘县卫生局等部门的大力支持。此外，诸国本、伊广谦、黄汉儒、韦英才、钟鸣、王建中等专家和领导对本书的出版给予了精心的指导。毛南族医生谭辉璧、谭扬胜等同志为本书的出版提供了大量翔实的资料。借此机会，《毛南医药》编委会谨向关心支持《毛南医药》一书的有关部门、专家及其他各界人士，以及广西科学技术出版社的陈勇辉、罗煜涛、黄璐等编辑表示衷心的感谢！

《毛南医药》编委会

2015 年 1 月 6 日

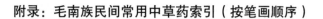

附录：毛南族民间常用中草药索引（按笔画顺序）

一画

二画

三画

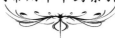

四画

五画

六画

九画